新冠肺炎诊疗与病例精粹

Management of COVID-19 and Case Review

主　　编　陈志海　梁连春　秦恩强

副 主 编　谢汝明　宋　蕊　董景辉

主　　审　李兴旺

编写秘书　王　琳

北京大学医学出版社

XINGUANFEIYAN ZHENLIAO YU BINGLI JINGCUI

图书在版编目（CIP）数据

新冠肺炎诊疗与病例精粹 / 陈志海，梁连春，秦恩
强主编 . —北京：北京大学医学出版社，2020.3
ISBN 978-7-5659-2168-1

Ⅰ.①新… Ⅱ.①陈…②梁…③秦… Ⅲ.①日冕形
病毒－病毒病－肺炎－诊疗②日冕形病毒－病毒病－肺炎
－病案 Ⅳ.①R563.1

中国版本图书馆 CIP 数据核字（2020）第 040867 号

新冠肺炎诊疗与病例精粹

主　　编：陈志海　梁连春　秦恩强
出版发行：北京大学医学出版社（电话：010-82802495）
地　　址：（100191）北京市海淀区学院路 38 号　北京大学医学部院内
电　　话：发行部 010-82802230；图书邮购 010-82802495
网　　址：http://www.pumpress.com.cn
E-mail：booksale@bjmu.edu.cn
印　　刷：北京信彩瑞禾印刷厂
经　　销：新华书店
策划编辑：王凤廷　高　瑾
责任编辑：畅晓燕　高　瑾　梁　洁　　责任校对：靳新强　　责任印制：李　啸
开　　本：889 mm×1194 mm　1/16　　印张：19.5　　字数：550 千字
版　　次：2020 年 3 月第 1 版　2020 年 3 月第 1 次印刷
书　　号：ISBN 978-7-5659-2168-1
定　　价：120.00 元

编者名单

主　　编　陈志海　梁连春　秦恩强

副 主 编　谢汝明　宋　蕊　董景辉

主　　审　李兴旺

编写秘书　王　琳

编　　者（按姓名汉语拼音排序）

陈志海（首都医科大学附属北京地坛医院）

崔舒萍（首都医科大学附属北京地坛医院）

董景辉（解放军总医院第五医学中心）

葛子若（首都医科大学附属北京地坛医院）

韩　冰（首都医科大学附属北京地坛医院）

李爱新（首都医科大学附属北京佑安医院）

李侗曾（首都医科大学附属北京佑安医院）

李　慢（首都医科大学附属北京地坛医院）

李新刚（首都医科大学附属北京地坛医院）

李兴旺（首都医科大学附属北京地坛医院）

梁连春（首都医科大学附属北京佑安医院）

马春华（首都医科大学附属北京佑安医院）

孟培培（首都医科大学附属北京地坛医院）

牟丹蕾（首都医科大学附属北京佑安医院）

潘　闻（首都医科大学附属北京佑安医院）

钱　芳（首都医科大学附属北京地坛医院）

秦恩强（解放军总医院第五医学中心）

宋美华（首都医科大学附属北京地坛医院）

宋　蕊（首都医科大学附属北京地坛医院）

孙　乐（首都医科大学附属北京地坛医院）

谭大伟（首都医科大学附属北京地坛医院）

田　地（首都医科大学附属北京地坛医院）

王爱彬（首都医科大学附属北京地坛医院）

王　琳（首都医科大学附属北京地坛医院）

谢汝明（首都医科大学附属北京地坛医院）

徐艳利（首都医科大学附属北京地坛医院）

徐　哲（解放军总医院第五医学中心）

杨　光（解放军总医院第五医学中心）

杨　莉（首都医科大学附属北京地坛医院）

詹　曦（首都医科大学附属北京朝阳医院）

张大伟（解放军总医院第五医学中心）

张素娟（首都医科大学附属北京地坛医院）

张　伟（首都医科大学附属北京地坛医院）

赵　鹏（解放军总医院第五医学中心）

周　洋（首都医科大学附属北京地坛医院）

前　言

2019 年底，新型冠状病毒（2019-nCoV）肺炎快速蔓延。性命相托，职责所系，疫情如军令，全国医护人员未有片刻犹豫，奔赴沙场。首都医科大学附属北京地坛医院、首都医科大学附属北京佑安医院、解放军总医院第五医学中心（302 医院）作为北京市市级定点医院承担起了新冠肺炎患者的收治工作。

虽然经历过 2003 年严重急性呼吸综合征（SARS）的考验和洗礼，但新冠肺炎来势汹汹，疫情暴发之初，即使如我这样历经多次重大疫情的"老传染"，对新冠肺炎也是知之甚少。为贯彻习近平总书记"科学防治、精准施策"的要求，医务人员与时间赛跑，与病毒抗争。先哲有言，绝知此事要躬行，我们从临床一线工作中积累经验，找寻规律，精耕细作，孜孜以求，遂胸中渐有成竹。北京佑安医院梁连春主任、302 医院秦恩强主任与我共同谋划，把我们的经验教训呈现给全国同行，不虚夸成绩，不文过饰非，希望同仁能看见真相、看见细节、汲取经验，遂成地坛、佑安、302 医院病例精粹。未敢称博学，惟求慎思、明辨、笃行。

病例之外，我们看到，迄今能感染人类的冠状病毒共 6 + 1 种。对 SARS-CoV、MERS-CoV（中东呼吸综合征冠状病毒）以及新发的 2019-nCoV 还算熟悉，对其余 4 种人冠状病毒 229E、OC43、NL63 以及 HKU1，我们知之甚少。把这些感染人类的冠状病毒介绍给业内同道，也是本书的初衷之一。查阅最新资料，几易其稿，唯望对同道有所助益。

新冠肺炎疫情发生以来，我即尝试对医生加以培训，对国家卫生健康委员会发布的诊疗方案用心参详。至第五版，我为医学论坛报撰写了一份解读。本书付印前，逢《新型冠状病毒肺炎诊疗方案（试行第七版）》发布，我结合自己的临床经验，对其逐段解读，附于书中。日前，国家卫生健康委员会临床检验中心发表了《也谈新型冠状病毒特异抗体（IgM/IgG）检测的假阳性》一文，对理解抗体检测及可能出现的假阳性问题给予了理论指导。针对上述文件和文章，结合我自己的认识，制作了"新型冠状病毒肺炎的诊断与治疗"幻灯片。扫描书中二维码，读者即可阅读到幻灯片全文，希望对大家有所帮助。未来我们亦会随着国家卫生健康委员会诊疗方案及相关文件的更新，不断更新二维码链接幻灯片内容，以使读者同步获取最新知识。勇于战疫，乐于分享，乃吾辈传染病医师应有之风。

李兴旺教授是全国著名传染病学家，也是我的师长，临危受命已是他职业生涯的一部分。每逢国家重大传染病疫情，兴旺教授大多担当临床专家组组长之重任。此次疫情之初即第一批到达武汉前线，分析疫情，制订诊疗方案，并担任北京市新冠肺炎临床专家组组长。能请兴旺教授作本书主审，心感幸甚。

新冠肺炎的胸部影像学在诊疗及随访中意义重大，书中涉及海量胸部 CT 图片，北京地坛医院放射科谢汝明主任为了更好地呈现病变影像，亲自精选截屏，逐片注解。因出版时间紧迫，他不辞劳苦，夜以继日，在此鞠躬致谢。

重型病毒性肺炎后的肺纤维化问题，是多数感染科医生的盲点。病愈出院时，部分患者肺部还残留阴影，或轻或重，时间或短或长，感染科医生总感无助。好在已有 SARS、MERS 后肺纤维化的文献供我们参考。上次我去内蒙古自治区四子王旗处理鼠疫疫情时，遇到北京朝阳医院呼吸与危重症医学科的詹曦副主任医师，她讲解的炎症后肺纤维化及其诊治问题，让我颇受裨益。

詹曦医生通过对 SARS、MERS 后肺纤维化问题的文献研究，前瞻了重型新冠肺炎后可能出现的肺纤维化问题，凡事预则立也。

书中作者皆为临床一线的医务人员，他们在完成临床工作的同时奉献了大量宝贵的时间整理书稿，深表感谢。北京地坛医院战斗在一线的医务人员太多了，如李昂院长、刘景院主任领导的重症医学团队，张福杰、谢雯主任领导的确诊病例诊治团队，段雪飞主任领导的疑似筛查团队，王凌航主任领导的感染急诊团队，卢联合主任领导的院感团队，王雅杰主任领导的临床检验团队，曾辉所长领导的科学研究团队，张志云、张海霞主任领导的护理团队，阵容赫赫，执锐披坚。还有行政指挥、后勤辅助等部门同仁，未能尽数，心中惶恐，一并向所有人员致谢。其实，北京佑安医院、302 医院情况也是如此，金荣华院长、赵敏主任等都是我的多年好友，诸多业内大家不能一一列出，引为憾事。感谢之外，希冀未来能多多交流与合作。

在重大传染病疫情面前，患者及家属选择相信医务人员，并在诊疗过程中肯定医务工作者的工作，对医务人员是莫大的鼓励。为保护隐私，我们在病例精粹一章选择用姓名中一个字母代表患者，感谢患者的信任和理解。

感谢北京大学医学出版社王凤廷社长在本书出版过程中给予的关心和支持。本书策划兼责任编辑高瑾老师，耐心细致，逐篇修稿，付出巨大心血，惟愿本书顺利出版，读者获益，以慰编辑老师的辛勤付出。

由于时间仓促，我们对新冠肺炎的认识尚显肤浅，加之各个作者来自不同科室，书写习惯亦有不同，疏漏甚至错误在所难免，恳请同道批评斧正。

陈志海
2020 年 3 月

目　录

附件 ··· **291**

新冠肺炎诊疗与病例精粹

第一章

可感染人类的冠状病毒

概论　可感染人类的 7 种冠状病毒

　　20 世纪 60 年代，人们首次发现可感染人类的冠状病毒（human coronavirus，HCoV）-229E 和 HCoV-OC43 是导致普通感染的重要病原体[1]，由此认为冠状病毒（coronavirus，CoV）是相对无害的病原体，其引起的疾病症状轻微，预后良好。在 2003 年，主要发生在我国的严重急性呼吸综合征（severe acute respiratory syndromes，SARS）疫情让我们重新认识到 CoV 也可引起严重的下呼吸道感染，死亡率为 9.5%[2]。2004 年和 2005 年又相继发现可以引起人类上、下呼吸道感染的 HCoV-NL63 和 HCoV-HKU1，但大多数感染患者症状轻微，有基础疾病者病情可较为严重，甚至危及生命[3-4]。2012 年中东呼吸综合征（Middle East respiratory syndrome，MERS）的发生，再次证实 CoV 可以发生从动物向人的"跳跃"，引起急性呼吸道传染病，病死率高达 34.5%[5]。2019 年 12 月，湖北省武汉市相继报道 27 例不明原因肺炎病例，2020 年 1 月 10 日确定该病原体为一种新型 CoV，后命名为新型冠状病毒（2019-nCoV）[6]。自此，CoV 再次引起全球的关注。

　　目前，我们已知的可以感染人类的 CoV 有 7 种，分别为 HCoV-229E、HCoV-OC43、SARS-CoV、HCoV-NL63、HCoV-HKU1、MERS-CoV 和新型冠状病毒。越来越多的 HCoV 被相继发现，我们有理由相信这可能只是其中的一部分，还有我们尚未发现的。为了更好地了解和认识 CoV，本书针对上述 7 种 CoV 感染而导致的疾病，从病原学、发病机制、临床表现、诊断和治疗方面进行系统综述。

一、病原学

1. 病毒的形态与结构

　　冠状病毒为单股正链 RNA 病毒，是目前人类已知的 RNA 病毒中基因组最大的病毒，其长度为 27 ～ 32 kb，在电镜下形似"皇冠"，故命名为 CoV。它在鸟类和哺乳动物中广泛分布，蝙蝠是拥有其最多基因型的宿主[7]。

　　病毒外膜表面有 3 种糖蛋白，分别为刺突糖蛋白（spike glycoprotein，S 蛋白；S 蛋白是受体结合位点、溶细胞作用和主要抗原位点）、包膜糖蛋白（envelope glycoprotein，E 蛋白）和膜糖蛋白（membrane glycoprotein，M 蛋白），部分病毒还有血凝素糖蛋白（haemagglutinin-esterase，HE 蛋白）[7]。

2. 病毒的分类

　　CoV 属巢式病毒目（Nidovirales），冠状病毒科（Coronaviridae），冠状病毒亚科（Coronavirinae），冠状病毒属（Coronavirus）。2014 年，国际病毒学分类委员会将 CoV 分为 4 个属：α、β、γ 和 δ 属，包含至少 50 个种[8]。HCoV 有 2 个属：α 属冠状病毒（HCoV-229E 和 HCoV-NL63）和 β 属冠状病毒（HCoV-HKU1、HCoV-OC43、MERS-CoV、SARS-CoV 和新型冠状病毒）[8]。

3. 病毒的来源

　　虽然 CoV 已被发现数十年，但是其来源仍不清楚。SARS-CoV、MERS-CoV 和新型冠状病毒为人畜共患病原体，SARS-CoV 最初被认为来源于果子狸，但后续研究发现果子狸为其中间宿主，蝙蝠是其最初来源[8]。人类感染 MERS-CoV 是通过与骆驼接触或食用未煮熟的奶、肉制品，但其最初来源可能也是蝙蝠[8]。目前，新型冠状病毒的来源尚不清楚，需要尽快对其进行研究，为疾病的防控提供依据。

二、发病机制

　　HCoV-229E、HCoV-OC43、HCoV-NL63、

HCoV-HKU1主要导致人类上呼吸道感染，病情轻，对其发病机制研究较少。新型冠状病毒的受体为血管紧张素转化酶2（angiotensin-converting enzyme 2，ACE2），但是发病机制尚不清楚。针对SARS-CoV和MERS-CoV发病机制的研究较多，主要包括病毒与相应受体结合感染细胞和逃避宿主免疫应答两个过程。

1. 病毒感染细胞

与大部分病毒一样，CoV感染细胞也是经过吸附入侵、基因合成、成熟病毒的包装和释放4个步骤。其中，首要和关键步骤为吸附入侵。CoV可通过S蛋白识别宿主靶细胞特异性受体，导致相应组织和器官损伤，这是重要的发病机制，也是病毒宿主范围和跨物种感染的重要决定因素[9]。

除HCoV-HKU1外，其余6种CoV的受体已被证实。HCoV-229E的受体为氨基肽酶N（aminopetidase N，APN），又被称为CD13；HCoV-OC43的受体为唾液酸（sialic acid，SA）；SARS-CoV、HCoV-NL63和新型冠状病毒的受体为ACE2；MERS-CoV的受体为二肽基肽酶4（dipeptidyl peptidase 4，DPP4），又被称为CD26。不同的受体在不同细胞中的表达差异会导致不同CoV的敏感细胞系不一致，这对于了解CoV所致疾病的临床特点和流行病学特点至关重要[10]。同其他CoV相比，MERS-CoV的敏感细胞系更为广谱，导致的临床表现更重，病死率更高[10]（表1-1）。

2. 逃避宿主免疫应答

病毒感染时，机体可通过I型干扰素诱导的固有免疫应答系统清除病毒，干扰素家族相关细胞因子是人体的重要防线，其能够诱导干扰素刺激相关基因表达，从而发挥抗病毒、免疫调节、细胞调节的重要作用。体外研究显示，在呼吸道上皮细胞系中，SARS-CoV和MERS-CoV会延迟干扰素的释放，下调干扰素刺激相关基因表达，进而逃避宿主的免疫应答[11-12]。进一步研究显示，过表达MERS-CoV的M蛋白、开放阅读框（open reading frame，ORF）4a、ORF4b和ORF5蛋白能够阻断I型干扰素表达和NF-κB信号通路，导致I型干扰素生成减少，使病毒得以复制和致病[13-14]。

三、临床表现

HCoV-229E、HCoV-OC43、HCoV-NL63和HCoV-HKU1可以引起呼吸道感染，但症状轻，较少引起死亡。SARS-CoV、MERS-CoV和新型冠状病毒是新发病原体，可造成大范围传播，病情重，病死率高。

1. HCoV-229E、HCoV-OC43、HCoV-NL63和HCoV-HKU1感染的临床表现

HCoV-229E和HCoV-OC43是导致人类上呼吸道感染的常见病原体，典型症状为感冒样症状，病情轻微。HCoV-NL63和HCoV-HKU1可以引起上、下呼吸道感染，还可诱发哮喘和毛细

表1-1 SARS-CoV、MERS-CoV和其他HCoV受体及体外敏感细胞系				
病毒名称	发现时间（年）	类别（属）	受体	体外敏感细胞系
HCoV-229E	1965	α	APN	肝、原代胚胎肺成纤维细胞、神经细胞、单核细胞、树突状细胞、巨噬细胞
HCoV-OC43	1967	β	SA	胃肠道、神经细胞
SARS-CoV	2003	β	ACE2	呼吸道、肾、肝
HCoV-NL63	2004	α	ACE2	胃肠道、肾
HCoV-HKU1	2005	β	SA	气道纤毛上皮细胞
MERS-CoV	2012	β	DPP4	呼吸道、胃肠道、泌尿生殖道、肝、肾、神经细胞、单核细胞、T淋巴细胞
新型冠状病毒	2019	β	ACE2	不详

注：APN，氨基肽酶N；SA，唾液酸；ACE2，血管紧张素转化酶2；DPP4，二肽基肽酶4

支气管炎，在儿童、老年人和免疫功能低下人群中可以导致严重疾病。

2. SARS、MERS 和新冠肺炎的临床表现

SARS、MERS 和新冠肺炎病情严重，可从流感样症状（如发热、头痛、肌肉关节痛等）进展至急性呼吸窘迫综合征（acute respiratory distress syndrome，ARDS），甚至死亡（表 1-2）。

四、诊断

SARS、MERS 和新冠肺炎作为新发的突发传染病，确诊主要依靠流行病学史、临床表现和实验室检查。常用的实验室诊断技术主要为核酸检测、血清学检测和病毒分离培养。

五、治疗

目前尚无特异性抗冠状病毒药物，CoV 感染主要以对症和支持治疗为主。目前可用于临床治疗的药物包括广谱抗病毒药物、病毒蛋白酶抑制剂、单克隆抗体等[17-21]。

表 1-2　SARS、MERS 和新冠肺炎的临床和流行病学特点

临床和流行病学特点	SARS［例（%）][15]（$n = 357$）	MERS［例（%）][15]（$n = 245$）	新冠肺炎［例（%）][16]（$n = 138$）
医务人员	142（40%）	42（17%）	40（29.0%）
男性	158（44%）	154（63%）	75（54.3%）
基础疾病			
糖尿病	21（5.9%）	75（31.0%）	14（10.1%）
恶性肿瘤	9（2.5%）	27（11.0%）	10（7.2%）
慢性肺部疾病	5（1.4%）	32（13.0%）	4（2.9%）
慢性肾功能不全	2（0.1%）	37（15.0%）	未提及
慢性心脏疾病	24（6.7%）	37（15.0%）	20（14.5%）
慢性肝功能不全	12（3.4%）	10（4.1%）	4（2.9%）
高血压	未提及	81（33.0%）	43（31.2%）
其他	6（1.7%）	13（5.3%）	9（6.5%）
入院时症状			
发热	356（99%）	206（84%）	136（98.6%）
头痛	139（39%）	46（19%）	9（6.5%）
肌肉痛	211（59%）	98（40%）	48（34.8%）
咳嗽	208（58%）	155（63%）	82（59.4%）
气短	95（27%）	86（35%）	43（31.2%）
咽痛	61（17%）	33（13%）	24（17.4%）
恶心/呕吐	55（15%）	37（15%）	19（13.7%）
腹泻	62（17%）	50（20%）	14（10.1%）
腹痛	未提及	未提及	3（2.2%）
临床结局			
有创通气	59（17%）	91（37%）	17（12.32%）
死亡	18（5%）	71（29%）	6（4.30%）

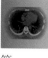
六、总结

　　冠状病毒可发生基因重组事件，基因重组导致的最直接的结果是产生具有高度遗传性和多样性的新型病毒。随着物种进化，多种CoV可在不同动物之间相互作用而在野外循环传播，何时出现下一个可导致人类感染和病毒大范围暴发的重组CoV尚不可估量。因此，在未来研究中，我们仍需提高警惕。

　　首先，我们应进一步开展对CoV的流行病学调查，阐释CoV跨种属传播的机制。其次，我们应该认识到，对于自然宿主的研究还不够完善，例如啮齿动物在CoV宿主研究中的代表性不够，尽管中间宿主在病毒从其自然宿主向人类传播的过程中起着重要作用，但我们对通过中间宿主传播所产生的适应性过程了解很少，需要建立监测网络体系来监测和预测产生高度重组CoV的潜在可能性。再次，应进一步建立快速、灵敏的病毒检测新技术及研发能有效抑制CoV的疫苗，以应对突发疫情，满足快速诊断、快速治疗的要求。最后，要时刻保持危机意识，借鉴SARS-CoV、MERS-CoV及新型冠状病毒暴发感染的经验教训，以便在未来能够积极有效应对。

参考文献

[1] Mclntosh K，Englund JA. Coronaviruses and toroviruses，including severe acute respiratory syndrome. In：Cherry J，Harrison G，Kaplan S，et al. editors. Feigin and Cherry's Textbook of Pediatric Infectious Diseases. 7th ed. Philadelphia：Elsevier Saunders，2014：2486-2495.

[2] Kuiken T，Fouchier RA，Schutten M，et al. Newly discovered coronavirus as the primary cause of severe acute respiratory syndrome. Lancet，2003，362（9380）：263-270.

[3] Leung TF，Chan PK，Wong WK，et al. Human coronavirus NL63 in children：epidemiology，disease spectrum，and genetic diversity. Hong Kong Med J，2012，18（Suppl 2）：S27-S30.

[4] Woo PC，Lau SK，Chu CM，et al. Characterization and complete genome sequence of a novel coronavirus，coronavirus HKU1，from patients with pneumonia. J Virol，2005，79（2）：884-895.

[5] World Health Organization. Middle East respiratory syndrome coronavirus（MERS-CoV）summary and literature update-as of 11 June 2014. 2014. http：//www.who.int/csr/disease/coronavirus_infections/MERS-CoV_summary_update_20140611.pdf？ua＝1.

[6] Zhu N，Zhang D，Wang W，et al. A Novel Coronavirus from Patients with Pneumonia in China，2019. N Engl J Med，2020. doi：10.1056/NEJMoa2001017.

[7] Coleman CM，Frieman MB. Coronaviruses：important emerging human pathogens. J Virol，2014，88（10）：5209-5212.

[8] Li F. Receptor recognition mechanisms of coronaviruses：a decade of structural studies. J Virol，2015，89（4）：1954-1964.

[9] Menachery VD，Mitchell HD，Cockrell AS，et al. MERS-CoV Accessory ORFs Play Key Role for Infection and Pathogenesis. mBio，2017，8（4）. doi：10.1128/mBio.00665-17.

[10] Wernery U，Lau SK，Woo PC. Genomics and zoonotic infections：Middle East respiratory syndrome. Rev Sci Tech，2016，35（1）：191-202.

[11] Menachery VD，Eisfeld AJ，Schäfer A，et al. Pathogenic influenza viruses and coronaviruses utilize similar and contrasting approaches to control interferon-stimulated gene responses. mBio，2014，5（3）：e01174-14.

[12] Lau SK，Lau CC，Chan KH，et al. Delayed induction of proinflammatory cytokines and suppression of innate antiviral response by the novel Middle East respiratory syndrome coronavirus：implications for pathogenesis and treatment. J Gen Virol，2013，94（Pt 12）：2679-2690.

[13] Niemeyer D，Zillinger T，Muth D，et al. Middle East respiratory syndrome coronavirus accessory protein 4a is a type I interferon antagonist. J Virol，2013，87（22）：12489-12495.

[14] Matthews KL，Coleman CM，van der Meer Y，et al. The ORF4b-encoded accessory proteins of Middle East respiratory syndrome coronavirus and two related bat coronaviruses localize to the nucleus and inhibit innate immune signaling. J Gen Virol，2014，95（Pt 4）：874-882.

[15] Yin Y，Wunderink RG. MERS，SARS and other coronaviruses as causes of pneumonia. Respirology，2018，23（2）：130-137.

[16] Wang D，Hu B，Hu C，et al. Clinical Characteristics of 138 Hospitalized Patients With 2019 Novel Coronavirus-Infected Pneumonia in Wuhan，China. JAMA，2020. doi：10.1001/jama.2020.1585.

[17] McBride R，van Zyl M，Fielding BC. The coronavirus

nucleocapsid is a multifunctional protein. Viruses, 2014, 6（8）: 2991-3018.

［18］De Wilde AH, Falzarano D, Zevenhoven-Dobbe JC, et al. Alisporivir inhibits MERS- and SARS-coronavirus replication in cell culture, but not SARS-coronavirus infection in a mouse model. Virus Res, 2017, 228: 7-13.

［19］Kumar V, Shin JS, Shie JJ, et al. Identification and evaluation of potent Middle East respiratory syndrome coronavirus（MERS-CoV）3CLPro inhibitors. Antivir. Res, 2017, 141: 101-106.

［20］Josset L, Menachery VD, Gralinski LE, et al. Cell host response to infection with novel human coronavirus EMC predicts potential antivirals and important differences with SARS coronavirus. mBio, 2013, 4（3）: e00165-13.

［21］Sheahan TP, Sims AC, Leist SR, et al. Comparative therapeutic efficacy of remdesivir and combination lopinavir, ritonavir, and interferon beta against MERS-CoV. Nat Commun, 2020, 11（1）: 222-222.

（韩冰　宋美华）

冠状病毒一：HCoV-229E

CoV 是自然界广泛存在的一大类病毒。它是一种古老的病毒，根据分子钟（molecular clock）的计算分析显示，所有 CoV 在公元前 8100 年即有共同祖先[1]。虽然 CoV 早已在自然界存在且可能早已感染人类，但直到 1965 年，Tyrrell 等用人胚气管培养方法，才从普通感冒志愿者的鼻腔分泌物中分离出一株病毒，命名为 B814 病毒，随后 Hamre 等用人胚肾细胞分离到类似病毒，代表株命名为 229E 病毒，即 HCoV-229E，这是目前发现的首个 HCoV。

一、病原学

HCoV-229E 属于冠状病毒 α 属，为单股正链 RNA，长约 27 kb。该 RNA 链具有正链 RNA 独有的结构特征：RNA 链 5′ 端有一甲基化帽子（methylated cap），3′ 端有 poly A 尾，直接具有 mRNA 的功能。5′ 端帽子的存在不仅可以保护 RNA 不被磷酸酶和核酸酶降解，还起着促进 mRNA 翻译的作用。poly A 的存在同样发挥稳定基因组结构和辅助病毒侵入的作用。基因组中最保守的序列在 5′ 端 1 ～ 20 kb 的聚合酶基因（Dol）中，Dol 基因包含两个 ORF，分别为 ORF1a 和 ORF1b。ORF1b 中编码蛋白功能的区域十分保守，是进行冠状病毒分类和种属特异性引物设计的最佳位点。

HCoV-229E 基因组主要编码 4 种结构蛋白：S 蛋白、核衣壳蛋白（nucleocapsid protein，N 蛋白）、M 蛋白和 E 蛋白。其中 S 蛋白与 CoV 侵入细胞的过程密切相关，决定 CoV 的致病性。S 蛋白不仅与受体相互作用，并含有免疫应答的决定簇，是 CoV 的主要抗原蛋白[2]。E 蛋白在病毒装配时发挥重要作用。M 蛋白为跨膜糖蛋白，主要参与包膜形成，决定病毒的出芽位点，其与 S 蛋白结合能触发病毒粒子的组装[3]。N 蛋白位于病毒颗粒的核心部分，对病毒基因组 RNA 特征性序列的识别、与其他结构蛋白的相互作用、病毒粒子的准确组装具有重要意义[4]。

像其他 HCoV 一样，HCoV-229E 对热较为敏感，56℃ 10 分钟或者 37℃ 数小时即可使其丧失感染性。该病毒复制的最适宜 pH 值为 7.2，不耐酸不耐碱，对有机溶剂和消毒剂敏感。75% 酒精、乙醚、氯仿、甲醛、含氯消毒剂、过氧乙酸和紫外线均可使其灭活[5]。

二、流行病学

1. 传染源

HCoV-229E 的传染源主要是有临床症状的患者及隐性感染者。有研究显示，HCoV-229E 与蝙蝠 GhanaBt-CoVGrp1 在公元前 1800 年至公元前 1686 年有共同的祖先[6]，蝙蝠是目前比较公认的 HCoV-229E 的自然宿主[7]。但近年来，尤其是 2012 年发现 MERS-CoV 以后，新的数据表明该病毒类似于 MERS-CoV，不除外是从单峰骆驼上转移而来的[8-9]。

2. 传播途径

飞沫传播是主要的传播途径，如咳嗽、打喷嚏等，可经鼻腔、口腔黏膜等直接接触而感染。另外，接触被病毒污染的物品也可导致该病毒的传播。

3. 易感人群

人群普遍易感，且会重复感染，占成人呼吸道感染疾病的 10% ～ 20%，随季节有所不同。

4. 流行特征

该病毒全球流行，在秋末、冬季和早春较普遍，一般在寒冷季节容易流行[10]。有研究显示，绝大多数儿童在幼年时期感染过 HCoV-229E[11]。

对 HCoV-229E 的血清流行病学研究表明，血清抗体在幼儿期开始获得，并且随着年龄的增长患病率逐渐增加，80% 以上的成人通过酶联免疫吸附试验（enzyme linked immunosorbent assay，ELISA）可检测到抗体[12]。在国内研究中，福州市急性呼吸道感染患儿中 HCoV-229E 的检出率为 0.9%[13]，哈尔滨 55 例发热患者血清样本检测的结果显示，HCoV-229E 阳性率为 9.09%[14]。

三、发病机制

HCoV-229E 由 S 蛋白介导融合及靶细胞感染，以 APN 为受体[15]，氨基酸 417-547 参与受体识别。APN 是一种锌结合金属蛋白酶，广泛表达于多种细胞类型，包括呼吸道上皮细胞、小肠和肾小管上皮细胞、中枢神经系统突触膜。HCoV-229E 识别受体后，可进一步招募更多的 APN 到达细胞凹陷处，随后发生病毒囊膜和细胞膜的融合，完成入胞和感染，并在细胞内进行核酸复制、病毒组装，然后以出芽方式释放，感染新的靶细胞。

四、临床表现

HCoV-229E 感染的潜伏期一般为 2 ~ 5 天，平均潜伏期为 3 天[16]。

HCoV-229E 主要定位在人类呼吸道上皮细胞，引起呼吸道感染症状，临床症状通常较轻，典型表现为全身不适、头痛、鼻塞、流涕、打喷嚏、咽痛、全身酸痛等[17]，10% ~ 20% 的患者可有发热、咳嗽。

心肺疾病患者、免疫力低下人群、婴儿和老年人感染 HCoV-229E 会引起下呼吸道疾病，如肺炎或支气管炎、毛细支气管炎，无死亡病例报道[18]。临床资料显示，HCoV-229E 还可能引起幼儿急性胃肠炎，但其并非急性胃肠炎的主要病原。CoV 引起的胃肠炎一般症状轻，呈自限性。重型患儿可出现发热、呕吐、腹泻等表现[19]。

此外，一项研究对 90 例有神经系统疾病的死者进行尸检后通过反转录聚合酶链反应（reverse transcriptase polymerase chain reaction，RT-PCR）发现，多发性硬化患者的脑脊液 HCoV-229E 阳性率高于健康个体[20]。另有研究发现，多发性硬化患者的 T 细胞克隆显示对 HCoV-229E 抗原及髓鞘碱性蛋白均有反应，提示分子模拟可能是发病机制的基础[21]，但目前医学尚未证实多发性硬化与该病毒感染的直接关系。

HCoV-229E 还可引起心肌炎、传染性单核细胞增多症等[22]，但临床少见。

四、实验室检查

一般情况下，很少需要对 CoV 引起的感冒进行实验室诊断。但根据对疾病的研究及流行病学调查，可考虑采用以下方法进行病毒检测。

1. 病原学检测

（1）病毒分离：病毒分离培养被认为是实验室检测呼吸道感染病原体的金标准。一般来说，HCoV 很难在体外培养，有些毒株只能在人体器官培养中生长，而不能在组织培养中生长（SARS-CoV、MERS-CoV 例外）[10]。病毒分离培养周期长、难度大，不作为 HCoV-229E 的常规诊断方法。

（2）PCR：HCoV-229E 的实验室诊断多采用 RT-PCR。目前用于扩增的主要是基因组中最保守的序列（在 *Dol* 基因中）。该检测方法的敏感性、特异性相对较高。

2. 血清学检测

研究发现，SARS-CoV、HCoV-OC43 和 HCoV-229E 的 N 蛋白在重组痘苗病毒感染的 HeLa 细胞中均可以特异性表达，3 种 N 蛋白之间存在明显的交叉免疫反应[23]。鉴于以上情况，N 蛋白血清 IgG 抗体的 ELISA 检测法对于诊断 HCoV-229E 缺乏特异性。

五、治疗

HCoV-229E 引起的呼吸道感染临床症状轻，具有自限性，经对症治疗症状可缓解。目前尚无特异性抗病毒药物。α 干扰素（interferon-α，IFN-α）雾化吸入可通过启动 CoV 感染的临近健康细胞的抗病毒状态来调节病毒的复制和增殖，理论上有抑制该病毒的作用。

此外，研究者在美国 FDA 批准的上市药物中筛选能抑制 MERS-CoV 的药物时发现，氯喹、氯丙嗪、洛派丁胺、洛匹那韦在体外实验中能抑制 MERS-CoV、SARS-CoV、HCoV-229E 复制[24]，具有广谱抗病毒活性，但目前尚无针对该病毒的临床使用数据。

参考文献

[1] Pyrc K，Dijkman R，Deng L，et al. Mosaic structure of human coronavirus NL63，one thousand years of evolution. J Mol Biol，2006，364（5）：964-973.

[2] Belouzard S，Millet JK，Licitra BN，et al. Mechanisms of coronavirus cell entry mediated by the viral spike protein. Viruses，2012，4（6）：1011-1033.

[3] Phillips JJ，Chua M，Seo SH，et al. Multiple regions of the multiple coronavirus spike glycoprotein influence neurovirulence. J Neurovirol，2001，7（5）：421-431.

[4] Neuman BW，Kiss G，Kunding AH，et al. A structural analysis of M protein in coronavirus assembly and morphology. J Struct Biol，2011，174（1）：11-22.

[5] 刘克洲. 人类病毒性疾病. 北京：人民卫生出版社，2010：643-665.

[6] Pfefferle S，Oppong S，Drexler JF，et al. Distant relatives of severe acute respiratory syndrome coronavirus and close relatives of human coronavirus 229E in bats，Ghana. Emerg Infect Dis，2009，15（9）：1377-1384

[7] Corman VM，Baldwin HJ。Tateno AF，et al. Evidence for an ancestral association of human coronavirus 229E with bats. J Virol，2015，89（23）：11858-11870.

[8] Corman VM，Eckerle I，Memish ZA，et al. Link of a ubiquitous human coronavirus to dromedary camels. Proc Natl Acad Sci U.S.A，2016，113（35）：9864-9869.

[9] Corman VM，Muth D，Niemeyer D，et al. Hosts and sources of endemic human coronaviruses. Adv Virus Res，2018，100：163-188

[10] 胡必杰，潘珏，高晓东. 译 哈里森感染病学. 上海：上海科学技术出版社，2018：703-704.

[11] Dijkman R，Jebbink MF，Idrissi NB，et al. Human coronavirus NL63 and 229E seroconversion in children. Clin Microbiol，2008，46：2368-2373.

[12] Risku M，Lappalainen S，Rsnen S，et al. Detection of human coronaviruses in children with acute gastroenteritis. ClinVirol，2010，48：27-30.

[13] 伍严安，昊小青，曾秀雅，等. 福州地区急性呼吸道感染儿童人冠状病毒 NL63，229E，HKU1 和 OC43 的检测与分析. 中华传染病杂志，2012，30（1）：53-57.

[14] 马淑霞，李金梁，谷鸿喜，等. 普通冠状病毒 229E 株的分子流行病学分析. 中国微生态学杂志，2006，17（1）：29-31.

[15] Pillaiyar T，Meenakshisundaram S，Manickam M. Recent discovery and development of inhibitors targeting coronaviruses，Drug Discov Today，2020. pii：S1359-6446（20）30041-6.

[16] Hurst KR，Koetzner CA，Masters PS. Characterization of a Critical Interaction between the Coronavirus Nucleocapsid Protein and Nonstructural Protein 3 of the Viral Replicase Transcriptase Complex. J Virol，2013，87：9159-9172.

[17] Papa A，Papadimitriou E，Luna LK，et al. Coronaviruses in children，Greece. Emerg Infect Dis，2007，13：947-949.

[18] Hamre D，Procknow JJ. A new virus isolated from the human respiratory tract. Proc Soc Exp Biol Med，1966，121：190-193.

[19] Su S，Wong G，Shi W，et al. Epidemiology，Genetic Recombination，and Pathogenesis of Coronaviruses. Trends Microbiol，2016，24（6）：490-502.

[20] Cristallo A，Gambaro F，Biamonti G，et al. Human coronavirus polyadenylated RNA sequences in cerebrospinal fluid from multiple sclerosis patients. New Mictabiol，1997，20：105-114.

[21] Boucher A，Desforges M，Duquette P，et al. Long-term human coronavirus T-cell clones derived from multiple sclerosis patients. Clin Immunol，2007，123（3）：258.

[22] Clute SC，Watkin LB，Cornberg M，et al. Cross reactive influenza virus specific CD8＋T cells contribute to lymphoproliferation in Epstein-Barr virus-associated infectious mononucleosis. J Cli Invest，2005，115：3602-3612.

[23] 闫克夏，谭文杰，张相民. SARS-CoV N 蛋白与人冠状病毒 HCoV-OC43 和 HCoV-229E 的交叉反应表位及特异表位的确定. 病毒学报，2006，22（4）：248-254.

[24] de Wilde AH，Jochmans D，Posthuma CC，et al. Screening of an FDA-approved compound library identifies four small-molecule inhibitors of Middle East respiratory syndrome coronavirus replication in cell culture. Antimicrob Agents Chemother，2014，58：4875-4884.

（周洋　张伟）

冠状病毒二：HCoV-OC43

1967 年在美国马里兰州贝塞斯达市，美国国家健康协会病毒实验室的 McIntosh 等在患有普通感冒的鼻咽癌患者中用人胚气管进行组织培养（organ cultures，OC）分离出 6 株在形态学上与鸡传染性支气管炎病毒（infectious bronchitis virus，IBV）和鼠肝炎病毒（murine hepatitis virus，MHV）相似的病毒，选取 2 株接种于乳鼠脑组织后出现脑炎综合征，因最初是用人胚气管进行的 OC，故将这两株病毒命名为 OC43 和 OC38，但随后的补体结合实验及中和实验证明二者存在明显差异，前者血清抗体滴度较高，故研究者多用 OC43 进行研究。最后将这 6 株"似 IBV"的病毒均命名为 HCoV-OC43[1]。

一、病原学

HCoV-OC43 属于冠状病毒 β 属，Embecovirus 亚属，基因组全长约 30 738 bp，碱基对 GC 含量为 36.9%。5′ 端有甲基化帽子结构，其后是 65 ～ 98 bp 的先导序列及 5′ 非翻译区（untranslated region，UTR）。3′ 端除 UTR 外，还存在 poly A 尾，剩余中间序列包括 9 个 ORF，可编码各种非结构蛋白和结构蛋白[2-3]。

在 CoV 基因组编码的 20 余种蛋白中，主要的结构蛋白包括 S 蛋白、N 蛋白、M 蛋白、E 蛋白。其中，S 蛋白是病毒的主要抗原，与病毒感染宿主的过程密切相关；N 蛋白是病毒的核衣壳蛋白；M 蛋白对病毒粒子的形成起关键作用；E 蛋白被认为是囊膜的次要结构蛋白。HCoV-OC43 还具有冠状病毒 β 属特有的糖蛋白，即 HE 蛋白。HE 蛋白以二聚体形式存在，在病毒包膜表面形成 5 ～ 10 nm 的小突起。其单体分子量约为 48 kD，由 N 端胞外区、穿膜结构域和 C 端胞内区构成。HE 蛋白具有凝血活性，能够结合细胞表面糖蛋白和糖脂的唾液酸；其乙酰酶活性可以特异性作用于 9-O 或 4-O 乙酰化唾液酸。HE 蛋白的这些活性与 C 型流感病毒（influenza virus type C，IFVC）的 HE 蛋白相似，对 HE 基因的进化分析发现，CoV 的 HE 基因与 IFVC 的基因相似。HE 蛋白在病毒入侵宿主细胞时可以辅助 S 蛋白吸附受体[4-5]。

虽然 HCoV-OC43 早已被发现，但对于其全基因组序列的研究并不多。现有基因库中 HCoV-OC43 的全基因组只有 7 株，基因组结构为 5′-polymerase-HE-S-E-M-N，另外还有两个非结构基因 NS2 和 NS12.9 分别位于 HE 之前及 S 基因和 E 基因之间，其功能目前尚不清楚。2011 年研究者根据 RdRp 基因、S 基因和 N 基因将 7 个毒株分成 A、B、C、D 四个基因型，其中基因型 D 型是 B、C 基因型重组导致的新基因型，重组位点在 nsp2/nsp3、nsp12/nsp13 和 NS2a/HE 之间，并且基因型 D 型成为 HCoV-OC43 的优势流行株[6-7]。

二、流行病学

1. 传染源

主要为 HCoV-OC43 感染者。研究发现，所有 HCoV 均起源于动物，HCoV-OC43 和 HCoV-HKU1 可能起源于啮齿动物[8]。

2. 传播途径

飞沫传播，可能存在气溶胶传播。

3. 易感人群

HCoV-OC43 人群普遍易感，可以发生重复感染及多种病毒共同传染，被认为是引起普通感冒的最常见 CoV。目前在我国流行的 HCoV-OC43 基因型主要是 B、C、D 型，且基因型检出的年龄分布存在明显的差异，基因型 B 型主要见于婴幼儿和青少年（0.6～21岁）；基因型C型主要见于老年人；基因型D型流行范围最广（0.2～90岁），但主要见于中青年；基因型E型均见于婴幼儿（0.8～2.7岁）[9-10]。

4. 流行特征

HCoV-OC43感染主要分布于澳大利亚、美国、巴西、英国、法国、挪威、中国、泰国、澳大利亚及日本等地。其对温度敏感，冬季和早春多发。HCoV的感染呈周期性，HCoV-OC43每2～4年暴发一次，但大暴发的报道少见。在我国北方地区HCoV-OC43主要于夏季和初秋高发，冬季散发[11-12]。

三、发病机制

HCoV-OC43与宿主细胞表面受体结合是病毒感染的第一步。目前研究发现，HCoV-OC43的受体是唾液酸（N-乙酰基神经氨酸），S蛋白可分为S1和S2亚单位，其中S1亚单位的N端结构域（N-terminal domain，NTD）可特异性识别唾液酸受体，HE蛋白在HCoV-OC43入侵宿主细胞时可以辅助S蛋白吸附受体，诱导S蛋白的构象改变，暴露S2多个关键部分即一个或多个融合肽及两个保守的七肽重复区，七肽重复区三聚化形成卷曲螺旋结构，促进病毒囊膜和宿主细胞膜的融合，从而侵染宿主细胞[13]。

树突状细胞（dendritic cell，DC）是免疫系统的前哨细胞，可识别病原体并将外源性抗原呈递给T淋巴细胞。有研究发现，HCoV-OC43可抑制I型干扰素的诱导和信号通路的传导，损伤DC、自然杀伤（natural killer，NK）细胞等相关免疫细胞的功能，从而逃避宿主的免疫应答[14-15]。

研究发现，S基因的ORF最具多态性，即碱基易被替换、缺失或插入，而且S蛋白糖基位点个数也存在差异。此外，RNA同源重组是冠状病毒的常见现象，原因可能是RNA复制过程中模板的随机转换。目前已知HCoV-OC43有A、B、C、D四个基因型，其中重组D型通过基因型B型和C型之间的重组出现，基因型E型可能是由基因型B、C和D型之间重组产生，推测在我国新发现的基因型H型可能是由基因型B、

D、E型重组产生。最近马来西亚报道了2种新的OC43基因型（基因型F型和基因型G型），说明HCoV-OC43一直在进化[16]。高突变率与高频同源重组可导致CoV更好地适应宿主或者产生新的基因型[17-19]。

四、临床表现

HCoV-OC43的潜伏期为2～5天。HCoV-OC43感染人体后，一般会出现上呼吸道感染的临床症状，即全身不适、头痛、流涕、打喷嚏、咽痛、发热和咳嗽（占患者的10%～20%），绝大多数患者呈自限性，以对症治疗为主[20-22]。然而，由于CoV在复制过程中模板的随机转换，使得CoV经常会发生同源重组，从而更好地适应宿主和产生新的基因型。

近期研究发现，HCoV-OC43重组基因型与肺炎和致死性脑炎相关。例如，研究发现，重组基因型D型在免疫功能低下人群及老年人中可引起严重下呼吸道感染症状，如支气管炎、细支气管炎、肺炎等。现有数据表明神经侵袭性是β属冠状病毒的一个共同特性[23]。2016年英国曾报道1例患有重症综合性免疫缺陷婴儿感染HCoV-OC43重组基因型E型后出现脑炎并死亡的病例。此外有研究发现，新的重组基因型E型均见于3岁以下患有下呼吸道感染的病例[14,17]。HCoV-OC43重组基因型增加了病毒的多样性，对公众的健康产生威胁。

五、实验室检查

目前针对HCoV-OC43的实验室检查主要包括病毒分离培养、核酸检测和血清学分析。

1. 病毒分离培养

病毒分离培养是诊断HCoV-OC43感染的金标准，但病毒分离培养受多种因素影响，且细胞培养周期较长，用于早期诊断较困难[24]。

2. 核酸检测

HCoV-OC43的核酸诊断主要通过RT-PCR、实时反转录PCR（realtime RT-PCR）检测患者血液、呼吸道分泌物等。最近，环介导等温扩增检测

（loop mediated isothermal amplification，LAMP）及实时 RT-LAMP 引起人们的关注。该技术根据 N 蛋白基因保守区序列设计 6 条特异性引物，并加入钙黄绿素作为反应指示剂，使其序列在 65℃等温条件下扩增 45 分钟，最终通过观察反应后颜色变化来快速检测 HCoV-OC43 基因，在基层医疗机构和疫区具有应用前景[25-26]。

3. 血清学检查

在呼吸系统疾病中用血清学方法来评估 HCoV-OCA3 有一定的重要性，但是目前冠状病毒检测的血清类型尚未明确，有学者通过蛋白质印迹法（Western blotting）、间接免疫荧光测定（indirect immunoinfluscent assay，IFA）和 ELISA 等发现 HCoV-OCA3 与 SARS-CoV 存在抗原交叉反应，但尚不清楚具体的抗原决定簇[27]。

六、治疗

临床治疗原则是在对症治疗的基础上防止并发症的发生。卧床休息，注意营养的补充，维持内环境稳态。监测患者血常规、尿常规、生化指标及生命体征。

氯喹是一种被广泛使用的抗疟药物，Keyaerts 等在新生乳鼠实验中发现，经胎盘或母乳获得的氯喹可以治疗新生 C57BL/6 小鼠的致命性 HCoV-OC43 感染，而且与氯喹的抗 SARS-CoV 活性相比，其对 HCoV-OC43 复制的抑制作用更强。针对 HCoV-OC43 感染的主要治疗药物包括粉防己碱、防己诺林碱和千金藤碱复合疗法，粉防己碱、防己诺林碱和千金藤碱是预防和治疗 HCoV-OC43 感染的潜在天然抗病毒药物。动物实验证实，石蒜碱可降低中枢神经系统病毒载量，保护其免受 HCoV-OC43 感染[28-30]。

参考文献

[1] Mcintosh K, Becker WB, Chanock RM. Growth in suckling-mouse brain of "IBV-like" viruses from patients with upper respiratory tract disease. Proceedings of the National Academy of Sciences of the United States of America, 1967, 58（6）: 2268-2273.

[2] Weiss SR, Navasmartin S. Coronavirus pathogenesis and the emerging pathogen severe acute respiratory syndrome coronavirus. Microbiol Mol Biol Rev, 2005, 69（4）: 635-664.

[3] Woo PC, Lau SK, Lam CS, et al. Discovery of seven novel mammalian and avian coronaviruses in the genus deltacoronavirus supports bat coronaviruses as the gene source of alphacoronavirus and betacoronavirus and avian coronaviruses as the gene source of gammacoronavirus and deltacoronavirus. J Virol, 2012, 86（7）: 3995-4008.

[4] Woo PC, Huang Y, Lau SK, et al. Coronavirus genomics and bioinformatics analysis. Viruses, 2010, 2（8）: 1804-1820.

[5] Luytjes W, Bredenbeek PJ, Noten AF, et al. Sequence of mouse hepatitis virus A59 mRNA 2: Indications for RNA recombination between coronaviruses and influenza C virus. Virology, 1988, 166（2）: 415-422.

[6] 杨扬. HCoV-OC43 感染性克隆的改建与病毒拯救. 中国疾病预防控制中心, 2012.

[7] Lau SK, Lee P, Tsang AK, et al. Molecular epidemiology of human coronavirus OC43 reveals evolution of different genotypes over time and recent emergence of a novel genotype due to natural recombination. J Virol, 2011, 85（21）: 11325-11337.

[8] Forni D, Cagliani R, Clerici M, et al. Molecular evolution of human coronavirus genomes. Trends Microbiol, 2017, 25（1）: 35-48.

[9] Butler N, Pewe L, Trandem K, et al. Murine encephalitis caused by HCoV-OC43, a human coronavirus with broad species specificity, is partly immune-mediated. Virology, 2006, 347（2）: 410-421

[10] Gorse GJ, O'Connor TZ, Hall SL, et al. Human coronavirus and acute respiratory illness in older adults with chronic obstructive pulmonary disease. J Infect Dis, 2009, 199（6）: 847-857.

[11] Su S, Wong G, Shi W, et al. Epidemiology, genetic recombination, and pathogenesis of coronaviruses. Trends Microbiol, 2016, 24（6）: 490-502.

[12] Ren L, Gonzalez R, Xu J, et al. Prevalence of human coronaviruses in adults with acute respiratory tract infections in Beijing, China. J Med Virol, 2011, 83（2）: 291-297.

[13] Li F, Li W, Farzan M, et al. Structure of SARS coronavirus spike receptor-binding domain complexed with receptor. Science, 2005, 309（5742）: 1864-1868

[14] Mesel-Lemoine M, Millet J, Vidalain PO, et al. A human coronavirus responsible for the common cold massively kills dendritic cells but not monocytes. J

Virol, 2012, 86（14）：7577-7587.

［15］Beidas M，Chehadeh W. Effect of human coronavirus OC43 structural and accessory proteins on the transcriptional activation of antiviral response elements. Intervirology，2018，61（1）：30-35.

［16］Zhang S，Tuo J，Huang X，et al. Epidemiology characteristics of human coronaviruses in patients with respiratory infection symptoms and phylogenetic analysis of HCoV-OC43 during 2010-2015 in Guangzhou. PLOS ONE，2018，13（1）：e191789.

［17］Zhu Y，Li C，Chen L，et al. A novel human coronavirus OC43 genotype detected in mainland China. Emerg Microbes Infect，2018，7（1）：173

［18］Zhang Y，Li J，Xiao Y，et al. Genotype shift in human coronavirus OC43 and emergence of a novel genotype by natural recombination. J Infect，2015，70（6）：641-650.

［19］Gorse GJ，Patel GB，Fan X. Interpatient mutational spectrum of human coronavirus-OC43 revealed by illumina sequencing. J Med Virol，2017，89（8）：1330-1338.

［20］Gerna G，Campanini G，Rovida F，et al. Genetic variability of human coronavirus OC43-，229E-，and NL63-like strains and their association with lower respiratory tract infections of hospitalized infants and immunocompromised patients. J Med Virol，2006，78（7）：938-949.

［21］Gerna G，Passarani N，Battaglia M，et al. Human enteric coronaviruses：antigenic relatedness to human coronavirus OC43 and possible etiologic role in viral gastroenteritis. J Infect Dis，1985，151（5）：796-803.

［22］Jacomy H，Talbot PJ. Vacuolating encephalitis in mice infected by human coronavirus OC43. Virology，2003，315（1）：20-33.

［23］Dubé M，Le Coupanec A，Wong AHM，et al. Axonal Transport Enables Neuron-to-Neuron Propagation of Human Coronavirus OC43. J Virol，2018，92（17）. pii：e00404-18.

［24］Vijgen L，Keyaerts E，Moes E，et al. Development of one-step，real-time，quantitative reverse transcriptase PCR assays for absolute quantitation of human coronaviruses OC43 and 229E. J Clin Microbiol，2005，43（11）：5452-5456.

［25］耿合员，汪圣强，吴海磊，等. 基于颜色判定的 RT-LAMP 技术检测 HCoV-OC43 冠状病毒. 中国国境卫生检疫杂志，2018，41（03）：153-158.

［26］非典型肺炎病例的临床诊断标准（试行）. 安徽医学，2003，24（3）：70.

［27］Che XY，Qiu L，Liao ZY，et al. Antigenic cross-reactivity between severe acute respiratory syndrome-associated coronavirus and human coronaviruses 229E and OC43. J Infect Dis，2005，191（15）：2033-2037.

［28］Kim DE，Min JS，Jang MS，et.al. Natural bis-benzylisoquinoline alkaloids-tetrandrine，fangchinoline，and cepharanthine，inhibit human coronavirus OC43 Infection of MRC-5 human lung cells. Biomolecules，2019，9（11）. pii：E696.

［29］Keyaerts E，Vijgen L，Maes P，et al. In vitro inhibition of severe acute respiratory syndrome coronavirus by chloroquine. Biochem Biophys Res Commun，2004，323（1）：264-268.

［30］Shen L，Niu J，Wang C，et al. High-throughput screening and Identification of Potent Broad-spectrum Inhibitors of Coronaviruses. J Virol，2019，93（12）. pii：e00023-19.

（杨莉　崔舒萍）

冠状病毒三：SARS-CoV

自 2002 年底我国报道首例 SARS 病例以来，短短数月时间内导致 8098 人感染，774 例患者死亡，并迅速波及 30 多个国家，造成千亿美元的经济损失[1]。

一、病原学

SARS-CoV 属冠状病毒科冠状病毒属，为有包膜病毒，直径多为 60 ～ 120 nm，包膜上有放射状排列的花瓣样或纤毛状突起，长约 20 nm 或更长，基底窄，形似"皇冠"，与经典冠状病毒相似。SARS-CoV 基因组为单股正链 RNA，由大约 3 万个核苷酸组成，与经典冠状病毒仅有约 60% 的同源性，但基因组的组织形式与其他冠状病毒相似。

病毒包膜为双层脂膜，外膜蛋白包括糖蛋白 S、M 和小衣壳 E 蛋白。S 蛋白负责细胞的黏附、膜融合及诱导中和抗体，相对分子质量为 150 000 ～ 180 000，包括胞外域、跨膜结构域及短羧基末端的胞质结构域。E 蛋白对病毒的组装发挥关键作用，M 蛋白对于病毒核心的稳定具有重要作用。与其他冠状病毒不同，SARS-CoV 在 S 和 E 之间及 M 和 N 之间有多于 50 个氨基酸的多肽潜在编码序列，M 和 N 之间还有少于 50 个氨基酸的多肽潜在编码序列。同源性搜索结果表明，这些潜在多肽与任何其他蛋白都没有序列的相似性。

SARS-CoV 是人畜共患病原体。SARS 疫情暴发后，研究者在果子狸和从事相关工作的人员体内发现了 SARS-CoV 抗体，考虑 SARS-CoV 是由果子狸感染人类。但是，后续研究发现果子狸为其中间宿主，蝙蝠是其最初来源[1]。

二、流行病学

1. 传染源

SARS 患者是最主要的传染源。极少数患者在刚出现症状时即具有传染性。一般情况下传染性随病程而逐渐增强，在发病的第 2 周最具传染力。

2. 传播途径

近距离呼吸道飞沫传播（即通过与患者近距离接触，吸入患者咳出的含有病毒颗粒的飞沫）是 SARS 经呼吸道传播的主要方式，也是 SARS 最重要的传播途径。气溶胶传播（即通过空气污染物气溶胶颗粒这一载体在空气中进行中距离传播）是 SARS-CoV 经空气传播的另一种方式。目前尚无经血液传播、性传播和垂直传播的流行病学证据。尚无证据表明苍蝇、蚊子、蟑螂等媒介昆虫可以传播 SARS-CoV。

3. 易感人群

一般认为人群普遍易感，但儿童感染率较低，原因尚不清楚。SARS 症状期患者的密切接触者是 SARS 的高危人群之一。医护人员和患者家属及亲友在治疗、护理、陪护、探望患者时，同患者近距离接触次数多、接触时间长，如果防护措施不力，很容易感染 SARS-CoV。从事 SARS-CoV 相关实验室操作的工作人员等在一定条件下也是感染的高危人群。

4. 流行特征

SARS 流行过程中造成了部分医院发生院内感染，气溶胶传播被高度怀疑为严重流行疫区的医院和个别社区暴发的传播途径之一。其流行病学意义在于，易感者可以在未与 SARS 患者见面的情况下，由吸入悬浮在空气中含有 SARS-CoV 的气溶胶而感染。通过手接触传播是另一种重要的传播途径，由手直接或间接接触患者的分泌物、排泄物及其他被污染的物品后，再经手接触口、鼻、眼黏膜致病毒侵入机体而实现传播。目前尚不能排除经肠道传播的可能性，已有从患者泪液、汗液等体液中分离出 SARS-CoV 的报道，但其流行病学意义尚不确定。

三、发病机制

SARS-CoV 感染的发病机制主要包括病毒与相应受体结合感染细胞和逃避宿主免疫应答两个过程。

1. 病毒感染细胞

与大部分病毒一样，SARS-CoV 感染细胞分为吸附入侵、基因合成、成熟病毒的包装和释放 4 个步骤。其中，首要和关键步骤为吸附入侵。SARS-CoV 通过 S 蛋白识别宿主靶细胞上表达的 ACE2，导致相应组织和器官损伤，这也是病毒宿主范围和跨物种感染的重要决定因素[1]。

2. 逃避宿主免疫应答

病毒感染时，机体通常通过 I 型干扰素诱导的固有免疫应答系统清除病毒，干扰素家族相关细胞因子是人体的重要防线，能够诱导干扰素刺激相关基因表达，发挥抗病毒、免疫调节、细胞调节的重要作用。针对呼吸道上皮细胞系的体外研究显示，SARS-CoV 和 MERS-CoV 可延迟干扰素的释放，下调干扰素刺激相关基因表达，进而逃避宿主的免疫应答。此外，在 Calu 细胞系中发现 SARS-CoV 在感染 12 小时后才能诱导 I 型干扰素的产生，使病毒得以复制和致病[2-3]。

四、临床表现

SARS 的潜伏期通常限于 2 周之内，一般为 2～10 天。SARS 病情严重，可从流感样症状（如发热、头痛、肌肉关节痛等）到 ARDS，甚至死亡。儿童、老年人和合并基础疾病的患者是重型和死亡的高危人群。

在并发症中，肺炎在 SARS 中较为常见，胸部影像学表现主要为磨玻璃影、实变或二者同时存在，可以单侧或双侧肺叶受累。在其他并发症中，急性肾功能不全在 SARS 中较为常见，占 6.7%。有研究认为，ACE2 在肾中广泛表达是肾功能损伤常见的原因[4]。低血压休克在 SARS 中

并不常见，即使是在疾病晚期。血液系统损伤如白细胞计数（WBC）减少、淋巴细胞计数（LY）减少、血小板（PLT）减少等较为常见。其他指标如谷丙转氨酶（ALT）、谷草转氨酶（AST）、乳酸脱氢酶（LDH）和肌酸激酶（CK）在一定程度上升高也较为常见。

我国对 SARS 的诊断主要基于抗体检测，但是抗体存在交叉反应的问题，所以文献报道的临床表现不能完成反映 SARS 的诊治情况。具体临床特点见表 1-3。

表 1-3　SARS-CoV 感染的临床特点

临床和流行病学特点	SARS［例（%）］[4]（ n = 357）
医务人员	142（40%）
男性	158（44%）
基础疾病	
糖尿病	21（5.9%）
恶性肿瘤	9（2.5%）
慢性肺部疾病	5（1.4%）
慢性肾功能不全	2（0.1%）
慢性心脏疾病	24（6.7%）
慢性肝功能不全	12（3.4%）
高血压	未提及
其他	6（1.7%）
入院时症状	
发热	356（99%）
头痛	139（39%）
肌肉痛	211（59%）
咳嗽	208（58%）
气短	95（27%）
咽痛	61（17%）
恶心 / 呕吐	55（15%）
腹泻	62（17%）
腹痛	未提及
临床结局	
有创通气	59（17%）
死亡	18（5%）

五、辅助检查

1. 实验室检查

外周血 WBC 大致正常或减少，LY 减少常见，部分病例 PLT 亦减少。T 淋巴细胞亚群中，CD3[+]、CD4[+] 和 CD8[+] T 淋巴细胞均减少。

2. 影像学检查

绝大部分患者在起病早期即有胸部 X 线检查异常表现，多呈斑片状或网状改变。起病初期常呈单灶病变，短期内病灶迅速增多，常累及双肺或单肺多叶。部分患者进展迅速，呈大片状阴影。双肺周边区域累及较为常见。胸部 CT 检查以磨玻璃样改变最多见。肺部阴影吸收、消散较慢，阴影改变与临床症状体征有时可不一致。

3. 病原学检查

SARS 为新发突发传染病，常用的病原学诊断技术主要为核酸检测、血清学检测和病毒分离培养。

（1）病毒分离培养

病毒分离培养技术要求高，临床难以常规开展。但是，病毒分离培养在确定新发突发传染病病原体的过程中至关重要，后续可以根据确定的病毒结构和基因序列设计核酸检测和血清抗原、抗原检测技术。

（2）核酸检测

PCR 被广泛用于病原体检测，尤其在新发突发传染病的诊断过程中起着至关重要的作用，被作为确诊标准。RT-PCR 具有实验周期短、敏感性高、易于标准化操作的优点，目前研究者已建立了多种基于 RT-PCR 技术的 SARS-CoV 核酸检测方法。

可用于检测 SARS-CoV 的患者呼吸道样本包括鼻咽拭子、痰液、气管抽吸物和支气管肺泡洗液。研究分析对比病毒载量和基因组组分发现，下呼吸道样本（如气管抽吸物和支气管肺泡灌洗液）的病毒滴度显著高于上呼吸道样本[5]。世界卫生组织（World Health Organization，WHO）建议将下呼吸道样本作为理想的样本类型，在条件允许的情况下，患者的上、下呼吸道样本均应采集，而呼吸道之外的样本不应用于标准诊断流程。

（3）血清学检测

血清学检测与核酸检测相比，所需时间更短，在疫情暴发情况下更易于现场应用，并且在动物群体检测中更经济。然而在 SARS-CoV 感染暴发期间血清学检测存在可能与其他 CoV 抗原发生交叉反应的缺陷[6-7]，这也表明抗 SARS-CoV 的抗体检测并不适用于精确的传染诊断、流行性评估及对病情严重性的判断。

六、诊断标准

1. 医学隔离观察者

无 SARS 临床表现但近 2 周内曾与 SARS 患者或 SARS 疑似患者接触者，列为医学隔离观察者。应接受医学隔离观察。

2. 疑似病例

对于缺乏明确流行病学依据，但具备支持 SARS 诊断的其他证据者，应作为疑似病例，需进一步进行流行病学追访，并进行病原学检查。对于有流行病学依据，有临床症状，但尚无胸部 X 线检查影像学变化者，也应作为疑似病例。对此类病例，需动态复查胸部 X 线或胸部 CT，一旦肺部病变出现，在排除其他疾病的前提下，可以做出临床诊断。

3. 临床诊断和确定诊断

对于有 SARS 流行病学依据、相应临床表现和胸部影像学改变，并能排除其他疾病者，可以做出 SARS 的临床诊断。在临床诊断的基础上，若符合以下情况之一即可做出确定诊断：①分泌物 SARS-CoV RNA 检测阳性。②血清（或血浆）SARS-CoV 特异性抗原 N 蛋白检测阳性。③血清 SARS-CoV 抗体转阳或抗体滴度升高 ≥ 4 倍。

七、治疗

目前尚无特异性的抗 CoV 药物，CoV 感染主要以对症和支持治疗为主。SARS 自 2004 年后未再出现新发病例，因此抗病毒药物仍主要集中在体外和动物研究阶段。

主要应用于临床治疗的药物为广谱抗病毒药

物，如鸟嘌呤核苷类似物利巴韦林、干扰素、洛匹那韦/利托那韦[1,8-13]。基于体外研究数据，洛匹那韦/利托那韦被认为是CoV感染的候选治疗药物。洛匹那韦/利托那韦是抗逆转录病毒蛋白酶抑制剂，联合用于治疗人类免疫缺陷病毒（human immunodeficiency virus，HIV）感染，且安全性较高。洛匹那韦/利托那韦曾用于治疗SARS。在一项研究中，与111例接受利巴韦林治疗的SARS患者相比，41例使用洛匹那韦/利托那韦治疗的患者症状发作后21天的不良临床结局（ARDS或死亡）明显少于利巴韦林单药治疗（2.4% *vs.* 28.8%，$P = 0.001$）[14]。当前，其他药物也在体外或动物模型中显示出对SARS-CoV的抑制作用，包括宿主蛋白酶抑制剂、单克隆/多克隆抗体、阿比多尔等（表1-4）。

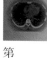

表1-4　SARS-CoV、MERS-CoV和新型冠状病毒感染的潜在治疗药物

治疗药物	研究阶段及成果
宿主蛋白酶抑制剂	对小鼠模型有效[1]
病毒蛋白酶抑制剂	体外抑制SARS-CoV[8]
单克隆/多克隆抗体	对老鼠、雪貂、金色叙利亚仓鼠和非人灵长类动物有效[9-13]
恢复期血浆	在患者中超适应证使用有效[15-16]
干扰素	在患者中超适应证使用有效（常与免疫球蛋白或胸腺素合用）[15-16]
利巴韦林	在患者中超适应证使用有效[15-17]
洛匹那韦/利托那韦	在患者中超适应证使用有效[15-18]
激酶抑制剂SB203580	体外抑制SARS-CoV的复制[19]
阿比多尔	获得"阿比多尔在制备预防和治疗SARS病毒药物中的用途"专利

参考文献

[1] Zhou Y，Vedantham P，Lu K，et al. Protease inhibitors targeting coronavirus and filovirus entry. Antivir Res，2015，116：76-84.

[2] Niemeyer D，Zillinger T，Muth D，et al. Middle East respiratory syndrome coronavirus accessory protein 4a is a type I interferon antagonist. J Virol，2013，87（22）：12489-12495.

[3] Matthews KL，Coleman CM，van der Meer Y，et al. The ORF4b-encoded accessory proteins of Middle East respiratory syndrome coronavirus and two related bat coronaviruses localize to the nucleus and inhibit innate immune signaling. J Gen Virol，2014，95（Pt 4）：874-882.

[4] Yin Y，Wunderink RG. MERS，SARS and other coronaviruses as causes of pneumonia. Respirology，2018，23（2）：130-137.

[5] Corman VM，Albarrak AM，Omrani AS，et al. Viral shedding and antibody response in 37 patients with Middle East Respiratory Syndrome coronavirus infection. Clin Infect Dis，2016，62（4）：477-483.

[6] The WHO MERS-CoV Research Group. State of knowledge and data gaps of Middle East respiratory syndrome coronavirus（MERS-CoV）in humans. PLoS Curr，2013. doi：10.1371/currents.outbreaks.0bf719e352e7478f8ad85fa30127ddb8.

[7] Meyer B，Müller MA，Corman VM，et al. Antibodies against MERS coronavirus in dromedary camels，United Arab Emirates，2003 and 2013. Emerg Infect Dis，2014，20（4）：552-559.

[8] Momattin H，Mohammed K，Zumla A，et al. Therapeutic options for Middle East respiratory syndrome coronavirus（MERS-CoV）-possible lessons from a systematic review of SARS-CoV therapy. Int J Infect Dis，2013，17（10）：e792-e798.

[9] Hart BJ，Dyall J，Postnikova E，et al. Interferon-beta and mycophenolic acid are potent inhibitors of Middle East respiratory syndrome coronavirus in cell-based assays. J Gen Virol，2014，95（Pt 3）：571-577.

[10] Traggiai E，Becker S，Subbarao K，et al. An efficient method to make human monoclonal antibodies from memory B cells：Potent neutralization of SARS coronavirus. Nat Med，2004，10（8）：871-875.

[11] Zhang JS，Chen JT，Liu YX，et al. A serological survey on neutralizing antibody titer of SARS convalescent sera. J Med Virol，2005，77（2）：147-150.

[12] Graham RL，Donaldson EF，Baric RS，et al. A decade after SARS：Strategies to control emerging coronaviruses. Nat Rev Microbiol，2013，11（12）：836-848.

[13] Miyoshi-Akiyama T，Ishida I，Fukushi M，et al. Fully human monoclonal antibody directed to proteolytic cleavage site in severe acute respiratory syndrome（SARS）coronavirus S protein neutralizes the virus in a rhesus macaque SARS model. J Infect Dis，2011，

203（11）：1574-1581.

［14］Chu CM. Role of lopinavir/ritonavir in the treatment of SARS：initial virological and clinical findings. Thorax，2004，59（3）：252-256.

［15］Chen Z，Bao L，Chen C，et al. Human neutralizing monoclonal antibody inhibition of Middle East respiratory syndrome coronavirus replication in the common marmoset. J Infect Dis，2017，215（12）：1807-1815.

［16］Stockman LJ，Bellamy R，Garner P，et al. SARS：Systematic review of treatment effects. PLoS Med，2006，3（9）：e343.

［17］Chan P K，Tang JW，Hui D，et al. SARS：Clinical presentation，transmission，pathogenesis and treatment options. Clin Sci，2006，110（2）：193-204.

［18］McBride R，van Zyl M，Fielding BC，et al. The coronavirus nucleocapsid is a multifunctional protein. Viruses，2014，6（8）：2991-3018.

［19］Kumar V，Shin JS，Shie JJ，et al. Identification and evaluation of potent Middle East respiratory syndrome coronavirus（MERS-CoV）3CLPro inhibitors. Antivir Res，2017，141：101-106.

（韩冰　王爱彬）

冠状病毒四：HCoV-NL63

2004年，荷兰学者采用基于cDNA扩增限制性片段长度多态性技术的病毒检测方法从1名患有毛细支气管炎和结膜炎的7个月女婴的鼻咽分泌物样本中分离得到一种新型冠状病毒[1]，并命名为HCoV-NL63，这是继SARS-CoV之后发现的第4个HCoV。2019年的研究发现，通过对2株HCoV-OC43和1株HCoV-NL63进行全基因组分析，借助于最大似然系统发育，发现HCoV-OC43与HCoV-NL63基因型B型病毒存在密切的亲缘关系[2]。HCoV-NL63感染主要是在1岁以下儿童和免疫功能低下的成人中引起急性呼吸道疾病。HCoV-NL63的发现是对呼吸道感染病毒病原谱的重要补充。

一、病原学

HCoV-NL63是单股正链RNA病毒，为α属冠状病毒。HCoV-NL63在电镜下形似"日冕"，病毒颗粒外层脂肪膜有3种糖蛋白，S蛋白、E蛋白和M蛋白。HCoV-NL63没有HE蛋白。

HCoV-NL63基因组全长为27.5 kb，5′端为帽子结构，其后是65～98个核苷酸的引导序列和200～400个核苷酸的UTR。3′端结构为200～500个核苷酸UTR和poly A尾。HCoV-NL63基因组的GC含量为34%，是CoV中GC含量最低的病毒[1]。HCoV-NL63的基因组序列为5′-1-S-ORF3-E-M-N-3′。基因组5′端约占全长的2/3，由ORF1a/b组成，编码复制酶多聚蛋白。3′端约占RNA全长的1/3，编码结构蛋白和非结构蛋白，一般认为其4个ORF，分别编码S蛋白、E蛋白、M蛋白、N蛋白。

传统研究认为HCoV-NL63分两种基因型（基因型A型和基因型B型），2012年研究者对美国科罗拉多州儿科患者呼吸道样本中16株HCoV-NL63的全基因组序列进行了分析，发现在2005—2010年有3种基因型（基因型A型、基因型B型和基因型C型）传播，并发现了病毒株间重组的证据。NL63病毒基因组的最大变异性出现在S基因的N-末端结构域（NT1-600，aa1-200）[3]。

HCoV-NL63在室温、潮湿的环境下可存活1周，在干燥物体表面可存活3小时。

二、流行病学

1. 传染源

HCoV-NL63感染者为主要传染源。与其他CoV一样，目前研究认为HCoV-NL63可能起源于蝙蝠，尤其是美国三叉戟蝙蝠所携带的ARCoV.2与NL63的起源有关系[4-5]。目前的研究尚未发现可能的中间宿主，且HCoV-NL63是否可造成人畜共患目前尚不清楚。

2. 传播途径

经呼吸道飞沫传播是HCoV-NL63主要的传播途径。在人口密集时存在人传人接触传播。

3. 易感人群

人群普遍易感，但是HCoV-NL63的感染者以婴幼儿为主，成人合并免疫缺陷者也易感染HCoV-NL63。

4. 流行特征

自荷兰报道HCoV-NL63感染病例后，全球范围内陆续开始进行对HCoV-NL63的研究。研究显示，在门诊和病房诊治的急性呼吸道感染婴幼儿中，HCoV-NL63的检出率分别为7.9%和3.2%[6]。此外，澳大利亚[7]、比利时[8]、日本[9]、法国[10]、加拿大[11]、德国[6]和中国[12-13]均有病例报道。HCoV-NL63感染呈常年流行，阳性率约为2%。流行间期约为2年。高峰季为冬季，不同地区存在差异，中国香港显示春夏季高发，中国台湾为秋季，重庆地区感染高峰季节为夏季和秋季[14]，这表明 HCoV-NL63 感染的季节性可能因地域而异。

三、发病机制

HCoV-NL63 由 S1 蛋白亚基特异性识别宿主细胞表面受体并形成复合物，这是病毒入侵的关键性因素。Hofmann 等[15]发现 HCoV-NL63 感染的细胞受体为 ACE2，与 SARS-CoV、新型冠状病毒拥有共同的细胞受体。HCoV-NL63 利用 S1 蛋白亚基作为病毒的受体结合域（receptor-binding domain，RBD）与受体 ACE2 在空间构象上"契合"，形成稳定复合物"NL63-RBD-ACE2"，类似"钥匙"与"锁"的关系，从而进一步感染宿主细胞[16]。最新研究[17]发现，HCoV-NL63 通过硫酸乙酰肝素前正庚聚糖与靶细胞结合并与 ACE2 相互作用，通过内吞作用进入靶细胞，但具体的细胞内机制尚不明确。

ACE2 是相对分子量约为 110 000 的具有羧肽酶活性的膜内蛋白，是肾素-血管紧张素系统的成员之一，它在肺、肠、血管内皮细胞中均有表达，所以 HCoV-NL63 感染除引起肺部感染外，还可以引起胃肠道及心血管系统病变。

虽然 SARS-CoV 与 HCoV-NL63 拥有共同的细胞受体 ACE2，但是二者所致疾病相差甚远。有研究表明，SARS-S 蛋白比 NL63-S 蛋白能更有效地与 ACE2 结合，进而更有效地诱导 ACE2 脱落。SARS-S 蛋白能下调 ACE2 的表达，从而促进肺损伤，但 HCoV-NL63 是否具有该机制尚不清楚[18]。

四、临床表现

HCoV-NL63 感染的潜伏期为 2～4 天，主要为呼吸道感染和胃肠道感染。

大多数呼吸道感染患者主要表现为发热、咳嗽、咽痛和鼻炎等上呼吸道症状，症状较轻。一项关于儿童下呼吸道感染病原谱的研究发现，HCoV-NL63 感染在门诊患者中比住院患者中更常见，研究认为 HCoV-NL63 与 HCoV-229E 和 HCoV-OC43 类似，通常引起轻微的呼吸道感染。

但是对于幼儿、存在基础疾病的患者和老年人，HCoV-NL63 感染多表现为下呼吸道疾病，婴幼儿以支气管炎及毛细支气管炎为主[6]。2005 年，加拿大曾报道 1 名老年患者在感染 5 天后死亡[11]。2018 年，在美国路易斯安那州一家养老机构暴发 HCoV-NL63 感染，并造成 3 例患者死亡[19]。这些研究表明，HCoV-NL63 感染在特定人群中可表现为重型，并可能危害生命。

HCoV-NL63 感染的部分患儿可合并腹痛、腹泻等消化道症状[20]。部分患者可表现为急性胃肠炎症状，但是筛查引起胃肠道症状的病原体均阴性，故认为 HCoV-NL63 感染可引起消化道症状[7]，可能与 ACE2 受体在肠道表达有关。

HCoV-NL63 可与多种常见的呼吸道病毒发生合并感染[21]。研究发现，合并感染 HCoV-NL63 的病毒量低于单纯 HCoV-NL63 感染[12]。此外，有研究发现川崎病可合并 HCoV-NL63 感染[22]。

五、实验室检查

HCoV-NL63 病毒感染引起的症状和其他常见 HCoV 引起的症状很难区分，且一般实验室检测无特殊改变，呈病毒感染性，影像学表现为肺炎，以肺间质改变为主。确诊需病原学诊断。

1. 病毒分离培养

与其他 HCoV 相比，HCoV-NL63 在人工培养细胞系中很难生长，该病毒可在第三代猴肾细胞和猴肾 LLC-MK2 细胞系中进行培养[1]。

2. 核酸检测

HCoV-NL63 被首次发现是采用基于 cDNA 扩增限制性片段长度多态性技术的病毒检测方法。目前主要通过鼻咽拭子采集样本进行检测，多采用 RT-PCR、套式 PCR 及实时荧光定量 RT-PCR，主要针对 1a/1b 基因的保守片段进行。

3. 血清学检测

血清学检测主要针对病毒的 N 蛋白及 S 蛋白，检测血清中相应抗体的滴度，但最新研究发现，在肯尼亚沿海地区，该病毒可引起重复感染，故该病毒血清学应答并不能引起持久的免疫性保护[23]。

六、治疗

目前临床上针对 HCoV-NL63 感染无特效抗病毒治疗，以对症支持治疗为主，人丙种球蛋白被认为能抑制病毒复制，改善预后[24]。针对病毒进入细胞、感染人类的过程（包括受体结合、膜融合、病毒基因组的复制、病毒相关蛋白的转录和翻译后加工）的相关生物制剂仍在研制过程中。

参考文献

[1] van der Hoek L，Pyrc K，Jebbink MF，et al. Identification of a new human coronavirus. Nat Med，2004，10（4）：368-373.

[2] Kamau E，Luka MM，de Laurent ZR，et al. Genome Sequences of Human Coronavirus OC43 and NL63，Associated with Respiratory Infections in Kilifi，Kenya. Microbiol Resour Announc，2019，8（46）：e00730-19.

[3] Dominguez SR，Sims GE，Wentworth DE，et al. Genomic analysis of 16 Colorado human NL63 coronaviruses identifies a new genotype，high sequence diversity in the N-terminal domain of the spike gene and evidence of recombination. J Gen Virol，2012，93（Pt 11）：2387-2398.

[4] Donaldson EF，Haskew AN，Gates JE，et al. Metagenomic analysis of the Viromes of three north American bat species：viral diversity among different bat species that share a common habitat. J Virol，2010，84（24）：13004-13018.

[5] Huynh J，Li S，Yount B，et al. Evidence supporting a zoonotic origin of human coronavirus strain NL63. J Virol，2012，86（23）：12816-12825.

[6] van der Hoek L，Sure K，Ihorst G，et al. Croup is associated with the novel coronavirus NL63. PLoS Med，2005，2（8）：e240.

[7] Arden KE，Nissen MD，Sloots TP，et al. New human coronavirus HCoV-NL63，associated with severe lower respiratory tract disease in Australia. J Med Virol，2005，75（3）：455-462.

[8] Moes E，Vijgen L，Keyaerts E，et al. A novel pancoronavirus RT-PCR assay：frequent detection of human coronavirus NL63 in children hospitalized with respiratory tract infections in Belgium. BMC Infect Dis，2005，5：6.

[9] Ebihara T，Endo R，Ma X，et al. Detection of human coronavirus NL63 in young children with bronchiolitis.
J Med Virol，2005，75（3）：463-465.

[10] Vabret A，Mourez T，Dina J，et al. Human coronavirus NL63，France. Emerg Infect Dis，2005，11（8）：1225-1229.

[11] Bastien N，Anderson K，Hart L，et al. Human coronavirus NL63 infection in Canada. J Infect Dis，2005，191（4）：503-506.

[12] Chiu SS，Chan KH，Chu KW，et al. Human coronavirus NL63 infection and other coronavirus infections in children hospitalized with acute respiratory disease in Hong Kong，China. Clin Infect Dis，2005，40（12）：1721-1729.

[13] 朱汝南，钱渊，赵林清，等. 从北京地区急性呼吸道感染患儿样本中检测到新型冠状病毒 NL63 基因. 中华儿科杂志，2006，44（3）：202-205.

[14] Xin C，Yong ZZ，Yan L，et al. Human coronavirus NL63 in hospitalized children with respiratory infection：a 2-year study from Chongqing，China. Indian Pediatr，2012，49（10）：825-828.

[15] Hofmann H，Pyrc K，van der Hoek L，et al. Human coronavirus NL63 employs the severe acute respiratory syndrome coronavirus receptor for cellular entry. Proc Natl Acad Sci USA，2005，102（22）：7988-7993.

[16] Du L，Zhao G，Kou Z，et al. Identification of a receptor-binding domain in the S protein of the novel human coronavirus middle east respiratory syndrome coronavirus as an essential target for vaccine development. J Virol，2013，87（17）：9939-9942.

[17] Milewska A，Nowak P，Owczarek K，et al. Entry of Human Coronavirus NL63 into the Cell. J Virol，2018，92（3）：e01933-17.

[18] Glowacka I，Bertram S，Herzog P，et al. Differential downregulation of ACE2 by the spike proteins of severe acute respiratory syndrome coronavirus and human coronavirus NL63. J Virol，2010，84（2）：1198-1205.

[19] Hand J，Rose EB，Salinas，et al. Severe Respiratory Illness Outbreak Associated with Human Coronavirus NL63 in a Long-Term Care Facility. Emerg Infect Dis，2018，24（10）：1964-1966.

[20] Leung TF，Chan PK，Wong WK，et al. Human coronavirus NL63 in children：epidemiology，disease spectrum，and genetic diversity. Hong Kong Med J，2012，18（Suppl 2）：27-30.

[21] Esper F，Shapiro ED，Weibel C，et al. Association between a novel human coronavirus and Kawasaki Disease. J lnfect Dis，2005，191（4）：499-502.

[22] Debiaggi M，Canducci F，Ceresola ER，et al. The role of infections and coinfections with newly identified

and emerging respiratory viruses in children. Virol J, 2012, 9: 247.

[23] Kiyuka PK, Agoti CN, Munywoki PK, et al. Human Coronavirus NL63 Molecular Epidemiology and Evolutionary Patterns in Rural Coastal Kenya. J Infect Dis, 2018, 217 (11): 1728-1739.

[24] Pyre K, Bosch IX, Berkhout B, et al. Inhibilion of HCoV-NL63 infection at early stages of the replication cycle. Antimicrob Agents Chemother, 2006, 50 (6): 2000-2008.

（宋美华　张素娟）

冠状病毒五：HCoV-HKU1

HCoV-HKU1 是在 2005 年从一名由深圳返回香港的患者体内分离所得，该病毒是由香港大学研究者[1]首次分离得到的一种新型冠状病毒，故而得名。随后，法国[2]、澳大利亚[3]、美国[4]、日本[5]、韩国[6]、马来西亚[7]、肯尼亚[8]等其他国家的研究者也相继报道了 HCoV-HKU1 感染的病例[9]。通过回顾性调查对该病毒进行深入分析，研究者在 1995 年冻存的儿童咽拭子样本中检测到 HCoV-HKU1，将该病毒的记录提前到 1995 年[10]。在我国北京、贵州、内蒙古、福建等地均有 HCoV-HKU1 检出[11-14]。

一、病原学

HCoV-HKU1 是单股正链 RNA 病毒，呈球形，在电镜下形似"皇冠"，属于 β 属冠状病毒 A 系，基因组长 29 926 bp，GC 含量为 32%，是已知的具有可用基因组序列中 GC 含量最低的 CoV。在所有 CoV 中，HCoV-HKU1 具有最明显的密码子选择偏倚[1]。

作为 β 属冠状病毒，HCoV-HKU1 与其他 CoV 具有相似的基因组结构，RNA 链的前 2/3 编码 ORF1a/1b，主要负责编码与病毒复制转录有关的酶类等非结构蛋白，后 1/3 编码 4 种结构蛋白（N 蛋白、S 蛋白、M 蛋白与 E 蛋白），以及 β 属冠状病毒特有的 HE 蛋白与辅助蛋白（编码区 ORF4 和 ORF8）。

HCoV-HKU1 RNA 依赖的 RNA 聚合酶不具有校正功能，导致其具有较高的突变率，HCoV-HKU1 具有 A、B、C 3 种基因型，其中基因型 C 型是由基因型 A 型和 B 型重组所形成的新基因型，基因重组是 HCoV-HKU1 流行的重要原因。

二、流行病学

1. 传染源

HCoV-HKU1 感染者为主要传染源。

虽然 HCoV-HKU1 发现至今已有 15 年，但是由于其检出率低，故仍缺乏对其的研究。2005—2007 年对中国香港野生动物的监测并未发现 HCoV-HKU1 的宿主，所以 HCoV-HKU1 是否存在自然宿主，以及是否人畜共患尚不清楚。HCoV-HKU1 与 SARS-CoV 均为 CoV，人们已在蝙蝠中找到与 SARS-CoV 高度同源的 CoV，揭示 SARS-CoV 存在跨种属界限传播的进化现象，因此认为 HCoV-HKU1 同样可能存在这种现象[15]。

2. 传播途径

经呼吸道传播是 HCoV-HKU1 的主要传播途径，也可能通过接触被感染者污染的物品传播[15]。

3. 易感人群

儿童、老年人、免疫力低下人群易感，且容易发展为重型。

4. 流行特征

HCoV-HKU1 感染四季均可出现，各地流行季节和检出率报道不一。日本报道的流行季节在晚冬至早春，检出的阳性率为 1.9%，历年阳性率为 0.15% ～ 3.4%[5]。韩国报道在冬季流行，检出的阳性率为 2.5%[6]。我国的流行季节在冬春季，病毒检出率受季节、观察期限和检查方法的影响较大[9]。HCoV-HKU1 感染在性别上没有明显差异，且呈全球性分布，全球 HCoV-HKU1 感染的发生率为 0% ～ 4.4%，中位发生率为 0.9%，与其他 HCoV 无明显差异[16]。

我国的研究中显示各地的检出率差异较大。2009 年，内蒙古赤峰市 10 例重型肺炎的咽拭子样本中检出 1 例（10%）HCoV-HKU1，此为首次在内蒙古地区检测到 HCoV-HKU1 感染[12]。对福州地区 2007 年 11 月至 2015 年 1 月因呼吸道感染收入儿科重症监护病房的 266 例小儿鼻咽抽取物样本进行 4 种 HCoV 的检测和 HCoV-HKU1 的确认检测显示，HCoV-HKU1 的检出率为 0.75%（2/266），2 株都属于 HKU1 基因型 A 型，且混合感染副流感病毒 3 型[13]。在北京 2008—2010 年共计 382 份小于 8 岁的急性呼吸道患者样本中，HCoV-HKU1 检出率高达 14.9%[14]，其高检出率可能与检测的敏感性有关。

三、发病机制

HCoV-HKU1 通过 S 蛋白 α 结构域的受体结合位点与 9-O- 乙酰唾液酸结合并启动宿主细胞感染[17]，相邻细胞间的传染可能是病毒在体内扩散的重要原因，也是病毒躲避免疫攻击的原因之一，然而目前对这一机制的具体过程仍知之甚少。

HCoV-HKU1 和 HCoV-OC43 具有类似的作用机制[18]，这两种病毒不同于其他 β 属冠状病毒，因为它们具有两种表面结构，且这两种均与附着有关：一种是较大的 20 nm 蛋白球或"刺突"，这是 CoV 的特征，由 S 蛋白的同源三聚体组成，另一种是 8 nm 的突起，为该谱系所特有，由 HE 蛋白的同源二聚体组成。S 蛋白是病毒进入的中心环节，是宿主和组织趋向性的关键决定因素[19]。它通过 C 末端（α 结构域）的变构形成融合前体，介导与细胞表面受体的结合，并在宿主细胞摄取病毒粒子后介导病毒包膜与限制性溶酶体膜[20]之间的融合。包括 HCoV-HKU1 和 HCoV-OC43 在内的 β1 属冠状病毒，病毒的 S 蛋白与糖基化受体决定簇结合，尤其是与作为糖蛋白和脂质聚糖链末端残基的 9-O- 乙酰唾液酸结合[21, 17]。

9-O- 乙酰唾液酸是细胞表面表达的一种糖基结构，携带这种修饰的糖蛋白尚未被识别。HE 蛋白是一种唾液酸 -O- 乙酰酯酶，具有附加的 9-O- 乙酰唾液酸特异性凝集素结构域，相应的唾液酸 -O- 乙酰酯酶受体可破坏酶活性[17]。在连接前，HE 蛋白的受体破坏酶活性避免了病毒粒子与细胞外环境中普遍存在的诱饵受体的不可逆结合。此外，在复制周期结束时，HE 蛋白介导的细胞内和细胞表面受体的破坏可促进病毒子代从受感染细胞的释放[22]。值得注意的是，HCoV-OC43 和 HCoV-HKU1 的 HE 蛋白没有与 9-O- 乙酰唾液酸结合的能力，因为二者的凝集素结构域功能失活[23]。因此，病毒介导的受体簇被破坏的动态过程和程度可能被改变，以匹配人类呼吸道的唾液腺，并优化感染和（或）传播。对人类宿主的适应是否也会导致 S 蛋白的适应目前尚不清楚也无法评估，因为对于 HCoV-HKU1，S 受体结合位点尚未确定[24]。

四、临床表现

HCoV-HKU1 感染的潜伏期一般为 2 ～ 4 天[16]。

HCoV-HKU1 感染与多种儿童和成人呼吸道、肠道疾病有关，在儿童和成人的呼吸道和粪便样本中均有病毒检出，基础状况差的患者也存在持续无症状感染的情况[2, 25]。HCoV-HKU1 感染主要引起上、下呼吸道感染[26-28]，表现为轻微的呼吸道感染，HCoV-HKU1 感染也可见于 2.5% 的社区获得性肺炎病例，临床表现缺乏特异性，表现为发热、咳嗽、流涕和喘息等，常被临床诊断为细支气管肺炎及肺炎、哮喘急性加重，幼儿感染可导致热性惊厥。近 40% 的 HCoV-HKU1 感染者存在免疫力低下、免疫缺陷或免疫抑制，且存在与其他病毒混合感染并导致病情加重的情况[13]，在儿童、老年人、有基础疾病患者及免疫抑制人群中有可能导致重型肺炎，甚至导致死亡[29]。

五、实验室检查

病原学检测技术对于疾病的诊断非常重要。有效简单的方法可以及时为临床诊断提供科学依据，避免诊断失误错过治疗时机，也能限制不必要的抗生素使用。同时，病原学检测对于 HCoV 的流行病学研究、诊断可能出现的突变型 HCoV 和新出现的其他致病性 HCoV 也有很大帮助。

1. 核酸检测

RT-PCR 具有实验周期短、敏感性高并易于标准化操作的优点，研究者也致力于研发 PCR 技术，已有研究者建立了 HCoV-HKU1 和 HCoV-NL63 双重实时荧光 RT-PCR 检测方法[30]，这种方法准确性好、敏感性高、稳定性强，在临床鉴别诊断和口岸监测中具有很好的应用前景。但是，该方法具有一定的局限性，检测结果受样本采集部位、时间及方法等多种因素影响，阴性结果并不能除外感染[9]。

2. 病毒分离培养

与其他 HCoV 类似，HCoV-HKU1 在人工培养细胞系中很难生长。有研究者将样本接种于 HUH7 细胞中，再通过细胞裂解和 RT-PCR 技术检测到阳性样本[2]。

研究发现，HCoV-HKU1 可以在人呼吸道上皮细胞（human airway epithelial cell，HAEC）中复制，产生有活性的子代病毒，细胞上清中的子代病毒在接种后 96 小时达到高峰[31]。子代病毒在 HAEC 传代过程中基因相对保守。这也是我国首次采用 HAEC 从重型肺炎患儿呼吸道样本中分离出 HCoV-HKU1 毒株并确定其复制特性。

3. 血清学检测

有研究者通过表达 HCoV-HKU1 的 N 蛋白及 S 蛋白建立检测血清中相应抗体的检测方法[32]，其利用已建立的血清学检测方法分析 100 份正常成人血清，其中 HCoV-HKU1 S 抗体的阳性率为 47%，N 抗体的阳性率为 48%，S 抗体和 N 抗体均阳性占总数的 21%，双抗体均阴性占总数的 22%。S 抗体和 N 抗体共同检测可获得 74% 的阳性检出率。研究认为所建立的方法可用于 HCoV-HKU1 的血清学分析，共同检测 HCoV-HKU1 S 抗体和 N 抗体可获得较好的检测结果，在正常成人中 HCoV-HKU1 抗体的阳性检出率较高。

六、治疗

大部分 HCoV-HKU1 感染者仅出现较轻微的呼吸道感染症状，并且能够很快康复，呈自限性，在疾病治疗中目前仍以支持治疗为主，但有基础疾病的患者感染 HCoV-HKU1 可导致疾病进一步加重，甚至死亡[16, 33]。

针对 HCoV-HKU1 的特异性治疗目前未见报道，HCoV-HKU1 是 CoV 的一种，从理论上推测针对其他 CoV 有效的药物对 HCoV-HKU1 也可能有效。

参考文献

［1］Woo PC，Lau SK，Chu CM，et al. Characterization and complete genome sequence of a novel coronavirus，coronavirus HKU1，from patients with pneumonia. J Virol，2005，79（2）：884-895.

［2］Vabret A，Dina J，Gouarin S，et al. Detection of the new human coronavirus HKU1：a report of 6 cases. Clin Infect Dis，2006，42（5）：634-639.

［3］Sloots TP，McErlean P，Speicher DJ，et al. Evidence of human coronavirus HKU1 and human bocavirus in Australian children. J ClinVirol，2006，35（1）：99-102.

［4］Dominguez SR，Shrivastava S，Berglund A，et al. Isolation，propagation，genome analysis and epidemiology of HKU1 beta coronaviruses. J Gen Virol，2014，95（Pt4）：836-848.

［5］Matoba Y，Abiko C，Ikeda T，et al. Detection of the human coronavirus 229E，HKU1，NL63，and OC43 between 2010 and 2013 in Yamagata，Japan. Jpn J Infect Dis，2015，68（2）：138-141.

［6］Lee WJ，Chung YS，Yoon HS，et al. Prevalence and molecular epidemiology of human coronavirus HKU1 in patients with acute respiratory illness. J Med Virol，2013，85（2）：309-314.

［7］Al-Khannaq MN，Ng KT，Oong XY，et al. Molecular epidemiology and evolutionary histories of human coronavirus OC43 and HKU1 among patients with upper respiratory tract infections in Kuala Lumpur，Malaysia. Virol J，2016，13：33.

［8］Sipulwa LA，Ongus JR，Coldren RL，et al. Molecular characterization of human coronaviruses and their circulation dynamics in Kenya，2009-2012. Virol J，2016，13：18.

［9］刘培林，史蕾，顾大勇，等. 人冠状病毒 HCoV-HKU1 研究进展. 中国公共卫生，2017，33（08）：1264-1266.

［10］Goes LG，Durigon EL，Campos AA，et al. Coronavirus HKU1 in children，Brazil，1995. Emerg Infect Dis，2011，17（6）：1147-1148.

［11］孙洁，聂炜，黄艳，等. 贵州省 1 例人类冠状病毒 HKU1 感染死亡病例流行病学调查. 中国公共卫

生，2019.

[12] 雷霞，海岩，郭卫东，等. 人冠状病毒 HKU1 重症肺炎病原检测及鉴定. 中国公共卫生，2011，27（10）：209-210.

[13] 修文琼，郑奎城，吴冰珊，等. 人冠状病毒 HKU1 N 和 S 蛋白基因序列及进化分析. 中国人兽共患病学报，2018，34（06）：527-531.

[14] Cui LJ, Zhang C, Zhang T, et al. Human Coronaviruses HCoV-NL63 and HCoV-HKU1 in Hospitalized Children with Acute Respiratory Infections in Beijing, China. Adv Virol, 2011. doi：10.1155/2011/129134.

[15] Geller C, Varbanov M, Duval RE. Human coronaviruses：insights into environmental resistance and its influence on the development of new antiseptic strategies. Viruses, 2012, 4（11）：3044-3068.

[16] Su S, Wong G, Shi W, et al. Epidemiology, Genetic Recombination, and Pathogenesis of Coronaviruses. Trends Microbiol, 2016, 24（6）：490-502.

[17] Huang X, Dong W, Milewska A, et al. Human Coronavirus HKU1 Spike Protein Uses O-Acetylated Sialic Acid as an Attachment Receptor Determinant and Employs Hemagglutinin-Esterase Protein as a Receptor-Destroying Enzyme. J Virol, 2015, 89（14）：7202-7213.

[18] Hulswit RJ, Lang Y, Bakkers MJ, et al. Human coronaviruses OC43 and HKU1 bind to 9-O-acetylated sialic acids via a conserved receptor-binding site in spike protein domain A. Proc Natl Acad Sci U S A, 2019, 116（7）：2681-2690.

[19] Hulswit RJ, de Haan CA, Bosch BJ. Coronavirus spike protein and tropism changes. Adv Virus Res, 2016, 96：29-57.

[20] Heald-Sargent T, Gallagher T. Ready, set, fuse! The coronavirus spike protein and acquisition of fusion competence. Viruses, 2012, 4（4）：557-580.

[21] Matrosovich M, Herrler G, Klenk HD. Sialic Acid Receptors of Viruses. Top Curr Chem, 2015, 367：1-28.

[22] Desforges M, Desjardins J, Zhang C, et al. The acetyl-esterase activity of the hemagglutinin-esterase protein of human coronavirus OC43 strongly enhances the production of infectious virus. J Virol, 2013, 87（6）：3097-3107.

[23] Bakkers MJ, Lang Y, Feitsma LJ, et al. Beta coronavirus adaptation to humans involved progressive loss of hemagglutinin-esterase lectin activity. Cell Host Microbe, 2017, 21（3）：356-366.

[24] Peng G, Xu L, Lin YL, et al. Crystal structure of bovine coronavirus spike protein lectin domain. J Biol Chem, 2012, 287（50）：41931-41938.

[25] Esper F, Ou Z, Huang YT. Human coronaviruses are uncommon in patients with gastrointestinal illness. J Clin Virol, 2010, 48（2）：131-133.

[26] 熊成龙，蒋露芳，姜庆五. β-冠状病毒引起人类疾病的流行与控制. 上海预防医学，2020，32（01）：1-12.

[27] Gaunt ER, Hardie A, Claas EC, et al. Epidemiology and clinical presentations of the four human coronaviruses 229E, HKU1, NL63, and OC43 detected over 3 years using a novel multiplex real-time PCR method. J ClinMicrobiol, 2010, 48（8）：2940-2947.

[28] Woo PC, Yuen KY, Lau SK. Epidemiology of coronavirus-associated respiratory tract infections and the role of rapid diagnostic tests：a prospective study. Hong Kong Med J, 2012, 18（Suppl 2）：22-24.

[29] Woo PC, Lau SK, Tsoi HW, et al. Clinical and molecular epidemiological features of coronavirus HKU1-associated community-acquired pneumonia. J Infect Dis, 2005, 192（11）：1898-1907.

[30] 刘胜牙，朱玉兰，张树平，等. 人冠状病毒 HCoV-HKU1 和 HCoV-NL63 双重实时荧光 RT-PCR 检测方法的研究. 中国国境卫生检疫杂志，2014，37（3）：158-162.

[31] 朱娜，牛培华，赵彦杰，等. 人原代呼吸道上皮细胞体系分离人冠状病毒 HKU1 的方法及其复制特点. 中华实验和临床病毒学杂志，2015，29（1）：80-82.

[32] 周为民，王文玲，谭文杰，等. 人冠状病毒 HKU1 血清学检测方法的建立及其初步应用. 中华实验和临床病毒学杂志，2010，24（5）：376-379.

[33] Uhlenhaut C, Cohen JI, Pavletic S, et al. Use of a novel virus detection assay to identify coronavirus HKU1 in the lungs of a hematopoietic stem cell transplant recipient with fatal pneumonia. Transpl Infect Dis, 2012, 14（1）：79-85.

（张伟　周洋）

冠状病毒六：MERS-CoV

在 SARS 发生 10 年后，2012 年研究者在沙特阿拉伯 1 名死于急性肺炎和肾衰竭的 60 岁男性患者痰液样本中发现了另一种高致病性冠状病毒，命名为中东呼吸综合征冠状病毒（Middle East respiratory syndrome-coronavirus，MERS-CoV）[1]，之后其被 WHO 确定为未来可导致大流行的病毒之一[2]。由于沙特阿拉伯是 MERS-CoV 持续暴发的焦点，每年聚集在当地的大量宗教朝圣者极大地增加了 MERS-CoV 感染在全球不受控制传播的可能性，使其成为一种全球性疾病[3]。2015 年 5 月，由于一名从中东返回的患者，韩国暴发了 MERS 疫情[4]。家族聚集性发病和无旅行史医护人员感染提示该病毒的人际传播特性[5-6]。MERS-CoV 的出现及其展现出的高致病率及高病死率，表明 CoV 的跨物种传播和感染已经成为人类面临的新健康威胁。

一、病原学

MERS-CoV 是一种有包膜的单股正链 RNA 病毒，形态结构与经典 CoV 相似，呈圆形或椭圆形，电子显微镜下可见边缘有近似日冕的棘突，形似"皇冠"。MERS-CoV 为 β 属冠状病毒，Merbecovirus 亚属[7]，基因组大小约为 30 kb，在低温、低湿环境下较为稳定[8]。MERS-CoV 基因组大致可分为两个分支：只包含少数毒株的 A 分支和大多数毒株所属的 B 分支，基因组序列同源性大于 99%，组间突变率低，变异小[9]。与其他 HCoV 基因组一样，MERS-CoV 基因组的 5′端前 2/3 由复制酶复合体（ORF1a/1b）组成。其余 1/3 编码结构蛋白 S 蛋白、E 蛋白、M 蛋白和 N 蛋白，5 种辅助蛋白（ORF3、ORF4a、ORF4b、ORF5 和 ORF8b）编码基因散布其中，这些蛋白不是基因组复制所必需的，但可能会干扰受感染动物的宿主先天免疫反应。基因组侧翼区域包含 5′ 和 3′ UTR。除密切相关的同亚属 CoV 外，MERS-CoV 辅助蛋白与任何已知的宿主或病毒蛋白都不具有同源性[10]。

二、流行病学

1. 传染源

MERS-CoV 感染的骆驼及患者为主要传染源。目前病毒学和遗传学研究表明，蝙蝠是 MERS-CoV 的天然宿主，单峰骆驼为中间宿主[11]。

2. 传播途径

MERS-CoV 从骆驼到人的传播被认为是通过呼吸道飞沫或唾液直接接触，或者食用骆驼产品（如骆驼奶或未煮熟的骆驼肉）。此外，当与 MERS-CoV 感染患者有密切接触时，病毒可通过人–人途径传播，但确切传播方式尚不明确[12]。

3. 易感人群

MERS-CoV 在世界范围内流行，人群普遍易感。回顾性研究表明，男性、高龄为 MERS-CoV 感染的高危因素[13]。

4. 流行特征

MERS-CoV 的传播被定义为不持续的、家庭内的、通常与医疗保健相关的、低效的、需要密切和长时间接触的传播[14]。医院和家庭暴发是 MERS-CoV 感染的特点。自 MERS-CoV 被发现后，2012 年 9 月，英国出现全球第二例 MERS-CoV 感染报道，患者为 49 岁卡塔尔男性，发病前曾有沙特阿拉伯旅行史[15]。此后陆续有相关病例和聚集性病例的报道。

2014 年 3 至 2014 年 4 月，沙特阿拉伯和阿联酋的感染病例急剧增加，报道的 500 多例感染者主要为医院暴发感染病例，分布在沙特阿拉伯的吉达（255 例）、利雅得（45 例）、塔布克和麦地那，以及阿联酋阿布扎比酋长国的艾恩市；患者包括医务人员、因其他疾病住院的患者、探视者及救护车工作人员等[16]。

2015 年 5 月 15 日，韩国一名曾前往沙特阿拉伯及卡塔尔旅游的 68 岁男性因出现发热、肌痛症状就诊于当地医院，后被确诊患有 MERS，随后韩国暴发较大规模的 MERS-CoV 感染疫情，为中东地区以外报告的最严重疫情。截至 2015 年 7 月 21 日，韩国共报告 186 例 MERS-CoV 感染病例，36 例死亡病例。回顾性研究表明，此次疫情暴发与医疗保健行为相关，并因医院间传播而加速[4]。

当前 MERS-CoV 感染病例以散发为主（图 1-1），截至 2020 年 1 月底，全球 27 个国家向 WHO 报告共计 2519 例实验室确认的 MERS-CoV 病例，866 例死亡，病死率 34.3%。大部分病例来自沙特阿拉伯（2121 例），其中 788 例死亡，病死率为 37.1%[17]。

三、发病机制

MERS-CoV 通过 S1 功能亚基 C 末端结构域与细胞受体 DPP4 结合进入细胞。DPP4 又称 CD26，是一种多功能细胞表面蛋白，广泛表达于肺泡、肾、小肠、肝、前列腺上皮细胞和活化的白细胞上。与此一致，细胞系敏感性研究发现

MERS-CoV 可以感染多种人类细胞系，包括下呼吸道、肾、肠和肝细胞及组织细胞，表明其在体外的组织嗜性范围比任何其他 HCoV 广。值得注意的是，因为含有大量 DPP4，T 淋巴细胞是 MERS-CoV 的另一个靶点，提示该病毒可能通过刺激 T 淋巴细胞凋亡对宿主免疫系统进行调控。此外，MERS-CoV 能够在体外感染人类树突状细胞和巨噬细胞，还可能通过刺激减弱的先天免疫反应，在体外和体内延迟促炎性细胞因子的诱导，从而扰乱免疫系统[19]。

四、临床表现

MERS-CoV 感染的潜伏期为 2～13 天，中位死亡时间为 14 天[20]。

临床谱系可从无症状感染、轻微症状（如发热、咳嗽、胃肠道疾病和呼吸急促）快速进展至 ARDS、感染性休克、多器官衰竭和死亡[21]。MERS 常始于非特异性症状，如发热、咳嗽、寒战、咽喉痛、肌痛和关节痛，随后是呼吸困难，并在第一周内迅速发展为肺炎，通常需要通气和其他器官支持[22]。部分患者可出现急性肾损伤或胃肠道症状，如腹痛、呕吐和腹泻[23]。高达 50% 的成人症状性患者需要重症监护病房治疗，症状难以改善，并且 40%～70% 的患者通常需要在第一周内进行机械通气，22%～70% 的危

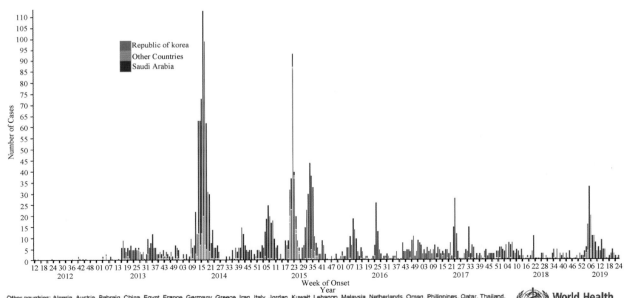

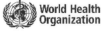

Other countries: Algeria, Austria, Bahrain, China, Egypt, France, Germany, Greece, Iran, Italy, Jordan, Kuwait, Lebanon, Malaysia, Netherlands, Oman, Philippines, Qatar, Thailand, Tunisia, Turkey, United Arab Emirates, United Kingdom, United States of America, Yemen.
Please note that the underlying data is subject to change as the investigations around cases are ongoing. Onset date estimated if not available.

图 1-1　2012—2019 年全球 MERS-CoV 确诊病例图[18]

重型患者需要肾替代治疗[10]。MERS-CoV 可与其他呼吸道病毒（如副流感、鼻病毒、甲型流感病毒、单纯疱疹病毒、乙型流感病毒）混合感染[10, 24]。

研究发现，高龄、肥胖、免疫功能受损、糖尿病、心脏病和肺部疾病等均为发生严重疾病的危险因素[25]。数据分析显示，75% 的 MERS 患者至少合并一种其他疾病，死亡病例则更可能患有基础疾病或潜在疾病[22]。值得注意的是，MERS 病例主要为成人，儿童很少受影响。虽然有儿童感染病例的报告，但关于儿童感染的数据仍很少，因此很难确定 MERS-CoV 是否真正主要感染成人还是儿童感染患者临床表现不同而被误诊[26]。

五、临床检查

1. 实验室检查

与 SARS 和其他严重的病毒性疾病类似，MERS 患者的常见实验室检查结果包括 WBC 减少，特别是 LY 减少。部分患者可出现消耗性凝血障碍，肌酐、乳酸脱氢酶、肝酶升高。接受有创机械通气的患者可发生院内细菌感染（包括肺炎克雷伯菌、金黄色葡萄球菌、不动杆菌属、念珠菌属感染）[27-29]。

2. 影像学检查

MERS 患者的典型胸部影像学表现与病毒性肺炎、ARDS 一致，表现为双侧肺门浸润、单侧或双侧斑片状密度或浸润、节段性或叶状阴影、磨玻璃影，部分病例可见少量胸腔积液。在病程早期，下叶通常比上叶受累更明显，病变进展比 SARS 更快[22, 30]。

六、病原学检查

MERS 的诊断主要依靠流行病学史、临床表现和病原学检查。常用的病原学检查主要为病毒分离培养、核酸检测及血清学检测（表 1-5）。

1. 病毒分离培养

病毒分离培养技术要求高，临床难以开展，但在新发突发传染病病原体的分离和鉴定过程中

至关重要，后续需根据其病毒结构和基因序列设计核酸检测和血清抗原、抗原检测技术。

2. 核酸检测

多项研究建立了基于 PCR 技术的 MERS-CoV 核酸检测方法。Corman 等将病毒 E 基因的 5′ 上游序列（upstream of the E gene，upE）、ORF1b 和 ORF1a 作为检测靶位点。由于 upE 和 ORF1a 作为 RT-PCR 检测靶位点与 ORF1b 相比具有更高的敏感性，故成为 MERS-CoV 核酸检测的有效方案[31]。

用于 MERS-CoV 核酸检测的患者呼吸道样本包括鼻咽拭子、痰液、气管抽吸物和支气管肺泡灌洗液。有研究人员对沙特阿拉伯及相关地区的患者不同部位的呼吸道样本进行检测，分析对比病毒载量和基因组组分发现，下呼吸道样本（如气管抽吸物和支气管肺泡灌洗液）的病毒滴度显著高于上呼吸道样本[32]。研究表明，按照 WHO 指南进行鼻咽拭子和口咽拭子的采集也具有检测价值[29]。WHO 建议将下呼吸道样本作为理想的样本类型，应当尽可能采集，在条件允许的情况下，患者上、下呼吸道样本均应采集，而呼吸系统之外的样本不应用于标准诊断流程。采集上呼吸道样本时需要注意将鼻咽拭子和口咽拭子放于同一样本管中，而不只是采集鼻腔样本。WHO 推荐对样本均应进行核酸扩增试验（nucleic acid amplification test，NAAT），首次检测后每 2 ～ 4 天连续重复取样检测，直至连续 2 次检测结果均为阴性方可确认病毒清除[33]。

3. 血清学检测

（1）MERS-CoV 的抗原检测。由于 NAAT 费用较高及耗时较长，研究者基于高选择性单克隆抗体在室温下对 N 蛋白的检测建立了快速直接定性检测骆驼 MERS-CoV 抗原的胶体金免疫层析法（gold immunochromatography assay，GICA）。对 571 份单峰骆驼鼻腔拭子的检测发现，与 RT-PCR 检测 upE 和 ORF1a 双靶标法相比，该方法的敏感性和特异性分别为 93.9% 和 100%[34]。Chen 等建立的另一种针对 N 蛋白的抗原检测方法是基于 2 个 N 蛋白特异性单克隆抗体的 ELISA 检测法。该方法在针对 129 份已知不同呼吸道病

表 1-5　MERS 的病原学检测方法[10]

检测方法	敏感性	特异性	检测靶位点
realtime RT-PCR	以 upE 为例，3.4 拷贝 / 反应（95% 置信区间 2.5 ～ 6.9 拷贝）或 291 拷贝 / 毫升样品	未观察到与 HCoV-OC43、HCoV-NL63、HCoV-229E 和 SARS-CoV 的交叉反应，也没有与含有人类普通呼吸道病毒的 92 个临床样本发生交叉反应	MERS-CoV N 蛋白 upE 或 ORF 1b 区域靶位点
qRT-PCR	介绍了广泛使用的 upE 基因以及 ORF1a/1b 的检测敏感性	其他 HCoV、常见的呼吸道病毒病原体、336 例来自非 MERS-CoV 病例的临床样本均无假阳性扩增；两个确诊的 MERS-CoV 病例样本在所有检测特征中均为阳性	MERS-CoV N 蛋白基因和 upE 基因双靶位点检测
RT-LAMP	能够检测出低至 3.4 拷贝的 MERS-CoV RNA，显示出与 RT-PCR 相似的敏感性	与其他呼吸道病毒无交叉反应	扩增 MERS-CoV 基因
逆转录重组酶聚合酶扩增（reverse transcription recombinase polymerase amplification，rt-RPA）	高敏感性，能够用比 RT-PCR 更少的时间检测出低至 10 拷贝的 MERS-CoV RNA	与包括 HCoV 在内的其他呼吸道病毒无交叉反应	MERS-CoV N 蛋白基因扩增
单克隆抗体检测（mAb test）	为快速检测和经济高效的 ELISA 法	检测 MERS-CoV N 蛋白具有高特异性	—
免疫层析法	高敏感性	体外和模拟分析均未观察到与其他呼吸道病原体的交叉反应	重组 MERS-CoV N 蛋白
假病毒中和抗体测试（ppNT assay）	高敏感性，比 MNT 测试更敏感	缺少 MERS-CoV 中和活性表明该测定法具有很高的特异性。未观察到与 SARS-CoV 的交叉反应	针对两种不同基因的方案：密码子优化的 S 基因和 HIV/MERS-CoV 的假病毒中和粒子
微量中和实验（MNT test）	高敏感性，敏感性低于 ppNT 法	高特异性，与 MERS-CoV 相比未检测到 SARS-CoV 抗原	检测使用 S 基因 S1 亚基的受体结合域时产生的 IgG 抗体
蛋白质微阵列	高敏感性，使用蛋白质芯片技术检测 IgG 和 IgM 抗体	与暴露于 4 种常见 HCoV 的患者血清未见交叉反应	使用 MERS-CoV 和 SARS-CoV S 蛋白的 S1 受体结合亚基作为抗原
Powerchek MERS Assay	upE 基因和 ORF1a 检测的 95% 检测限分别为 16.2 拷贝 / 微升和 8.2 拷贝 / 微升	在体外和模拟实验中均未观察到与其他呼吸道病原体的交叉反应	N 蛋白 upE 或 ORF 内的靶向区域 1b

毒均为阳性的鼻咽样本的检测中表现出 100% 的特异性[35]。这种 ELISA 检测法在检测 MERS-CoV 的临床样本，尤其是即时检验（point of care testing，POCT）的临床样本及单峰骆驼或其他动物样本时均具有较强的可行性，价格相对低廉且设备要求较低的特点使这种检测方法在以上环境中比 RT-PCR 检测法更具优势。由于抗原检测法在临床样本中尚未进行过全面的有效性评价，且其敏感性通常不如 NAAT，因此需要进一步的优化补充。

（2）MERS-CoV 的抗体检测。近年来研究者已开发出多种用于检测抗 MERS-CoV 抗体的血清学检测方法，尤其是针对 N 蛋白或 S 蛋白的抗体。尽管 NAAT 是诊断 MERS-CoV 感染的金标准，但血清学检测与核酸检测相比，所需时间更短，在疫情暴发的情况下更易于现场应用，并且在动物群体检测中更经济。然而，在 SARS-CoV 暴发期间血清学检测暴露出可能与其他 CoV 的抗原发生交叉反应的缺陷[36]。

研究者分别采用针对 MERS-CoV S1 蛋白抗体 IgG 的 ELISA 检测法和核酸检测法检测了 MERS-CoV 暴发期间利雅得一家医院患者的鼻咽拭子样本。在 30 例检测出 MERS-CoV 核酸的患者样本中，只有 6 例在血清学检测中呈阳性。NAAT 和血清学检测结果之间缺乏相关性表明抗 MERS-CoV 抗体检测并不适用于精确的传染诊断、流行性评估及对病情严重性的判断[37]。

研究表明，间接 MERS-CoV N 蛋白和 S 蛋白 ELISA 检测结合微量中和实验可以提高检测的总体敏感性和特异性[38]。有研究推荐使用竞争性 ELISA 代替依赖物种特异性二抗的 IgG/IgM ELISA。该研究开发了一种抗 MERS-CoV S 蛋白的带标志物的单克隆抗体用于与血清抗体竞争目标表位，从而以物种非依赖的方式进行抗体检测。竞争性 ELISA 已成功地从 MERS-CoV S 蛋白免疫的感染大鼠和兔子的血清中检测到 MERS-CoV 特异性抗体。该研究还对 66 株埃塞俄比亚单峰骆驼血清进行了检测，与抗体中和相比，其相对敏感性和特异性分别为 98% 和 100%。竞争性 ELISA 可作为沙特阿拉伯及其他中东地区流行病学调查中有效的血清学检测方法[39]。

七、诊断标准

WHO 从流行病学角度出发提出了 MERS-CoV 感染病例的定义[40]。

1. 临床诊断病例

临床诊断病例须满足以下标准之一：

（1）具有肺实质疾病（如肺炎或 ARDS）临床、影像学或组织病理学证据的发热性急性呼吸系统疾病，与已确诊的 MERS-CoV 病例存在直接流行病学联系，无法进行 MERS-CoV 检测、单一不合格样本阴性或检测结果不确定。

（2）具有肺实质疾病（如肺炎或 ARDS）临床、影像学或组织病理学证据的发热性急性呼吸系统疾病，不能用任何其他病因完全解释。患者有在中东或有已知 MERS-CoV 在单峰骆驼中传播的国家或最近发生人类感染的国家居住或旅行

史。针对 MERS-CoV 的特异性检测结果不确定。

（3）存在发热性急性呼吸系统疾病（不论严重程度），与已确诊的 MERS-CoV 感染病例存在直接流行病学联系，针对 MERS-CoV 的特异性检测结果不确定。

2. 确诊病例

确诊病例为经实验室确诊感染 MERS-CoV 的患者，与临床症状及体征无关。

根据 WHO 标准，实验室确诊需要通过病毒核酸或血清学检测。病毒核酸可通过以下两个标准证实：①至少两个特定基因组目标的核酸扩增试验阳性，如 RT-PCR。②当单个目标阳性时，对第二个目标进行测序确认。经血清学检查进行确诊需通过 ELISA、免疫荧光法筛查及中和试验证明 2 份样本出现血清抗体转换，理想情况下样本采集间隔至少 14 天。

八、治疗

目前尚无专门批准用于治疗或预防 MERS 的抗病毒药物或疫苗。因此，器官支持和并发症的处理是治疗的核心。有临床研究表明，疾病早期给予干扰素 α2a 联合利巴韦林可提高患者 14 天生存率，但 28 天生存率无显著改善[41]。此外，用恢复期患者的中和抗体或 MERS-CoV 特异性抗体进行被动免疫是一种潜在的治疗方法。目前已有多个团队以 MERS-CoV S 蛋白 RBD 为靶点，研究出具有高效中和潜力的单克隆抗体。中和抗体治疗依赖于患者的快速识别和早期用药[42-43]。

除干扰素及中和抗体外，尚有几种抗病毒药物正在研究中，包括通过抑制病毒进入而发挥作用的 MERS-CoV 特异性肽融合抑制剂；以 CoV 蛋白酶（木瓜蛋白酶样蛋白酶、3C 样蛋白酶）为作用靶点抑制病毒复制的蛋白酶抑制剂；以干扰依赖于 RNA 的 RNA 聚合酶（RNA-dependent RNA polymerase，RdRp）来中断病毒基因组合成的 RdRp 抑制剂；阻碍 MERS-CoV 与 DPP4 受体结合进而影响病毒进入细胞的受体阻断剂等。在药物筛选研究中发现氯喹、氯丙嗪、霉酚酸、硝唑尼特等药物具有体外抗病毒作用，但在临床应用于 MERS 患者之前还需要进一步的研究[44-46]。

体外研究表明，瑞德西韦可在多种体外系

统中抑制 MERS-CoV 复制，并显示出广谱的抗 CoV 活性[47]。此外，在患有类似于人类 MERS 严重疾病的绒猴模型中，洛匹那韦 / 利托那韦治疗组动物比未治疗动物有更好的临床结局[48]。目前沙特阿拉伯正在进行一项关于洛匹那韦 / 利托那韦联合 β 干扰素治疗 MERS 患者的随机对照试验（MIRACLE 试验），该试验旨在研究洛匹那韦 / 利托那韦和重组干扰素 β 1b 联合标准支持治疗的疗效[49]。

九、预防

WHO 和美国疾病预防控制中心（Center for Disease Control and Prevention，CDC）均建议在处理拟诊或确诊 MERS-CoV 感染患者时应提高防护水平。对于疑似或确诊的 MERS-CoV 感染病例，美国 CDC 建议采取标准防护措施、接触防护措施和空气防护措施[50]。WHO 建议除标准防护措施和飞沫防护措施外，应增加接触防护措施和眼部防护措施。在进行会产生气溶胶的操作时，还应采取空气防护措施。由于 MERS-CoV 感染的传染性持续时间不确定，在持续采取标准防护措施的同时，需继续应用接触和飞沫防护措施，直至患者无症状，且连续两次采集上呼吸道样本［如鼻咽拭子和（或）口咽拭子］RT-PCR 检测呈阴性，采集时间至少间隔 24 小时[51]。

参考文献

［1］Zaki AM，van Boheemen S，Bestebroer TM，et al. Isolation of a novel coronavirus from a man with pneumonia in Saudi Arabia. N Engl J Med，2012，367（19）：1814-1820.

［2］World Health Organization. List of blueprint priority diseases［online］. http://www.who.int/blueprint/priority-diseases/en/.

［3］Gautret P. Middle East Respiratory Syndrome（MERS）coronavirus. What travel health advice should be given to Hajj pilgrims？Travel Med Infect Dis，2013，11（5）：263-265.

［4］Korean Society of Infectious Diseases；Korean Society for Healthcare-associated Infection Control and Prevention. An unexpected outbreak of Middle East respiratory syndrome coronavirus infection in the republic of Korea，2015. Infect Chemother，2015，47（2）：120-122.

［5］Assiri AM，Biggs HM，Abedi GR，et al. Increase in Middle East respiratory syndrome-coronavirus cases in Saudi Arabia linked to hospital outbreak with continued circulation of recombinant virus，July 1-August 31，2015. Open Forum Infect Dis，2016，3（3）：ofw165.

［6］Abroug F，Slim A，Ouanes-Besbes L，et al. Family cluster of Middle East respiratory syndrome coronavirus infections，Tunisia，2013. Emerg Infect Dis，2014，20（9）：1527-1530.

［7］Wikipedia. Middle East respiratory syndrome-related coronavirus. http://en.Wikipedia.org/wiki/Middle East respiratory syndrome-related coronavirus.

［8］van Doremalen N，Bushmaker T，Karesh WB，et al. Stability of Middle East respiratory syndrome coronavirus in milk. Emerg Infect Dis，2014，20（7）：1263-1264.

［9］Wernery U，Lau SK，Woo PC. Genomics and zoonotic infections：Middle East respiratory syndrome. Rev Sci Tech，2016，35（1）：191-202.

［10］Chafekar A，Fielding BC. MERS-CoV：Understanding the Latest Human Coronavirus Threat. Viruses，2018，10（2）：93.

［11］Zumla A，Chan JF，Azhar EI，et al. Coronaviruses-drug discovery and therapeutic options. Nat Rev Drug Discov，2016，15（5）：327-347.

［12］Hui DS，Azhar EI，Kim YJ，et al. Middle East respiratory syndrome coronavirus：risk factors and determinants of primary，household，and nosocomial transmission. Lancet Infect Dis，2018，18（8）：e217-e227.

［13］Alsahafi AJ，Cheng AC. The epidemiology of Middle East respiratory syndrome coronavirus in the Kingdom of Saudi Arabia，2012-2015. Int J Infect Dis，2016，45：1-4.

［14］Mackay IM，Arden KE. MERS coronavirus：diagnostics，epidemiology and transmission. Virol J，2015，12：222.

［15］Wise J. Patient with new strain of coronavirus is treated in intensive care at London hospital. BMJ，2012，345：e6455.

［16］Kenneth McIntosh. Middle East respiratory syndrome coronavirus：Virology，pathogenesis，and epidemiology. 2020. https://www.uptodate.cn/contents/middle-east-respiratory-syndrome-coronavirus-virology-pathogenesis-and-epidemiology.

［17］World Health Organization. MERS situation update. 2020. http://www.emro.who.int/pandemic-epidemic-diseases/mers-cov/mers-situation-update-january-2020.

html

[18] World Health Organization. MERS-CoV maps and epicurves. 2019. https://www.who.int/emergencies/mers-cov/epi-16-july-2019.png

[19] Song Z, Xu Y, Bao L, et al. From SARS to MERS, Thrusting Coronaviruses into the Spotlight. Viruses, 2019, 11 (1): 59.

[20] Su S, Wong G, Shi W, et al. Epidemiology, Genetic Recombination, and Pathogenesis of Coronaviruses. Trends Microbiol, 2016, 24 (6): 490-502.

[21] Kelly-Cirino C, Mazzola LT, Chua A, et al. An updated roadmap for MERS-CoV research and product development: focus on diagnostics. BMJ Glob Health, 2019, 4 (Suppl 2): e001105.

[22] Zumla A, Hui DS, Perlman S. Middle East respiratory syndrome. Lancet, 2015, 386 (9997): 995-1007.

[23] Guery B, Poissy J, el Mansouf L, et al. Clinical features and viral diagnosis of two cases of infection with Middle East Respiratory Syndrome coronavirus: a report of nosocomial transmission. Lancet, 2013, 381 (9885): 2265-2272.

[24] Pinky L, Dobrovolny HM. Coinfections of the Respiratory Tract: Viral Competition for Resources. PLoS One, 2016, 11 (5): e0155589.

[25] Fehr AR, Channappanavar R, Perlman S. Middle East Respiratory Syndrome: Emergence of a Pathogenic Human Coronavirus. Annu Rev Med, 2017, 68: 387-399.

[26] Hui DS, Memish ZA, Zumla A. Severe acute respiratory syndrome vs. the Middle East respiratory syndrome. Curr Opin Pulm Med, 2014, 20 (3): 233-241.

[27] Arabi YM, Arifi AA, Balkhy HH, et al. Clinical course and outcomes of critically ill patients with Middle East respiratory syndrome coronavirus infection. Ann Intern Med, 2014, 160 (6): 389-397.

[28] Assiri A, Al-Tawfiq JA, Al-Rabeeah AA, et al. Epidemiological, demographic, and clinical characteristics of 47 cases of Middle East respiratory syndrome coronavirus disease from Saudi Arabia: a descriptive study. Lancet Infect Dis, 2013, 13 (9): 752-761.

[29] Who Mers-Cov Research Group. State of Knowledge and Data Gaps of Middle East Respiratory Syndrome Coronavirus (MERS-CoV) in Humans. PLoS Curr, 2013. doi: 10.1371/currents.outbreaks.0bf719e352e7478f8ad85fa30127ddb8.

[30] Kenneth McIntosh. Middle East respiratory syndrome coronavirus: Clinical manifestations and diagnosis. 2020. https://www.uptodate.cn/contents/middle-east-respiratory-syndrome-coronavirus-clinical-manifestations-and-diagnosis.

[31] Corman VM, Eckerle I, Bleicker T, et al. Detection of a novel human coronavirus by real-time reverse-transcription polymerase chain reaction. Euro Surveill, 2012, 17 (39) pii: 20285.

[32] Corman VM, Albarrak AM, Omrani AS, et al. Viral shedding and antibody response in 37 patients with Middle East Respiratory Syndrome coronavirus infection. Clin Infect Dis, 2016, 62 (4): 477-483.

[33] World Health Organization. Laboratory testing for Middle East Respiratory Syndrome Coronavirus Interim guidance. 2018. https://www.who.int/csr/disease/coronavirus_infections/mers-laboratory-testing/en/

[34] Song D, Ha G, Serhan W, et al. Development and validation of a rapid immunochromatographic assay for detection of Middle East respiratory syndrome coronavirus antigen in dromedary camels. J Clin Microbiol, 2015, 53 (4): 1178-1182.

[35] Chen Y, Chan KH, Kang Y, et al. A sensitive and specific antigen detection assay for Middle East respiratory syndrome coronavirus. Emerg Microbes Infect, 2015, 4 (4): e26.

[36] Meyer B, Müller MA, Corman VM, et al. Antibodies against MERS coronavirus in dromedary camels, United Arab Emirates, 2003 and 2013. Emerg Infect Dis, 2014, 20 (4): 552-559.

[37] Alhetheel A, Altalhi H, Albarrag A, et al. Assessing the Detection of Middle East Respiratory Syndrome Coronavirus IgG in Suspected and Proven Cases of Middle East Respiratory Syndrome Coronavirus Infection. Viral Immunol, 2017, 30 (9): 649-653.

[38] Trivedi S, Miao C, Al-Abdallat MM, et al. Inclusion of MERS-spike protein ELISA in algorithm to determine serologic evidence of MERS-CoV infection. J Med Virol, 2018, 90 (2): 367-371.

[39] Fukushi S, Fukuma A, Kurosu T, et al. Characterization of novel monoclonal antibodies against the MERS-coronavirus spike protein and their application in species-independent antibody detection by competitive ELISA. J Virol Methods, 2018, 251: 22-29.

[40] World Health Organization. Middle East respiratory syndrome coronavirus: Case definition for reporting to WHO. 2017. https://www.who.int/csr/disease/coronavirus_infections/case_definition/en/.

[41] Omrani AS, Saad MM, Baig K, et al. Ribavirin and

interferon alfa-2a for severe Middle East respiratory syndrome coronavirus infection: a retrospective cohort study. Lancet Infect Dis, 2014, 14（11）: 1090-1095.

［42］Zhou Y, Jiang S, Du L. Prospects for a MERS-CoV spike vaccine. Expert Rev Vaccines, 2018, 17（8）: 677-686.

［43］Liang R, Wang L, Zhang N, et al. Development of Small-Molecule MERS-CoV Inhibitors. Viruses, 2018, 10（12）. pii: E721.

［44］de Wilde AH, Jochmans D, Posthuma CC, et al. Screening of an FDA-approved compound library identifies four small-molecule inhibitors of Middle East respiratory syndrome coronavirus replication in cell culture. Antimicrob Agents Chemother,2014,58（8）: 4875-4884.

［45］Cao J, Forrest JC, Zhang X. A screen of the NIH Clinical Collection small molecule library identifies potential anti-coronavirus drugs. Antiviral Res, 2015, 114: 1-10.

［46］Cheng KW, Cheng SC, Chen WY, et al. Thiopurine analogs and mycophenolic acid synergistically inhibit the papain-like protease of Middle East respiratory syndrome coronavirus. Antiviral Res, 2015, 115: 9-16.

［47］Sheahan TP, Sims AC, Graham RL, et al. Broad-spectrum Antiviral GS-5734 Inhibits Both Epidemic and Zoonotic Coronaviruses. Sci Transl Med, 2017, 9（396）. pii: eaal3653.

［48］Chan JF, Yao Y, Yeung ML, et al. Treatment with lopinavir/ritonavir or interferon-β 1b improves outcome of MERS-CoV infection in a non-human primate model of common marmoset. J Infect Dis, 2015, 212（12）: 1904-1913.

［49］Arabi YM, Alothman A, Balkhy HH, et al. Treatment of Middle East Respiratory Syndrome with a combination of lopinavir-ritonavir and interferon-β 1b （MIRACLE trial）: study protocol for a randomized controlled trial. Trials, 2018, 19（1）: 81.

［50］Centers for Disease Control and Prevention. Interim Infection Prevention and Control Recommendations for Hospitalized Patients with Middle East Respiratory Syndrome Coronavirus（MERS-CoV）. 2015. https://www.cdc.gov/coronavirus/mers/infection-prevention-control.html

［51］World Health Organization. Infection prevention and control during health care for probable or confirmed cases of Middle East respiratory syndrome coronavirus （MERS-CoV）infection Interim guidance. 2019. https://www.who.int/csr/disease/coronavirus_infections/ipc-mers-cov/en/

（葛子若　韩冰）

冠状病毒七：2019-nCoV

新型冠状病毒是一种既往在人类中从未被发现的 CoV 新毒株，于 2019 年 12 月在中国武汉暴发。新型冠状病毒是人畜共感染病毒，可在动物和人之间传播。新型冠状病毒感染者常见的临床表现包括发热、咳嗽、呼吸急促和呼吸困难。严重病例可导致 ARDS、肾衰竭，甚至死亡。WHO 提出防止感染传播的标准建议包括定期洗手、咳嗽和打喷嚏时遮住口鼻、彻底煮熟肉和蛋类食物，并应避免与任何出现呼吸道疾病症状者（如咳嗽、打喷嚏）密切接触。

一、新病毒的发现和流行

2019 年 12 月 12 日，武汉市卫生健康委员会（WMHC）报告了 27 例人类病毒性肺炎病例，其中 7 例病重。所有患者均有华南海鲜批发市场暴露史，其被认为是新型冠状病毒的最初感染地点。

2020 年 1 月 7 日，我国研究者分离出新型冠状病毒并对其进行测序，于 1 月 12 日提供至 WHO 以用于各个国家研制诊断试剂盒。

中国卫生部门发现这一疫情后采取了恰当和迅速的应对措施，包括积极发现病例、对已经完成诊断的患者进行回顾性调查、关闭华南海鲜批发市场，进行调查、环境卫生和消毒，开展公共宣传工作以提高公众意识和采取自我保护措施。

2020 年 1 月 13 日泰国报告海外第一例输入性病例。

2020 年 1 月 19 日广东省确诊首例湖北以外新冠肺炎确诊病例。

2020 年 1 月 23 日对武汉实施隔离措施。隔离可疑病例和接触者，制订诊断和治疗程序并实时更新。

2020 年 1 月 24 日，Jasper Fuk-Woo Chan 等[1]

报告了一个六口之家的临床和微生物学数据，该家庭曾到武汉旅行，因肺炎于广东省深圳医院就诊，后其中五人被确诊感染新型冠状病毒。值得注意的是，患者均未去过武汉华南海鲜批发市场，但两人去过武汉医院。研究者认为这些发现证实了新型冠状病毒在人与人之间的传播。

WHO 在 2020 年 1 月 30 日宣布此次发生在中国的新型冠状病毒感染暴发事件为国际关注的突发公共卫生事件（Public Health Emergency of International Concern，PHEIC）。

2020 年 2 月 7 日，国家卫生健康委员会将"新型冠状病毒感染的肺炎"暂命名为"新型冠状病毒肺炎"，简称"新冠肺炎"，英文名称为"Novel Coronavirus Pneumonia"。

2020 年 2 月 11 日 WHO 正式将由病毒株引起的疾病从新型冠状病毒急性呼吸道疾病重命名为"冠状病毒病 2019（COVID-19）"。国际病毒命名委员会（ICTV）引入"严重急性呼吸系统综合征冠状病毒 2"（SARS-CoV-2）来命名这一新发现的病毒。ICTV 冠状病毒科研究小组认为，虽然新型冠状病毒与 SARS-CoV 之间相似度仅为 79%[4]，但根据五个保守序列计算冠状病毒之间的等级关系，新型冠状病毒与 SARS-CoV 的差异不足以使其成为独立的病毒物种。

自疾病暴发以来至 2020 年 3 月 3 日，中国国家卫生健康委员会在疾病流行过程中根据疾病流行特点、临床特征及病原学研究等进展，先后不断更新发布《新型冠状病毒肺炎诊疗方案（试行第七版）》。

2020 年 2 月 22 日，国家卫生健康委员会发布关于修订新型冠状病毒肺炎英文命名事宜的通知，决定将"新型冠状病毒肺炎"英文名称修订为"COVID-19"，与 WHO 的命名保持一致，中文名称保持不变。

二、病原学

系统发育分析表明，新型冠状病毒属于 β 属冠状病毒，为单股正链 RNA 病毒（＋ssRNA），其 RNA 序列的长度约为 30 kb。新型冠状病毒有包膜，颗粒呈圆形或椭圆形，常为多形性，直径为 60 ～ 140 nm。研究者发现新型冠状病毒具有典型的 β 属冠状病毒结构：5′ 非翻译区（UTR）、RNA 依赖性 RNA 聚合酶（RdRp）复合体（ORF1ab）、S 基因组（编码 S 蛋白）、E 基因（编码 E 蛋白）、M 基因（编码 M 蛋白）、N 基因（编码 N 蛋白）、3′ UTR 和未识别的非结构性 ORF[2]。

研究发现[3]，从 9 例患者中获得的 10 组新型冠状病毒基因组序列极其相似，表现出超过 98% 的序列同一性。新型冠状病毒与 2018 年在中国东部舟山采集的两种蝙蝠源性 SARS 样冠状病毒 bat-SL-CoVZC45 和 bat-SL-CoVZXC21 密切相关（同一性为 88%）。

三、流行病学

1. 传染源

新型冠状病毒感染者为主要传染源，无症状感染者也可能成为传染源。

2020 年 1 月 30 日，Rothe 等[4] 报告了 4 例新型冠状病毒感染的德国患者，其中 1 例是被一名中国患者在确诊前尚无症状的潜伏期时感染的。这一事实提示可能需要重新评估当前疫情暴发的传播动态。此外，其中 1 例恢复期患者仍可检测到新型冠状病毒，并且痰中病毒载量高，足以引起人们对康复后患者长时间携带新型冠状病毒状态的担忧。

此外，系统发育分析表明，蝙蝠可能是该病毒的自然宿主[5-7]，但武汉华南海鲜市场上出售的动物可能是促进该病毒在人体内出现的中间宿主。华南农业大学科研团队从穿山甲中分离出与新型冠状病毒相似度达 99% 的毒株，提示穿山甲可能是潜在中间宿主[8]。

2. 传播途径

经呼吸道飞沫传播和接触传播是主要的传播途径。在相对封闭的环境中长时间暴露于高浓度气溶胶的情况下，也存在经气溶胶传播的可能。由于在粪便及尿中可分离到新型冠状病毒，应注意粪便及尿对环境污染造成气溶胶或接触传播[9]。

此外，钟南山科研团队从广州 1 例重型呼吸道感染患者的粪便中分离出新型冠状病毒，这一发现提示存在粪-口传播的潜在可能性，具有一定公共卫生意义，可以指导后续疫情防控的政策制定。

3. 易感人群

人群普遍易感，感染后是否可产生持久免疫尚待进一步研究明确。

4. 流行特征

中国疾病预防控制中心发表了中国内地报告的 72 314 例患者的流行病学特征[10]，分析结果表明：新冠肺炎总体呈现暴发流行模式。2019 年 12 月发病的病例可能呈小范围暴露传播模式，2020 年 1 月发病的病例可能呈扩散传播模式，这一结论与先前调查结果相符，即新型冠状病毒从一种仍然未知的野生动物传染到人类，继而在人与人之间传播。流行曲线显示 2020 年 1 月 24 至 1 月 26 日达到首个流行峰，2 月 1 日出现单日发病异常高值，而后逐渐下降。

确诊患者大多（77.8%）年龄在 30 ～ 69 岁之间，多数患者为轻症，轻型及普通型病例达到 80.9%。目前数据显示新冠肺炎的粗病死率为 2.3%，男性 2.8%，女性 1.7%。60 岁及以上患者占死亡病例的 81%，有合并症的患者死亡率明显升高。

四、发病机制

新型冠状病毒 S 蛋白的系统发生分析提示其与蝙蝠 SARS 样冠状病毒同源。人类 SARS-CoV（2002 年分离出的流行株）和蝙蝠 SARS-CoV 株均利用 ACE2 受体进入并感染原代宿主细胞。新型冠状病毒和 SARS-CoV 的 S 蛋白之间的总序列相似性为 76% ～ 78%，受体结合域（receptor binding domain，RBD）部分为 73% ～ 76%，受体结合基序（receptor binding motif，RBM）部分为 50% ～ 53%。因此，新型冠状病毒和 SARS-CoV 的 S 蛋白间序列相似性表明它们可共享相同的受体 ACE2[11]。重要的是，与 SARS-CoV

RBM 相比，新型冠状病毒 RBM 不包含任何缺失或插入（除了在远离 ACE2 结合区的环上单残基插入），这进一步表明新型冠状病毒使用 ACE2 作为其受体。这一结论与其他研究者得出的结论一致[3, 12-13]。

已有研究表明，HCoV 感染可致呼吸系统疾病，如支气管炎、毛细支气管炎和肺炎等[14]。ACE2 是相对分子量约 110 000 的具有羧肽酶活性的膜内蛋白，是肾血管紧张素家庭成员之一，在肺、肠道、血管内皮细胞中均有表达。这与新型冠状病毒感染者发现的临床表现相符，但病毒进入宿主细胞后的具体发病机制仍有待进一步研究。

五、病理特征

2020 年 2 月 17 日，王福生院士团队进行了首例新冠肺炎患者尸检病理报告。组织样本取自患者的肺、肝和心脏组织。报告指出，新冠肺炎患者的特征与 SARS 和 MERS 患者的病理特征非常相似[15]。

肺部表现为弥漫性肺泡损伤和肺透明膜形成，符合 ARDS 表现。双肺中均可见间质内以淋巴细胞为主的单个核细胞炎症浸润。在肺泡腔中可出现多核巨细胞和非典型增大的肺泡细胞，其中非典型增大的肺泡细胞具有较大的细胞核、双嗜性细胞质内颗粒和明显的核仁，表现出病毒性细胞病变样改变。肝活检样本显示中度微血管脂肪样变性及轻度肝小叶汇管区活动性炎症，提示该损伤可能由新型冠状病毒感染或药物性肝损伤引起。心肌间质中有少量单个核细胞炎症浸润，但没有其他心肌实质性损害。

新冠肺炎的肺部病理学、病理生理学及免疫组织化学特征仍有待进一步的病理解剖揭示，从而加深我们对该疾病的认知并为治疗提供方向。

六、临床表现

潜伏期为 1 ～ 14 天，多为 3 ～ 7 天[9]。

患者以发热、干咳、乏力为主要表现。少数患者伴有鼻塞、流涕、咽痛、肌肉酸痛和腹泻等症状。重型患者多在发病 1 周后出现呼吸困难和（或）低氧血症，严重者可快速进展为 ARDS、脓毒症休克、难以纠正的代谢性酸中毒、凝血功能障碍及多器官功能衰竭等。轻型患者仅表现为低热、轻度乏力等，无肺炎表现。老年人和有慢性基础疾病者预后较差，儿童病例症状相对较轻[14]。

Huang 等[16]对武汉市最初的 41 例实验室确诊患者进行了全面的描述。发病时常见症状为发热（98%）、咳嗽（76%）、肌肉酸痛或乏力（44%），少见症状为咳痰（28%）、头痛（8%）、咯血（5%）和腹泻（3%）。55% 的患者存在呼吸困难（出现的中位时间为起病第 8 天）。全部患者均患有病毒性肺炎，存在胸部 CT 异常改变。并发症包括 ARDS（29%）、RNA 血症（15%）、急性心脏损伤（12%）及继发性感染（10%）。在 41 例患者中，32% 收入重症监护病房（intensive care unit，ICU）病房，15% 患者死亡。

钟南山等[17]对全国 31 个省、自治区、直辖市 552 家医院共 1099 例确诊患者的临床资料进行分析发现，最常见的症状为发热（87.9%）和咳嗽（67.7%），而腹泻（3.7%）和呕吐（5.0%）很少见。25.2% 的患者患有至少一种基础疾病（如高血压、糖尿病、慢性阻塞性肺疾病、冠心病等）。合并任何基础疾病的患者疾病严重程度高于未合并基础疾病的患者（$P < 0.001$）。

七、实验室检查

新冠肺炎患者的实验室检查结果提示外周血 WBC 正常或减少，LY 多为减少，部分患者可出现肝功能异常、心肌酶异常升高。部分危重型者可出现肌钙蛋白水平升高。多数患者 C 反应蛋白（CRP）水平升高、红细胞沉降率增快，降钙素原（PCT）多为正常。严重患者 D- 二聚体水平升高，外周血 LY 进行性减少。

在最初确诊的 41 例患者中，63% 的患者在就诊时出现淋巴细胞减少症，25% 的患者存在白细胞减少症。在收入 ICU 的重型患者中，凝血酶原时间（PT）及 D- 二聚体水平均高于未收入 ICU 的患者。37% 的患者出现 AST 异常升高，12% 的患者出现高敏肌钙蛋白（hs-cTnI）升高，诊断为病毒相关的心脏损伤。大多数患者入院时 PCT 正常（小于 0.1 ng/ml）[16]。

对更大样本量的分析指出[17]，入院时分别有 82.1% 和 36.2% 的患者存在淋巴细胞减少症和血小板减少症。大多数患者表现为 CRP 水平升高，但 ALT、AST、CK 和 D- 二聚体水平升高的情况较少见。与非重型病例相比，重型病例具有更显著的实验室指标异常（如白细胞减少症、淋巴细胞减少症、血小板减少症、CRP 水平升高）。

八、影像学检查

新冠肺炎患者的典型肺部影像学表现为早期多发小斑片影及间质改变，以肺外带明显。可逐渐发展为双肺多发磨玻璃影、浸润影，严重者可出现肺实变[9]。

在 41 例新冠肺炎患者的临床资料中发现，入院时所有患者均存在胸部 CT 影像学异常，98% 为双肺受累。胸部 CT 表现具有代表性，表现为双侧磨玻璃样斑片影和肺段实变。ICU 患者入院时胸部 CT 的典型表现为双侧多发性小叶和肺段实变。疾病恢复期双肺实变影可逐渐吸收[16]。

针对 1099 例新冠肺炎患者的分析发现，在入院时接受胸部 X 线或胸部 CT 检查的 840 例患者中，有 76.4% 表现为肺炎。胸部 CT 最常见的表现是肺部磨玻璃影（50.0%）和双侧斑片状阴影（46.0%）。重型病例胸部 X 线和 CT 影像学异常比非重型病例更明显[17]。

九、病原学检测

1. 样本采集

WHO 推荐在下呼吸道样本易于获得的情况下（如机械通气的患者，临床医生可以仅收集下呼吸道样本），应同时收集上呼吸道（包括鼻咽和口咽）和下呼吸道（包括痰、气管内吸出物或支气管肺泡灌洗液）的样本[18]。

2. 检测方法

可通过 RT-PCR 方法进行新型冠状病毒检测。在确诊新冠肺炎的住院患者中，应重复收集上呼吸道和下呼吸道样本以证实病毒清除。患者出现至少间隔 24 小时的两次连续阴性结果（若同时收集上呼吸道和下呼吸道样本，需均为阴性），可被看作临床康复。只有当 RT-PCR 不可

用时，才建议进行血清学诊断。

3. 试剂选择

《新型冠状病毒肺炎病毒核酸检测专家共识》[19]中推荐：应选择至少含新型冠状病毒基因的两个位点（ORF1a/b、N 蛋白或 E 蛋白）的试剂。检测试剂最好与核酸提取仪配套使用，可选用引物不同的试剂盒便于对结果复核。

4. 结果判读

（1）检出（阳性）。须满足以下任意一项：① ORF1ab 和 N 基因同时阳性时，判定为阳性。②若仅 ORF1ab 或 N 基因其中之一检测结果为阳性时，需重新提取原样本的核酸进行复查，复查后 ORF1ab 或 N 基因仍为阳性时，判定为阳性。

（2）可疑。当出现以下两种情况时为"可疑"：① 2 个位点的 Ct 值位于阳性 Ct 值和阴性 Ct 值之间或其中 1 个位点判读为阳性，另 1 个位点的 Ct 值位于阳性 Ct 值和阴性 Ct 值之间。② 2 个位点中的 1 个位点为阴性，另 1 个位点的 Ct 值位于阳性 Ct 值和阴性 Ct 值之间。当报告为"可疑"时，实验室应考虑以下措施：①更换不同厂家的试剂盒重复实验或采用敏感性更高的方法，如数字 PCR 方法进一步确定。②建议临床重新采集样本或更换部位采集样本再次检测。

（3）未检出（阴性）。当两个位点扩增结果无反应，可报告"未检出"，并对结果进行解释，此情况可能是病毒载量低于检出限值，应结合临床分析。

十、抗病毒治疗

目前尚无确认有效的抗病毒治疗方案。我国《新型冠状病毒肺炎诊疗方案（试行第七版）》中提出可试用洛匹那韦 / 利托那韦、α 干扰素雾化、利巴韦林、磷酸氯喹及阿比多尔抗病毒治疗，但目前均无疗效评估的临床试验结果。不建议同时应用 3 种及以上抗病毒药物，并需要注意上述药物的不良反应、禁忌证及与其他药物的相互作用等问题[9]。

最初为针对埃博拉病毒而设计的药物瑞德西韦（GS-5734）[20]是一种腺苷类似物前体药物，通过干扰 RdRp 来发挥抗病毒作用[21]。既往体

内、体外试验提示该药对埃博拉病毒及 MERS-CoV 感染有效[22]。目前，我国已开展瑞德西韦治疗新冠肺炎的相关临床试验，以评价药物疗效及安全性。

此外，考虑到新型冠状病毒和 SARS-CoV 中 RBD 具有较高的相似度，研究者评估了抗 SARS-CoV 抗体与新型冠状病毒的 S 蛋白的交叉反应性，并首次报告 SARS-CoV 特异性人类单克隆抗体 CR3022 可以与新型冠状病毒的 RBD 有效结合。CR3022 的表位在新型冠状病毒的 RBD 中不与 ACE2 结合位点重叠[23]。因此，CR3022 可能成为潜在的抗新型冠状病毒成分，用于预防和治疗新型冠状病毒感染。

十一、临床治疗措施

普通型患者以一般支持治疗及密切监测为主，而重型、危重型患者的救治原则为：在对症治疗的基础上，积极防治并发症，治疗基础疾病，预防继发感染和及时进行器官功能支持。2020 年 1 月 28 日 WHO 发布了关于疑似新冠肺炎患者临床救治的临时指南[18]，包括以下要点：

1. 早期支持性治疗与监测

（1）对有严重急性呼吸道感染、呼吸窘迫、低氧血症或休克的患者应立即给予辅助氧疗。

（2）对没有休克证据的严重急性呼吸道感染患者使用保守的输液治疗。

（3）对严重急性呼吸道感染患者，给予经验性抗微生物药物以治疗所有可能的病原体。对于脓毒症患者，应在初次评估后 1 小时内给予抗微生物药物。

（4）密切监测严重急性呼吸道感染患者的临床恶化迹象，如迅速进展的呼吸衰竭和败血症，并立即实施支持干预措施。

（5）了解患者的并发症情况以调整危重型的管理方案，并评估预后。尽早与患者和家属沟通。

2. 低氧性呼吸衰竭和 ARDS 的治疗

（1）当患者出现呼吸窘迫且标准氧疗无效时，应识别严重的低氧性呼吸衰竭。

（2）高流量鼻导管吸氧（high-flow nasal oxy-gen，HFNO）或无创通气（non-invasive ventilation，NIV）应仅用于特定的低氧血症性呼吸衰竭患者。使用 HFNO 或 NIV 治疗的患者应密切监测是否出现临床恶化的情况。

（3）气管内插管应由训练有素和经验丰富的医生在空气传播预防措施下进行。

（4）机械通气患者应采用较低的潮气量（4 ～ 8 ml/kg 预测体重）和较低的吸气压力（吸气平台压 < 30 cmH$_2$O）

（5）对于严重 ARDS 患者，建议每天进行大于 12 小时的俯卧通气。

（6）对无组织灌注不足的 ARDS 患者采用保守的输液治疗策略。

（7）对于中重度 ARDS 患者，建议采用高呼气末正压通气（positive end expiratory pressure，PEEP）而非低 PEEP。

（8）对于中重度 ARDS（PaO$_2$/FiO$_2$ < 150 mmHg）的患者，不推荐持续使用神经肌肉阻断剂。

（9）在能够获得体外生命支持系统（extracorporeal life support system，ECLS）专业技术的环境中，肺保护性通气后仍反复出现低氧血症的患者可以考虑实施 ECLS。

（10）避免患者与呼吸机断连，以免造成 PEEP 消失和肺不张。可使用直插式导管进行气管抽吸，当需要断开连接时（如转移到转运呼吸机）应夹紧气管导管。

3. 脓毒症休克的管理

（1）在成人脓毒症休克进行复苏时，应在前 3 小时内至少注射 30 ml/kg 等渗晶体溶液。对儿童脓毒症休克进行液体复苏时，快速推注剂量为 20 ml/kg，在急救时剂量为 40 ～ 60 ml/kg。

（2）液体复苏可能导致容量超载，包括呼吸衰竭。如果对输液无响应或出现过载迹象（如颈静脉怒张、听诊时有爆裂音、影像学提示肺水肿或出现儿童肝大等），应及时减少或停止液体给药。在没有机械通气条件下这一步尤其重要。在资源有限的情况下治疗儿童患者时，建议使用替代补液疗法。

（3）若患者在液体复苏后仍存在休克，应使用升压药。初始血压目标是成人平均动脉压（mean arterial pressure，MAP）≥ 65 mmHg 或适合儿童年龄的目标。

（4）若没有条件放置中央静脉导管，血管升压药可以通过外周静脉给药，但需使用大静脉并监测渗出和局部组织坏死的迹象。如有渗出，应停止输液。抗利尿激素也可以通过骨内针注射。

（5）若灌注不良和心功能障碍的迹象持续存在，即使通过补液和血管升压药已达到目标MAP，也需要考虑给予强心剂如多巴酚丁胺。

4. 预防并发症

（1）减少有创机械通气的时间。

（2）避免呼吸机相关肺炎的发生。

（3）降低静脉栓塞发生率。

（4）降低导管相关性感染的发生率。

（5）降低压疮发生率。

（6）降低应激性溃疡和消化道出血的发生率。

（7）降低ICU相关疾病的发生率。

参考文献

[1] Chan JF, Yuan S, Kok KH, et al. A familial cluster of pneumonia associated with the 2019 novel coronavirus indicating person-to-person transmission: a study of a family cluster. Lancet, 2020, 395（10223）: 514-523.

[2] Zhu N, Zhang D, Wang W, et al. A novel coronavirus from patients with pneumonia in China, 2019. N Engl J Med, 2020, 382（8）: 727-733.

[3] Lu R, Zhao X, Li J, et al. Genomic characterisation and epidemiology of 2019 novel coronavirus: implications for virus origins and receptor binding. Lancet, 2020, 395（10224）: 565-574.

[4] Rothe C, Schunk M, Sothmann P, et al. Transmission of 2019-nCoV infection from an asymptomatic contact in Germany. N Engl J Med, 2020. Doi: 10.1056/NEJMc2001468.

[5] Zhou P, Yang XL, Wang XG, et al. A pneumonia outbreak associated with a new coronavirus of probable bat origin. Nature, 2020. doi: 10.1038/s41586-020-2012-7.

[6] Perlman S. Another decade, another coronavirus. N Engl J Med, 2020. doi: 10.1056/NEJMe2001126.

[7] Benvenuto D, Giovanetti M, Ciccozzi A, et al. The 2019-new coronavirus epidemic: evidence for virus evolution. J Med Virol, 2020. doi: 10.1002/jmv.25688.

[8] Lam T, Shum M, Zhu HC, et al. Identification of 2019-nCoV related coronaviruses in Malayan pangolins in Southern China. BioRxiv, 2020. doi: https://doi.org/10.1101/2020.02.13.945485.

[9] 国家卫生健康委员会办公厅, 国家中医药管理局办公室. 新型冠状病毒肺炎诊疗方案（试行第七版）, 2020. http://www.nhc.gov.cn/yzygj/s7653p/202003/46c9294a7dfe4cef80dc7f5912eb1989.shtml

[10] 中国疾病预防控制中心新型冠状病毒肺炎应急响应机制流行病学组. 新型冠状病毒肺炎流行病学特征分析. 中华流行病学杂志, 2020, 41（2）: 145-151.

[11] Wan Y, Shang J, Graham R, et al. Receptor recognition by novel coronavirus from Wuhan: An analysis based on decade-long structural studies of SARS. J Virol, 2020. pii: JVI.00127-20.

[12] Xu X, Chen P, Wang J, et al. Evolution of the novel coronavirus from the ongoing Wuhan outbreak and modeling of its spike protein for risk of human transmission. Sci China Life Sci, 2020. doi: 10.1007/s11427-020-1637-5.

[13] Gralinski LE, Menachery VD. Return of the Coronavirus: 2019-nCoV. Viruses, 2020, 12（2）. pii: E135.

[14] 马亦林. 冠状病毒的特性及其致病性研究进展. 中华临床感染病杂志, 2018, 11（4）: 305-315.

[15] Xu Z, Shi L, Wang Y, et al. Pathological findings of COVID-19 associated with acute respiratory distress syndrome. Lancet Respir Med, 2020. pii: S2213-2600（20）30076-X.

[16] Huang C, Wang Y, Li X, et al. Clinical Features of Patients Infected With 2019 Novel Coronavirus in Wuhan, China. Lancet, 2020, 395（10223）: 497-506.

[17] Guan WJ, Ni ZY, Hu Y, et al. Clinical characteristics of coronavirus disease 2019 in China. N Engl J Med, 2020.doi: 10.1056/NEJMoa2002032.

[18] World Health Organization. Clinical management of severe acute respiratory infection when novel coronavirus（2019-nCoV）infection is suspected-interim guidance. 2020.

[19] 中华医学会检验医学分会. 新型冠状病毒肺炎病毒核酸检测专家共识. 中华医学杂志, 2020, 100（00）: E003-E003.

[20] Mulangu S, Dodd LE, Davey RT Jr, et al. A randomized, controlled trial of Ebola virus disease therapeutics. N Engl J Med, 2019, 381（24）:

2293-2303.

［21］Agostini ML，Andres EL，Sims AC，et al. Coronavirus Susceptibility to the Antiviral Remdesivir（GS-5734）Is Mediated by the Viral Polymerase and the Proofreading Exoribonuclease. mBio，2018，9（2）. pii：e00221-18.

［22］Sheahan TP，Sims AC，Graham RL，et al. Broad-spectrum antiviral GS-5734 inhibits both epidemic and zoonotic coronaviruses. Sci Transl Med，2017，9（396）. pii：eaal3653.

［23］Tian X，Li C，Huang A，et al. Potent binding of 2019 novel coronavirus spike protein by a SARS coronavirus-specific human monoclonal antibody. Emerg Microbes Infect，2020，9（1）：382-385.

（王琳　葛子若）

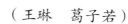

第一章　可感染人类的冠状病毒

第二章

潜在抗冠状病毒药物简述

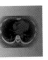
在 SARS（severe acute respiratory syndrome）和 MERS（Middle East respiratory syndrome）疫情暴发期间，利巴韦林和（或）干扰素曾被临床应用，但多数数据显示效果不理想。近日美国报道 1 例新冠肺炎患者使用瑞德西韦治疗后得到明显改善[1]。随着此次新冠肺炎（COVID-19）疫情蔓延及进展，重型、危重型及死亡病例逐渐增多，疫苗的研发和测试需要花数月或数年的时间，因此寻找有效抗病毒治疗是救治关键，目前没有确认有效的人冠状病毒感染抗病毒治疗方法是难点。

一、瑞德西韦（GS-5734）

1. 抗病毒机制及其应用

瑞德西韦是制药公司吉利德科学的一款在研药物，最初为针对埃博拉病毒而设计[2]。该药物是一种腺苷类似物前体药物，通过干扰依赖 RNA 的 RNA 聚合酶而发挥作用[3]。其进入体内三磷酸化后，作为底物掺入到病毒新合成的 RNA 链中，进而中断病毒基因组的合成。有研究表明，瑞德西韦可延迟埃博拉病毒 RNA 链终止，因而抑制其合成[4]。

Warren 等[5]在一项动物模型研究中，每天静脉注射 10 mg/kg 瑞德西韦，持续 12 天，可显著抑制埃博拉病毒复制，并 100% 保护埃博拉病毒感染的动物免受致命疾病的侵害，改善临床疾病体征和病理生理学指标。瑞德西韦在体外对其他致病 RNA 病毒（包括丝状病毒、腺病毒和冠状病毒）具有广谱抗病毒活性，这表明瑞德西韦具有更广泛的医疗用途。

2. 对冠状病毒的作用

瑞德西韦可以在多种体外系统中抑制 SARS-CoV（SARS coronavirus）和 MERS-CoV（MERS coronavirus）复制，包括具有亚微摩尔半抑制浓度（half maximal inhibitory concentration，IC50）值的原代人气道上皮细胞中。瑞德西韦对蝙蝠冠状病毒、大流行前蝙蝠冠状病毒和在人肺细胞中循环的当代人类 CoV 也有效，因此显示出广谱的抗冠状病毒活性。在 SARS-CoV 发病小鼠模型中，瑞德西韦的预防作用和早期治疗显著降低了肺病毒载量，改善了疾病的临床症状和患者的呼吸功能[6]。

Emmie 等[7]在一个非人类灵长类 MERS-CoV 感染恒河猴模型中测试了瑞德西韦的疗效。在接种前 24 小时开始的预防性瑞德西韦治疗完全防止了 MERS-CoV 引起的临床疾病，强烈抑制了呼吸道中 MERS-CoV 的复制，并防止了肺部病变的形成。瑞德西韦治疗 12 小时后可减少临床症状，减少病毒在肺部复制，并减少出现严重的肺部病变。

有研究显示瑞德西韦对人类冠状病毒 OC43 和 229E 可产生有效抗病毒活性。该研究进一步扩展了瑞德西韦已知的广度和抗病毒（包括人类和高度分化的人畜共患冠状病毒）活性[8]。

2020 年 2 月 4 日中国科学院武汉病毒研究所及军事医学科学院共同在 *Cell Research* 杂志发表研究论文[9]，研究发现瑞德西韦在新型冠状病毒（novel coronavirus，2019-nCoV）进入后起效，在猴的肾细胞 Vero E6 细胞中针对病毒的 90% 最大效应浓度（90% effective concentration，EC_{90}）值为 1.76 μmol/L，表明在非人灵长类中有可能达到其工作浓度。

3. 抗冠状病毒的临床应用

针对此次新冠肺炎疫情，目前吉利德公司已计划启动瑞德西韦在中国的随机、双盲、对照Ⅲ期临床研究。2020 年 2 月 5 日 "瑞德西韦治疗 2019 新型冠状病毒感染研究" 项目启动会在武汉召开。该临床试验将入组患者共 761 例，其中轻、中症患者 308 例，重型患者 453 例。

二、洛匹那韦/利托那韦

1. 抗病毒机制及其应用

洛匹那韦是一种蛋白酶抑制剂。病毒基因编码的前体蛋白需要在蛋白酶作用下裂解为功能性结构蛋白才能装配成完整病毒颗粒，蛋白酶抑制剂可与病毒蛋白酶催化基因结合抑制酶活性，导致蛋白前体不能裂解和形成成熟病毒体。肝细胞色素 P450（cytochrome P450，CYP）3A4 和 CYP3A5 同工酶主要介导了洛匹那韦在肝中快速和广泛的第一次氧化代谢，导致洛匹那韦生物利用度差；利托那韦以浓度依赖的方式抑制人肝微粒体中

CYP3A4 的活性，可以抑制肝对洛匹那韦的分解代谢，使血浆中利托那韦浓度增加[10]。既往用于抗人类免疫缺陷病毒（HIV）治疗。

2. 对冠状病毒的作用

2003 年 SARS 流行期间，我国香港学者[11]对 41 例 SARS 患者采用洛匹那韦／利托那韦联合利巴韦林治疗，随访 3 周，观察其临床进展和病毒学结果。并与 111 例单纯使用利巴韦林治疗的历史对照组患者进行比较。结果表明洛匹那韦／利托那韦联合利巴韦林治疗 SARS 的临床疗效明显优于安慰剂对照试验。

还有研究利用绒猴动物模型评估了三种具有体外抗 MERS-CoV 活性的重组药物霉酚酸酯（MMF）、洛匹那韦／利托那韦和干扰素 - β 1b 在患有类似于人类 MERS 的严重疾病中的作用[12]。其中洛匹那韦／利托那韦治疗和干扰素 - β 1b 治疗组动物比未治疗组动物有更好的结果，该研究结果支持临床试验中应单独或联合应用洛匹那韦／利托那韦和干扰素 - β 1b。

3. 抗冠状病毒的临床应用

《新型冠状病毒肺炎诊疗方案（试行第七版）》[13]推荐用法：口服，每次 2 粒，每日 2 次，疗程不超过 10 天。

三、法匹拉韦（T-705）

1. 抗病毒机制及其应用

法匹拉韦是由日本福山化学有限公司研制的 RNA 依赖的 RNA 聚合酶抑制剂类广谱抗病毒药物。2014 年 3 月，在日本被批准用于流行性感冒治疗。法匹拉韦本身没有抗病毒活性，其在体内可转化为法匹拉韦核苷三磷酸形式，竞争性抑制病毒 RNA 依赖的 RNA 聚合酶，从而抑制病毒基因组复制和转录，还可进入病毒基因，诱发致命性的突变而发挥抗病毒作用[14]。法匹拉韦在体外对大量 RNA 病毒有效，包括埃博拉病毒、西尼罗病毒、黄热病病毒、沙粒病毒、布尼亚病毒、狂犬病病毒等[15]。

2. 对冠状病毒的作用

暂无相关文献。

3. 抗冠状病毒的临床应用

作为疫情期间全国第一个批准上市的对新冠肺炎具有潜在疗效的药物，海正药业的法匹拉韦受到关注。目前，海正药业法匹拉韦获批的适应证用于流感的治疗，在此前国家科研攻关组的试验中，法匹拉韦对新型冠状病毒初步显示较明显的疗效和较小的不良反应。海正药业也在申请针对新冠肺炎的临床试验。

四、磷酸氯喹

1. 抗病毒机制及其应用

对疟原虫红细胞内期裂殖体起作用，可能系干扰了疟原虫裂殖体 DNA 的复制和转录过程或阻碍了其内吞作用，从而使虫体由于缺乏氨基酸而死亡。可用于治疗对氯喹敏感的恶性疟、间日疟及三日疟，并可用于疟疾症状的抑制性预防，也可用于治疗肠外阿米巴病、结缔组织病、光敏感性疾病（如日晒红斑）等。既往用于疟疾治疗。

2. 对冠状病毒的作用

近日中国科学院武汉病毒研究所／生物安全大科学研究中心与军事科学院军事医学研究院国家应急防控药物工程技术研究中心开展联合研究[16]，并在 *Cell Research* 发表文章，提出瑞德西韦和磷酸氯喹在体外有效抑制新型冠状病毒（2019-nCoV）。氯喹是一种广泛使用的抗疟疾和自身免疫性疾病药物，最近被报道有潜在的广谱抗病毒作用。氯喹通过增加病毒／细胞融合所需的内体 pH 来阻断病毒感染。干扰了 SARS-CoV 细胞受体的糖基化。该研究表明，在 Vero E6 细胞上，瑞德西韦对新型冠状病毒的半最大效应浓度（50% effective concentration，EC_{50}）为 0.77 μmol/L，选择指数（SI）大于 129；磷酸氯喹的 EC_{50} = 1.13 μmol/L，SI 大于 88，说明上述两种药物在细胞水平上能有效抑制新型冠状病毒的感染。

de Wilde 等[17]筛选了 348 种美国食品药品监督管理局（FDA）批准的抗 MERS-CoV 活性药物库。发现了四种化合物（氯喹、氯丙嗪、洛佩胺和洛匹那韦）在低极性范围内（EC_{50}，3 ～ 8 μmol/L）抑制 MERS-CoV 复制。此外，

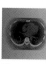

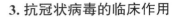
这些化合物还抑制了 SARS 冠状病毒和人冠状病毒 229E 的复制。

3. 抗冠状病毒的临床作用

2020 年 1 月 23 日，广东省医疗机构开始探讨使用磷酸氯喹治疗新冠肺炎，1 月 29 日开展临床试验。目前北京佑安医院正在进行相关临床试验。

《新型冠状病毒肺炎诊疗方案（试行第七版）》[13] 中提出可试用磷酸氯喹（适用于 18 ~ 65 岁成人。体重 50 kg 以上者每次 500 mg、每日 2 次，疗程 7 天；体重 50 kg 及以下者第 1、2 天每次 500 mg、每日 2 次，第 3 ~ 7 天每次 500 mg、每日 1 次，疗程 7 天）。

五、利巴韦林

1. 抗病毒机制及其应用

利巴韦林为一种广谱抗 DNA 和 RNA 病毒的鸟嘌呤核苷类似物。其抗病毒机制可能包括通过直接抑制单磷酸次嘌呤核苷脱氢酶，抑制病毒信使 RNA 的 5′ - 端结构，抑制病毒的依赖 RNA 的 RNA 聚合酶。既往用于防治副流感，甲、乙、丙型肝炎，麻疹，腮腺炎，水痘，单纯疱疹，带状疱疹，病毒性眼角膜炎，疱疹性口腔炎，小儿腺病毒肺炎等。

2. 对冠状病毒的作用

冠状病毒单链正义 RNA 基因组的复制和转录是通过一个复杂机制实现的，该机制至少由 16 种病毒非结构蛋白（nonstructural proteins，nsps）组成。研究发现，冠状病毒具有校对功能，利巴韦林 5′ - 单磷酸与 SARS-CoV 的 RNA 结合后可以被 nsp10/nsp14 核糖核酸外切酶切除，因此利巴韦林抗 SARS-CoV 效果有限[18]。

3. 抗冠状病毒的临床应用

利巴韦林加糖皮质激素作为治疗 SARS 的方法曾被广泛应用，有回顾性研究对利巴韦林组 97 例患者和非利巴韦林组 132 例进行比较分析，发现利巴韦林组年轻女性发生肌痛的比例更高（P < 0.001），且死亡率无明显统计学差异[19]。有研究者进行细胞实验表明利巴韦林对病毒没有抑制作用[20]。还有研究者针对 SARS 治疗进行系统回顾，关于利巴韦林治疗有 20 个研究无明确结果，还有 4 个研究提出有害作用[21]。

《新型冠状病毒肺炎诊疗方案（试行第七版）》[13] 中提出可试用利巴韦林（建议与干扰素或洛匹那韦 / 利托那韦联合应用，成人每次 500 mg，每日 2 ~ 3 次静脉输注，疗程不超过 10 天）。

六、α - 干扰素

1. 抗病毒机制及其应用

干扰素是一类具有广谱抗病毒作用的细胞因子。其抗病毒作用主要通过识别细胞表面受体，如 Toll 样受体、依赖 RNA 的蛋白激酶、RNA 解旋酶等，诱导抗病毒蛋白的表达，包括蛋白激酶、2′,5′ - 寡腺苷酸合成酶、核糖核酸酶 L、诱导型一氧化氮合酶等，进而抑制感染细胞内病毒的复制[22]。干扰素雾化吸入可用于病毒性感冒、流行性感冒、急性病毒性咽喉炎、急性疱疹性咽峡炎、病毒性肺炎、毛细支气管炎及手足口病等。

2. 对冠状病毒的作用

12 项关于干扰素的体外研究被报道证实其对于 SARS-CoV 有抗病毒作用，其中 α - 干扰素有 6 种，β - 干扰素有 10 种。这些体外研究细胞包括猴子细胞、恒河猴胚肾细胞及人类细胞株[23]。此外，有学者证实 α - 干扰素或 β 1a- 干扰素联合利巴韦林在体外实验中显示具有协同作用[24]。在一项猕猴 SARS-CoV 感染模型实验中发现，相比于未经处理的猕猴，聚乙二醇化干扰素 - α 预防性治疗显著降低了病毒复制和分泌、I 型肺泡上皮细胞抗原表达及肺损伤[25]。

3. 抗冠状病毒的临床应用

既往在 MERS-CoV 抗病毒治疗中干扰素曾被广泛研究。在一项对 44 名严重 MERS 患者（需要通气支持）的回顾性队列研究中发现，聚乙二醇化干扰素 - α2a 联合利巴韦林的治疗增加了 14 天生存率，但对 28 天生存率没有明显改善[26]。Yaseen 等[27] 回顾性研究了 144 名接受利巴韦林和（或）干扰素治疗的 MERS 患者，与未接受治疗患者相比，90 天死亡率并未降低，也没有加速病毒的清除。

《新型冠状病毒肺炎诊疗方案（试行第七版）》[13] 推荐用法：α- 干扰素雾化吸入，成人每次 500 万 U 或相当剂量，加入灭菌注射用水 2 ml，每日 2 次。

七、阿比多尔

1. 抗病毒机制及其应用

主要是通过激活体内 2,5- 寡聚腺苷酸合成酶（抗病毒蛋白），特异性抑制病毒脂质囊膜与宿主细胞膜的接触、黏附及融合，并阻断病毒基因穿入细胞核，从而抑制病毒 DNA 和 RNA 合成。治疗由甲、乙型流感病毒等引起的上呼吸道感染。

2. 对冠状病毒的作用

该药物是否能够抗冠状病毒，既往相关文献较少，2008 年俄罗斯研究者曾进行体外细胞实验并发表文章，提出阿比多尔及甲磺酸阿比多尔可在感染早期抑制 SARS-CoV 复制[28]，但该文章为俄语版本，具体实验内容及过程不详。

3. 抗冠状病毒的临床应用

近日陈军等[29] 回顾性分析 2020 年 1 月 20 日至 2 月 6 日上海市公共卫生临床中心收治的确诊为新冠肺炎 134 例患者的临床资料。134 例患者均接受重组人干扰素 α-2b 喷雾治疗以及对症支持治疗，其中 52 例患者口服抗病毒药物洛匹那韦 / 利托那韦，34 例患者口服抗病毒药物阿比多尔，48 例患者不服用任何抗病毒药物。结果提示未发现洛匹那韦 / 利托那韦和阿比多尔具有改善症状或缩短呼吸道标本病毒核酸转阴时间的作用，有效性仍需进一步研究。

《新型冠状病毒肺炎诊疗方案（试行第七版）》[13] 中提出可试用阿比多尔（成人 200 mg每次，每日 3 次，疗程不超过 10 天）。

八、达芦那韦

1. 抗病毒机制及其应用

达芦那韦是一种 HIV-1 蛋白酶抑制剂，选择

性抑制病毒感染细胞中 HIV 编码的 Gag-Pol 多蛋白的裂解，从而阻止成熟的感染性病毒颗粒的形成。和其他抗逆转录病毒药物合并使用，适用于已使用过抗逆转录病毒药物的人类免疫缺陷病毒（HIV）感染的成人患者的治疗，例如对一种以上蛋白酶抑制剂耐药的 HIV-1 感染者。

2. 对冠状病毒的作用

李兰娟院士在武汉公布治疗新冠肺炎的最新研究，提出达芦那韦在一定浓度下，能显著抑制病毒复制，与未用药物处理组比较，抑制效率达 280 倍。截至目前尚未发表相关文献。

参考文献

［1］Holshue ML，DeBolt C，Lindquist S，et al. First case of 2019 novel coronavirus in the United States［J］. N Engl J Med. DOI：10.1056/NEJMoa2001191.

［2］Mulangu S，Dodd LE，Davey RT Jr，et al. A randomized，controlled trial of Ebola virus disease therapeutics. N Engl J Med，2019，381（24）：2293-2303. doi：10.1056/NEJMoa1910993.

［3］Agostini ML，Andres EL，Sims AC，et al. Coronavirus susceptibility to the antiviral remdesivir（GS-5734）is mediated by the viral polymerase and the proofreading exoribonuclease. mBio，2018，9（2）. pii：e00221-18. doi：10.1128/mBio.00221-18.

［4］Tchesnokov EP，Feng JY，Porter DP，et al. Mechanism of inhibition of Ebola virus RNA-dependent RNA polymerase by remdesivir. Viruses，2019，11（4）. pii：E326. doi：10.3390/v11040326.

［5］Warren TK，Jordan R，Lo MK，et al. Therapeutic efficacy of the small molecule GS-5734 against Ebola virus in rhesus monkeys. Nature，2016，531（7594）：381-5. doi：10.1038/nature17180.

［6］Sheahan TP，Sims AC，Graham RL，et al. Broad-spectrum Antiviral GS-5734 Inhibits Both Epidemic and Zoonotic Coronaviruses. Sci Transl Med，2017，9（396）. pii：eaal3653. doi：10.1126/scitranslmed.aal3653.

［7］de Wit E，Feldmann F，Cronin J，et al. Prophylactic and therapeutic remdesivir（GS-5734）treatment in the rhesus macaque model of MERS-CoV infection. Proc Natl Acad Sci U S A，2020. pii：201922083. doi：10.1073/pnas.1922083117.

［8］Brown AJ，Won JJ，Graham RL，et al. Broad spectrum antiviral remdesivir inhibits human endemic and zoonotic deltacoronaviruses with a highly divergent RNA dependent RNA polymerase. Antiviral Res, 2019, 169: 104541. doi: 10.1016/j.antiviral.2019.104541.

［9］ Manli Wang, Ruiyuan Cao, Leike Zhang, et al. Remdesivir and chloroquine effectively inhibit the recently emerged novel coronavirus（2019-nCoV）in vitro. Cell Research, 2020: 1-3; https://doi.org/10.1038/s41422-020-0282-0.

［10］张笑影，刘正印，杜小丽，等．中国HIV感染者服用洛匹那韦药代动力学特点分析．中华内科杂志，2015, 54（5）: 431-433.

［11］Chu CM, Cheng VC, Hung IF, et al. Role of lopinavir/ritonavir in the treatment of SARS: initial virological and clinical findings. Thorax, 2004,59（3）: 252-6. DOI: 10.1136/thorax.2003.012658.

［12］Jasper F. W. Chan, Yanfeng Yao, Man-Lung Yeung, et al. Treatment with lopinavir/ritonavir or interferon-β1b improves outcome of MERS-CoV infection in a non-human primate model of common marmoset. JID, 2015, 212: 1904-1913. DOI: 10.1093/infdis/jiv392.

［13］国家卫生健康委员会办公厅，国家中医药管理局办公厅.《新型冠状病毒肺炎诊疗方案》（试行第七版）.（2020-03-03）［2020-03-04］. http://www.gov.cn/zhengce/zhengceku/2020/03/04/content_5486705.htm.

［14］赵旭，周辛波，钟武，等．抗病毒药物—法匹拉韦．临床药物治疗杂志，2015, 13（4）: 16-20.

［15］王先堃，孙娜，陈志海．法匹拉韦抗病毒治疗研究进展．中国新药杂志，2019, 28（15）: 1824-1827.

［16］Wang M, Cao R, Zhang L, et al. Remdesivir and chloroquine effectively inhibit the recently emerged novel coronavirus（2019-nCoV）in vitro. Cell Res, 2020. doi: 10.1038/s41422-020-0282-0.

［17］deWilde AH, Jochmans D, Posthuma CC, et al. Screening of an FDA-approved compound library identifies four small-molecule inhibitors of Middle East respiratory syndrome coronavirus replication in cell culture. Antimicrob Agents Chemother, 2014,58（8）: 4875-84. doi: 10.1128/AAC.03011-14.

［18］Ferron F, Subissi L, Silveira De Morais AT, et al. Structural and molecular basis of mismatch correction and ribavirin excision from coronavirus RNA. Proc Natl Acad Sci U S A, 2018, 115（2）: E162-E171. doi: 10.1073/pnas.1718806115.

［19］Leong HN, Ang B, Eamest A. Investigational use of ribavirin in the treatment of severe acute respiratory syndrome, Singapore, 2003. Trop Med Int Health. 2004 Aug; 9（8）: 923-7.

［20］Stroher U, DiCaro A, Li Y, et al. Severe acute respiratory syndrome-related coronavirus is inhibited by Interferon-alpha. J Infect Dis, 2004, 189（7）: 1164-7.

［21］Stockman LJ, Bellamy R, Garner P. SARS: Systematic review of treatment effects. PLoS Med, 2006, 3（9）: e343. DOI: 10.1371/journal.pmed.0030343

［22］Akira, S. Uematsu, S. Takeuchi, O. Pathogen recognition and innate immunity. Cell,2006,124（4）, 783-801.

［23］Stockman LJ, Bellamy R, Garner P. SARS: Systematic review of treatment effects. PLoS Med, 2006, 3（9）: e343. DOI: 10.1371/journal.pmed.0030343.

［24］Chen, F., Chan, K. H., Jiang, Y. et al. In vitro susceptibility of 10 clinical isolates of SARS coronavirus to selected antiviral compounds.J Clin Virol, 2004, 31（1）: 69-75.

［25］Haagmans BL, Kuiken T, Martina BE, et al. Pegylated interferon-α protects type 1 pneumocytes against SARS coronavirus infection in macaques.Nat Med, 2004, 10（3）: 290-293.

［26］Omrani AS, Saad MM, Baig K, et al. Ribavirin and interferon alfa-2a for severe Middle East respiratory syndrome coronavirus infection: a retrospective cohort study. Lancet Infect Dis, 2014, 14: 1090-1095.

［27］Arabi YM, Shalhoub S, Mandourah Y, et al. Ribavirin and interferon therapy for critically ill patients with Middle East Respiratory Syndrome: A multicenter observational sudy. Clin Infect Dis, 2019. pii: ciz544. doi: 10.1093/cid/ciz544.

［28］Khamitov RA, Loginova Sla, Shchukina VN, et cl. Antiviral activity of arbidol and its derivatives against the pathogen of severe acute respiratory syndrome in the cell cultures. Vopr Virusol, 2008, 53（4）: 9-13.

［29］陈军，凌云，席秀红，等．洛匹那韦利托那韦和阿比多尔用于治疗新型冠状病毒肺炎的有效性研究．中华传染病杂志，2020, 38（00）: E008-E008. DOI: 10.3760/cma.j.cn311365-20200210-00050.

（田地　王琳）

第三章

《新型冠状病毒肺炎诊疗方案（试行第七版）》解读

2019 年 12 月以来，湖北省武汉市出现了新冠状病毒肺炎疫情，随着疫情的蔓延，我国其他地区及境外多个国家也相继发现了此类病例。该病作为急性呼吸道传染病已纳入《中华人民共和国传染病防治法》规定的乙类传染病，按甲类传染病管理。通过采取一系列预防控制和医疗救治措施，我国境内疫情上升的势头得到一定程度的遏制，大多数省份疫情缓解，但境外的发病人数呈上升态势。随着对疾病临床表现、病理认识的深入和诊疗经验的积累，为进一步加强对该病的早诊早治，提高治愈率，降低死亡率，最大可能避免医院感染，同时提醒注意境外输入性病例导致的传播和扩散，我们对《新型冠状病毒肺炎诊疗方案（试行第六版）》进行修订，形成了《新型冠状病毒肺炎诊疗方案（试行第七版）》。

[解读]

2020 年 1 月 15 日国家卫生健康委员会印发了《新型冠状病毒感染的肺炎诊疗方案（试行第一版）》（简称《第一版》），随后 1 月 20 日发布《新型冠状病毒感染的肺炎诊疗方案（试行第二版）》（简称《第二版》）、1 月 22 日发布《新型冠状病毒感染的肺炎诊疗方案（试行第三版）》（简称《第三版》）、1 月 27 日发布《新型冠状病毒感染的肺炎诊疗方案（试行第四版）》（简称《第四版》）、2 月 4 日发布《新型冠状病毒感染的肺炎诊疗方案（试行第五版）》（简称《第五版》）、2 月 8 日发布《新型冠状病毒肺炎诊疗方案（试行第五版　修正版）》。2020 年 2 月 19 日发布《新型冠状病毒肺炎诊疗方案（试行第六版）》（简称《第六版》）。2020 年 3 月 3 日，国家卫生健康委印发了《新型冠状病毒肺炎诊疗方案（试行第七版）》（以下简称《第七版》）。如此频密的修订版次，提示我国医学科学家们正不懈努力，把最新的研究成果转化为指导临床工作的方案。

自 2019 年 12 月湖北省武汉市出现新型冠状病毒感染的疫情，该病主要表现为不同程度的肺炎，重型患者可出现呼吸衰竭、急性呼吸窘迫综合征（ARDS）、休克、多脏器损伤等。早期本病被称为"新型冠状病毒感染的肺炎"，2020 年 2 月 7 日，国家卫生健康委决定将"新型冠状病毒感染的肺炎"暂命名为"新型冠状病毒肺炎"，简称"新冠肺炎"，英文名称为"Novel Coronavirus Pneumonia"，简称"NCP"。2020 年 2 月 11 日，世界卫生组织将此病正式命名为"2019 冠状病毒病"（COVID-19）。2 月 22 日，国家卫生健康委发布修订新型冠状病毒肺炎英文命名的通知，将"新型冠状病毒肺炎"英文名称修订为"COVID-19"，与世界卫生组织命名保持一致，中文名称保持不变。

《第七版》中提出，通过采取一系列预防控制和医疗救治措施，我国境内疫情上升的势头得到一定程度的遏制，大多数省份疫情缓解，但境外的发病人数呈上升态势，提醒注意境外输入性病例导致的传播和扩散。事实上最近我国一些省市持续出现境外输入性病例高于境内病例的情况。

一、病原学特点

新型冠状病毒属于 β 属的冠状病毒，有包膜，颗粒呈圆形或椭圆形，常为多形性，直径 60 ～ 140nm。其基因特征与 SARS-CoV 和 MERS-CoV 有明显区别。目前研究显示与蝙蝠 SARS 样冠状病毒（bat-SL-CoVZC45）同源性达 85% 以上。体外分离培养时，新型冠状病毒 96 个小时左右即可在人呼吸道上皮细胞内发现，而在 Vero E6 和 Huh-7 细胞系中分离培养需约 6 天。

对冠状病毒理化特性的认识多来自对 SARS-CoV 和 MERS-CoV 的研究。病毒对紫外线和热敏感，56℃ 30 分钟、乙醚、75% 乙醇、含氯消毒剂、过氧乙酸和氯仿等脂溶剂均可有效灭活病毒，氯己定不能有效灭活病毒。

[解读]

自 2019 年 12 月 23 日起，Lu 等从 9 位患者获得的 10 组新型冠状病毒基因组序列极其相似，表现出超过 98% 的序列同一性。并发现与 2018 年在中国东部舟山采集的两种蝙蝠源性严重急性呼吸综合征（SARS）样冠状病毒 bat-SL-CoVZC45 和 bat-SL-CoVZXC21 密切相关（一致性为 88%）。

2020 年 2 月 11 日，国际病毒命名委员会（ICTV）引入"严重急性呼吸系统综合征冠状病毒 2"（SARS-CoV-2）这个名称来命名这一新发现的病毒。ICTV 冠状病毒科研究小组认为，虽然 2019-nCoV 与严重急性呼吸综合征相关冠状病毒（SARS-CoV）之间相似度仅为 79%，但根据五个保守序列计算冠状病毒之间的等级关系，2019-nCoV 与 SARS-CoV 的差异不足以使 2019-nCoV 成为独立的病毒物种。

冠状病毒（CoV）基因组主要编码 4 种结构蛋白：刺突蛋白（S）、核衣壳蛋白（N）、膜蛋白（M）和包膜蛋白（E）。其中 S 蛋白是存在于冠状病毒表面的重要的蛋白，即伸出冠状病毒包膜的棒-球形的糖蛋白。S 蛋白与 CoV 侵入细胞的过程密切相关，决定 CoV 的致病性。位于病毒颗粒外侧的 S1 蛋白是病毒中和抗原位点的所在，同时也是病毒结合敏感细胞受体的所在。E 蛋白是小而完整的 CoV 囊膜蛋白，在病毒装配时发挥重要作用。E 蛋白和 M 蛋白的共表达导致 CoV 样粒子的装配。M 蛋白为跨膜糖蛋白，主要参与包膜形成，M 蛋白决定病毒的出芽位点，与 S 蛋白结合能触发病毒粒子的组装。N 蛋白处于病毒颗粒的核心部分，对于病毒基因组 RNA 特征性序列的识别及与其他结构蛋白的相互作用，对于病毒粒子的准确组装具有重要意义。

病毒可以被紫外线、加热、乙醚、75% 酒精、含氯消毒剂等常用消毒方法灭活，提示此病毒对外界抵抗力并不强。

二、流行病学特点

（一）传染源

目前所见传染源主要是新型冠状病毒感染的患者。无症状感染者也可能成为传染源。

（二）传播途径

经呼吸道飞沫和密切接触传播是主要的传播途径。在相对封闭的环境中长时间暴露于高浓度气溶胶情况下存在经气溶胶传播的可能。由于在粪便及尿中可分离到新型冠状病毒，应注意粪便及尿对环境污染造成气溶胶或接触传播。

（三）易感人群

人群普遍易感。

[解读]

《第七版》中传染源的表述没有变化，"目前所见传染源主要是新型冠状病毒感染的患者。无症状感染者也可能成为传染源"。

对传播途径的表述做出了较大修改，传播途径可以分为 3 个层次。

1. 经呼吸道飞沫和密切接触传播是主要的传播途径。

2. 在相对封闭的环境中长时间暴露于高浓度气溶胶情况下存在经气溶胶传播的可能。

3. 由于在粪便及尿中可分离到新型冠状病毒，应注意粪便及尿对环境污染造成气溶胶或接触传播。

气溶胶传播以及粪便、尿对环境污染造成气溶胶或接触传播，意味着传播途径更复杂，传染性更强。虽然在传播途径中提到了尿液，但在实验室检测中并没有尿液病毒检测的内容。

三、病理改变

根据目前有限的尸检和穿刺组织病理观察结果总结如下。

（一）肺

肺呈不同程度的实变。

肺泡腔内见浆液、纤维蛋白性渗出物及透明膜形成；渗出细胞主要为单核和巨噬细胞，易见多核巨细胞。Ⅱ型肺泡上皮细胞显著增生，部分细胞脱落。Ⅱ型肺泡上皮细胞和巨噬细胞内可见包涵体。肺泡隔血管充血、水肿，可见单核和淋巴细胞浸润及血管内透明血栓形成。肺组织灶性出血、坏死，可出现出血性梗死。部分肺泡腔渗出物机化和出现肺间质纤维化。

肺内支气管黏膜部分上皮脱落，腔内可见黏液及黏液栓形成。少数肺泡过度充气、肺泡隔断裂或囊腔形成。

电镜下支气管黏膜上皮和Ⅱ型肺泡上皮细胞胞质内可见冠状病毒颗粒。免疫组化染色显示部分肺泡上皮和巨噬细胞呈新型冠状病毒抗原阳性，RT-PCR 检测新型冠状病毒核酸阳性。

（二）脾、肺门淋巴结和骨髓

脾明显缩小。淋巴细胞数量明显减少，灶性出血和坏死，脾内巨噬细胞增生并可见吞噬现象。淋巴结淋巴细胞数量较少，可见坏死。免疫组化染色显示脾和淋巴结内 CD4 ＋ T 和 CD8 ＋ T 细胞均减少。骨髓三系细胞数量减少。

（三）心脏和血管

心肌细胞可见变性、坏死，间质内可见少数单核细胞、淋巴细胞和（或）中性粒细胞浸润。部分血管内皮脱落、内膜炎症及血栓形成。

（四）肝和胆囊

体积增大，暗红色。肝细胞变性、灶性坏死伴中性粒细胞浸润；肝血窦充血，汇管区见淋巴细胞和单核细胞浸润，微血栓形成。胆囊高度充盈。

（五）肾

肾小球球囊腔内可见蛋白性渗出物，肾小管上皮变性、脱落，可见透明管型。间质充血，可见微血栓和灶性纤维化。

（六）其他器官

脑组织充血、水肿，部分神经元变性。肾上腺见灶性坏死。食管、胃和肠管黏膜上皮不同程度变性、坏死、脱落。

[**解读**]

增加病理改变是《第七版》的最大亮点。病理改变可帮助临床医生进一步了解新冠肺炎的机制和特点，提高诊疗水平。

根据目前有限的尸检和穿刺组织病理学观察，新型冠状病毒可以导致肺出现渗出性炎症，其他脏器出现继发性改变，患者晚期可以合并弥散性血管内凝血（DIC），微血栓形成。

1. 肺病理学特征主要表现为渗出性改变，大量的单核和巨噬细胞渗出；同时可以合并血管炎，血管通透性增加，进而导致肺组织灶性充血、坏死；支气管黏膜上皮脱落，形成黏液栓，影响肺泡的充气功能，导致部分肺泡代偿性扩张，肺泡隔断裂，囊腔形成；肺的这些病理学改变可以继发肺间质增生，出现肺间质纤维化。

2. 脾明显缩小，淋巴细胞减少，骨髓三系细胞数量减少的病理学改变可能是由于淋巴细胞动员增强，大量细胞渗出，导致淋巴细胞衰竭，造血抑制，推测成熟细胞可能减少，幼稚细胞增多。

3. 心、肝和肾主要为继发性改变，虽然伴有炎细胞浸润，但无明确病毒性炎症的病理学特征。

4. 脑组织同样表现为非特异性炎症的病理特征，可能存在脱髓鞘性改变，鉴于目前在脑脊液中检出病毒颗粒，故不排除合并病毒性脑炎的可能。

5. 肾上腺、食管、胃和肠管虽然出现黏膜上皮的变性、坏死，但可能是源于患者晚期的终末表现，不是病毒感染的特征性病理改变。

随着更多尸检和病理结果的积累，病理相关内容将会进一步更新。

（以上部分由北京地坛医院李慢博士解读。由于是初次出现的新知识，可能会有不同见解，仅供大家参考。）

四、临床特点

（一）临床表现

基于目前的流行病学调查，潜伏期1～14天，多为3～7天。

以发热、干咳、乏力为主要表现。少数患者伴有鼻塞、流涕、咽痛、肌痛和腹泻等症状。重症患者多在发病1周后出现呼吸困难和（或）低氧血症，严重者可快速进展为急性呼吸窘迫综合征、脓毒症休克、难以纠正的代谢性酸中毒和出凝血功能障碍及多器官功能衰竭等。值得注意的是重型、危重型患者病程中可表现为中低热，甚至无明显发热。

部分儿童及新生儿病例症状可不典型，表现为呕吐、腹泻等消化道症状或仅表现为精神弱、呼吸急促。

轻型患者仅表现为低热、轻微乏力等，无肺炎表现。

从目前收治的病例情况看，多数患者预后良好，少数患者病情危重。老年人和有慢性基础疾病者预后较差。患有新型冠状病毒肺炎的孕产妇临床过程与同龄患者相近。儿童病例症状相对较轻。

[解读]

《第七版》临床表现中延续了"轻型"的概念。临床症状体征表述也没有变化，早期表现为发热及轻度上呼吸道症状，1周后可能发展为严重肺部表现或其他器官系统功能障碍。《第七版》增加了儿童及新生儿、孕妇的临床表现。部分儿童及新生儿病例症状可不典型，表现为呕吐、腹泻等消化道症状或仅表现为精神弱、呼吸急促。患有新型冠状病毒肺炎的孕产妇临床过程与同龄患者相近。儿童病例症状相对较轻。

孕妇和≤5岁儿童是重型流感肺炎的高危因素，但在新冠肺炎患者中没有见到类似情况。

（二）实验室检查

1.一般检查

发病早期外周血白细胞总数正常或减少，可见淋巴细胞计数减少，部分患者可出现肝酶、乳酸脱氢酶（LDH）、肌酶和肌红蛋白增高；部分危重者可见肌钙蛋白增高。多数患者C反应蛋白（CRP）和红细胞沉降率（血沉）升高，降钙素原正常。严重者D-二聚体升高、外周血淋巴细胞进行性减少。重型、危重型患者常有炎症因子升高。

[解读]

《第七版》中，"可见淋巴细胞计数减少"中增加了"可见"两个字，似为无心之举，其实有意而为。提示淋巴细胞计数也可以正常。血常规本是临床检验中最普通的一项检查，但由于在后面的诊断标准中独自列为临床表现中的1条，导致临床医生对其咬文嚼字进行解读。其实这一项的涵义是：发病早期，外周血白细胞、淋巴细胞计数可以正常，也可以降低，降低的意义更大。值得注意的是，二者均不可以升高。

《第六版》中增加了"重型、危重型患者常有炎症因子升高"，但没有具体说明哪些炎症因子升高。《第七版》沿用了这一说法。在我们诊治的新冠肺炎病例中，CRP升高，初步分析与病情轻重有关，但CRP升高幅度不大。我们检测的指标血清淀粉样蛋白A（SAA），变化更加明显，跟病情的相关性更强。SAA是一种由肝细胞产生后被分泌到血清中的急性时相蛋白。当机体发生感染或损伤时，可在4～6h内迅速升高约1000倍，当机体抗原清除后则迅速降低至正常水平。SAA升高多见于病毒、支原体、细菌感染，敏感性高于CRP；CRP升高见于细菌感染，病毒及支原体等病原体感染不升高或仅轻微升高。SAA可以与CRP互补应用。

2.病原学及血清学检查

（1）病原学检查：采用RT-PCR或/和NGS方法在鼻咽拭子、痰和其他下呼吸道分泌物、血液、粪便等标本中可检测出新型冠状病毒核酸。检测下呼吸道标本（痰或气道抽取物）更加准确。标本采集后尽快送检。

[解读]

《第七版》中提出，采用 RT-PCR 或 / 和 NGS 方法在鼻咽拭子、痰和其他下呼吸道分泌物、血液、粪便等标本中可检测出新型冠状病毒核酸。检测方法具体提出了"RT-PCR 或 / 和 NGS 方法"，标本延续了前一版的表述。《第七版》虽然在传播途径中提出了尿中分离的新型冠状病毒并可能存在传染性的问题，但在病原检测标本中未提到尿液。

需要注意的是，虽然核酸检测是确定新冠肺炎诊断的金标准，全国都在开展，但在实际应用中，应注意具体检测的基因片段及判断标准。这些内容看似与临床医生关系不大，实则核酸检测结果对于临床病情的判断有很大参考意义。目前实验室检测新型冠状病毒核酸均基于新型冠状病毒基因组中开放读码框 1a/b（open reading frame 1a/b，ORF1ab）、核壳蛋白（nucleocapsid protein，N 蛋白）和包膜蛋白（envelope protein，E 蛋白）。检测原理基本一致，但不同公司产品的引物、探针设计存在不同，有单靶区段（ORF1ab）、双靶区段（ORF1ab、N 蛋白）、三靶区段（ORF1ab、N 蛋白和 E 蛋白）。虽然目前检测为定性结果，但不同的阳性靶标数、差异较大的扩增循环数（ct 值）都对临床病情判断有参考意义。

（2）血清学检查：新型冠状病毒特异性 IgM 抗体多在发病 3～5 天后开始出现阳性，IgG 抗体滴度恢复期较急性期有 4 倍及以上增高。

[解读]

《第七版》中首次提出抗体检测的问题。新型冠状病毒特异性 IgM 抗体多在发病 3～5 天后开始出现阳性，IgG 抗体滴度恢复期较急性期有 4 倍及以上增高。抗体检测技术难度不大，快速易普及，但前期探索性研究显示，对确诊患者进行抗体检测，阳性率高，对核酸检测是一个补充。但对疑似患者或者达不到疑似标准的患者，抗体检测明显增加了诊断的复杂性。抗体检测结果的意义还需要更多的临床数据支持。

（三）胸部影像学

早期呈现多发小斑片影及间质改变，以肺外带明显。进而发展为双肺多发磨玻璃影、浸润影，严重者可出现肺实变，胸腔积液少见。

[解读]

临床分型不同，其胸部影像学特征不同，各型主要特征分述如下：

轻型：肺内未见炎症表现。

普通型：可见肺炎表现。多分布于肺外周带、胸膜下、肺下叶；表现为单发或多发磨玻璃影，部分磨玻璃影内可见网格影，境界模糊或清楚；局部可伴有大小不等斑片实变影，密度不均匀。

重型：双肺弥漫磨玻璃影；磨玻璃影可伴大片不均匀或均匀实变影，可见支气管气相，部分可见轻度柱状支气管扩张；少部分病例可有胸腔积液，一般为少量积液。

危重型：弥漫磨玻璃影伴大片不均匀或均匀实变影，呈"白肺"表现。

（以上胸部影像学内容由北京地坛医院谢汝明教授解读，供大家参考）。

五、诊断标准

（一）疑似病例

结合下述流行病学史和临床表现综合分析：

1. 流行病学史

（1）发病前 14 天内有武汉市及周边地区，或其他有病例报告社区的旅行史或居住史。

（2）发病前 14 天内与新型冠状病毒感染者（核酸检测阳性者）有接触史。

（3）发病前 14 天内曾接触过来自武汉市及周边地区，或来自有病例报告社区的发热或有呼吸道症状的患者。

（4）聚集性发病（2 周内在小范围如家庭、办公室、学校班级等场所，出现 2 例及以上发热和 / 或呼吸道症状的病例）。

2. 临床表现

（1）发热和 / 或呼吸道症状。

（2）具有上述新型冠状病毒肺炎影像学特征。

（3）发病早期白细胞总数正常或降低，淋巴细胞计数正常或减少。

有流行病学史中的任何一条，且符合临床表现中任意2条。无明确流行病学史的，符合临床表现中的3条。

（二）确诊病例

疑似病例同时具备以下病原学或血清学证据之一者：

1. 实时荧光 RT-PCR 检测新型冠状病毒核酸阳性。

2. 病毒基因测序，与已知的新型冠状病毒高度同源。

3. 血清新型冠状病毒特异性 IgM 抗体和 IgG 抗体阳性；血清新型冠状病毒特异性 IgG 抗体由阴性转为阳性或恢复期较急性期4倍及以上升高。

［解读］

《第七版》诊断标准有两个微调，一大改变。

两个微调：首先是对"聚集性发病"进行了定义：2周内在小范围如家庭、办公室、学校班级等场所，出现2例及以上发热和/或呼吸道症状的病例；其次，在临床表现中"发病早期白细胞总数正常或降低，淋巴细胞计数正常或减少"。《第六版》之前的版本中，两句之间有一个"或"，导致有医生把外周血白细胞计数明显增高、而淋巴细胞计数降低的病例纳入，《第六版》中描述为"发病早期白细胞总数正常或降低，淋巴细胞计数减少"，又引来质疑，认为"淋巴细胞计数"必须降低。《第七版》这一表述方法解决了这两方面的问题。

一大改变是指确定诊断标准中首次增加了抗体检测。根据抗体确定诊断的条件为：①血清新型冠状病毒特异性 IgM 抗体和 IgG 抗体阳性；②血清新型冠状病毒特异性 IgG 抗体由阴性转为阳性；③恢复期较急性期4倍及以上升高。需要注意的是，单纯 IgM 阳性不能确定诊断，甚至对疑似诊断也没有帮助。随着数据增加，抗体诊断标准也会更新。

六、临床分型

（一）轻型

临床症状轻微，影像学未见肺炎表现。

（二）普通型

具有发热、呼吸道等症状，影像学可见肺炎表现。

（三）重型

成人符合下列任何一条：

1. 出现气促，$RR \geqslant 30$ 次/分。

2. 静息状态下，指氧饱和度 $\leqslant 93\%$。

3. 动脉血氧分压（PaO_2）/吸氧浓度（FiO_2）$\leqslant 300$ mmHg（1 mmHg = 0.133 kPa）。

高海拔（海拔超过1000米）地区应根据以下公式对 PaO_2/FiO_2 进行校正：$PaO_2/FiO_2 \times$［大气压（mmHg）/760］。

肺部影像学显示24～48小时内病灶明显进展 > 50% 者按重型管理。

［解读］

在临床分型中，《第七版》最大的更新是把重型分为成人和儿童。

成人重型标准较前一版没有变化，但需要注意重型标准中的两个解释，即"高海拔（海拔超过1000米）地区应根据以下公式对 PaO_2/FiO_2 进行校正：$PaO_2/FiO_2 \times$［大气压（mmHg）/760］"和"肺部影像学显示24～48小时内病灶明显进展 > 50% 者按重型管理。"

我国幅员辽阔，海拔差异极大，第1个解释容易理解。第2个解释则需要临床医生多加关注，比如：在发病早期病灶微小，24～48小时内很容易进展 > 50%。实际工作中临床医生、放射科医生都要特别注意胸部影像的进展程度。

儿童符合下列任何一条：

1. 出现气促（<2月龄，$RR \geqslant 60$ 次/分；2～12月龄，$RR \geqslant 50$ 次/分；1～5岁，$RR \geqslant$

40 次 / 分；> 5 岁，RR ≥ 30 次 / 分），除外发热和哭闹的影响。

2. 静息状态下，指氧饱和度 ≤ 92%。

3. 辅助呼吸（呻吟、鼻翼煽动、三凹征），发绀，间歇性呼吸暂停。

4. 出现嗜睡、惊厥。

5. 拒食或喂养困难，有脱水征。

［解读］

儿童有其自身特点，如呼吸次数快，对血氧的变化更敏感，容易累及神经系统和消化系统。增加儿童重型标准是《第七版》的一大进步，但总体来讲，儿童病例相对较轻，威胁不大。

（四）危重型

符合以下情况之一者：

1. 出现呼吸衰竭，且需要机械通气。

2. 出现休克。

3. 合并其他器官功能衰竭需 ICU 监护治疗。

七、重型、危重型临床预警指标

（一）成人

1. 外周血淋巴细胞进行性下降。

2. 外周血炎症因子如 IL-6、C 反应蛋白进行性上升。

3. 乳酸进行性升高。

4. 肺内病变在短期内迅速进展。

（二）儿童

1. 呼吸频率增快。

2. 精神反应差、嗜睡。

3. 乳酸进行性升高。

4. 影像学显示双侧或多肺叶浸润、胸腔积液或短期内病变快速进展。

5.3 月龄以下的婴儿或有基础疾病（先天性心脏病、支气管肺发育不良、呼吸道畸形、异常血红蛋白、重度营养不良等），有免疫缺陷或低下（长期使用免疫抑制剂）。

［解读］

《第七版》中增加了成人、儿童重型、危重型临床预警指标。成人以客观指标为主，儿童以临床表现为主。

肺内病变在短期内迅速进展是一个重要因素，那么间隔多长时间给患者做一次胸部 X 线或者 CT 检查，可能成为让医生困扰的问题。查询资料，缺少相关依据。综合北京地坛医院临床科室、放射科专家意见，大致成年新冠肺炎患者病情稳定或好转者可 7～10 天复查 CT，进展迅速者 3～5 天复查 CT，病情危急情况下可以次日或隔日复查 CT。胸部 X 线检查相对安全些，紧急情况下可以复查胸片，减少射线暴露量。儿童的胸部影像学检查应该更保守，复查 CT 最好间隔 5 天以上，必要时复查胸片。

八、鉴别诊断

（一）新型冠状病毒感染轻型表现需与其他病毒引起的上呼吸道感染相鉴别。

（二）新型冠状病毒肺炎主要与流感病毒、腺病毒、呼吸道合胞病毒等其他已知病毒性肺炎及肺炎支原体感染鉴别，尤其是对疑似病例要尽可能采取包括快速抗原检测和多重 PCR 核酸检测等方法，对常见呼吸道病原体进行检测。

（三）还要与非感染性疾病，如血管炎、皮肌炎和机化性肺炎等鉴别。

［解读］

鉴别诊断中变化不大，在提出"新型冠状病毒肺炎主要与流感病毒、腺病毒、呼吸道合胞病毒等其他已知病毒性肺炎及肺炎支原体感染鉴别"的同时，强调了"对疑似病例要尽可能采取包括快速抗原检测和多重 PCR 核酸检测等方法，对常见呼吸道病原体进行检测"。

九、病例的发现与报告

各级各类医疗机构的医务人员发现符合病例定义的疑似病例后，应当立即进行单人间隔离治疗，院内专家会诊或主诊医师会诊，仍考虑疑似病例，在2小时内进行网络直报，并采集标本进行新型冠状病毒核酸检测，同时在确保转运安全前提下立即将疑似病例转运至定点医院。与新型冠状病毒感染者有密切接触的患者，即便常见呼吸道病原检测阳性，也建议及时进行新型冠状病毒病原学检测。

疑似病例连续两次新型冠状病毒核酸检测阴性（采集时间至少间隔24小时）且发病7天后新型冠状病毒特异性抗体IgM和IgG仍为阴性可排除疑似病例诊断。

[解读]

《第七版》病例的发现与报告中，最重要的是对疑似病例的排除要求做出重大改变，"疑似病例连续两次新型冠状病毒核酸检测阴性（采集时间至少间隔24小时）且发病7天后新型冠状病毒特异性抗体IgM和IgG仍为阴性可排除疑似病例诊断"。

十、治疗

（一）根据病情确定治疗场所

1.疑似及确诊病例应在具备有效隔离条件和防护条件的定点医院隔离治疗，疑似病例应单人单间隔离治疗，确诊病例可多人收治在同一病室。

2.危重型病例应当尽早收入ICU治疗。

（二）一般治疗

1.卧床休息，加强支持治疗，保证充分热量；注意水、电解质平衡，维持内环境稳定；密切监测生命体征、指氧饱和度等。

2.根据病情监测血常规、尿常规、CRP、生化指标（肝酶、心肌酶、肾功能等）、凝血功能、动脉血气分析、胸部影像学等。有条件者可行细胞因子检测。

3.及时给予有效氧疗措施，包括鼻导管、面罩给氧和经鼻高流量氧疗。有条件可采用氢氧混合吸入气（H_2/O_2：66.6%/33.3%）治疗。

[解读]

氢气吸入已经在一系列的动物模型上证实可以减轻肝、肌肉、皮肤的缺血再灌注损伤，减轻脓毒症介导的急性肺损伤、急性肝损伤、肠道损伤，对失血性休克复苏引起的急性肺损伤也有治疗作用，使细胞浸润和肺出血明显减少；理论上，在氢的存在下，脂质过氧化作用显著降低，从而达到抗氧化的目的，氢气吸入也能减缓吸烟诱导的慢性阻塞性肺疾病（COPD）大鼠的疾病进展，也是通过减少H_2/O_2结合ERK1/2和NF-κB激活导致IL-6和IL-8的分泌而实现的。

本次疫情，新冠肺炎患者发生脓毒症休克的比例为1%～4%，应用氢氧混合气吸入是否能有效改善脓毒症带来的一系列脏器损伤，不妨前瞻性试用。

（氢氧混合吸入气治疗属于新技术、新知识，以上内容由北京朝阳医院呼吸科詹曦副主任医师查阅文献，进行解读，供大家参考。）

4.抗病毒治疗：可试用α-干扰素（成人每次500万U或相当剂量，加入灭菌注射用水2ml，每日2次雾化吸入）、洛匹那韦/利托那韦（成人每粒200 mg/50 mg，每次2粒，每日2次，疗程不超过10天）、利巴韦林（建议与干扰素或洛匹那韦/利托那韦联合应用，成人每次500 mg，每日2～3次静脉输注，疗程不超过10天）、磷酸氯喹（18～65岁成人。体重大于50 kg者，每次500 mg，每日2次，疗程7天；体重小于50 kg者，第一、二天每次500 mg、每日2次，第三至第七天每次500 mg，每日1次）、阿比多尔（成人200 mg，每日3次，疗程不超过10天）。要注意上述药物的不良反应、禁忌证（如患有心脏疾病者禁用氯喹）以及与其他药物的相互作用等问题。在临床应用中进一步评价目前所试用药物的疗效。不建议同时应用3种及以上抗病毒药物，出现不可耐受的毒副作用时应停止使用相关药物。对孕产妇患者的治疗应考虑妊娠周数，尽可能选择对胎儿影响较小的药物，以及是否终止妊娠后再进行治疗等问题，并知情告知。

[解读]

《第七版》抗病毒治疗方案做出很大修订。①对洛匹那韦/利托那韦、利巴韦林、阿比多尔等抗病毒治疗疗程做出规定：不超过10天；②建议利巴韦林与干扰素或洛匹那韦/利托那韦联合应用；③磷酸氯喹的剂量、疗程均做出了限制：18～65岁成人，体重大于50 kg者，每次500 mg，每日2次，疗程7天；体重小于50 kg者，第一、二天每次500 mg、每日2次，第三至第七天每次500 mg、每日1次；④不建议同时应用3种及以上抗病毒药物，出现不可耐受的毒副作用时应停止使用相关药物。

在北京地坛医院感染二科使用上述药物过程中，洛匹那韦/利托那韦较多出现稀便，但3天后多能耐受。既往没有使用磷酸氯喹的经验，其副作用超过预期，包括恶心、食欲下降、腹痛、头痛、皮疹，大部分用药者会出现毒副作用。另外，使用磷酸氯喹者，不能与喹诺酮类药物、大环内酯类药物合用，还有诸多药物不能与之合用，临床医生容易疏忽。

5.抗菌药物治疗：避免盲目或不恰当使用抗菌药物，尤其是联合使用广谱抗菌药物。

（三）重型、危重型病例的治疗

1.治疗原则：在对症治疗的基础上，积极防治并发症，治疗基础疾病，预防继发感染，及时进行器官功能支持。

2.呼吸支持

（1）氧疗：重型患者应当接受鼻导管或面罩吸氧，并及时评估呼吸窘迫和/或低氧血症是否缓解。

（2）高流量鼻导管氧疗或无创机械通气：当患者接受标准氧疗后呼吸窘迫和/或低氧血症无法缓解时，可考虑使用高流量鼻导管氧疗或无创通气。若短时间（1～2小时）内病情无改善甚至恶化，应当及时进行气管插管和有创机械通气。

（3）有创机械通气：采用肺保护性通气策略，即小潮气量（6～8 ml/kg理想体重）和低水平气道平台压力（≤30cmH₂O）进行机械通气，以减少呼吸机相关肺损伤。在保证气道平台压≤35cmH₂O时，可适当采用高呼气末正压通气压力（PEEP），保持气道温化湿化，避免长时间镇静，早期唤醒患者并进行肺康复治疗。较多患者存在人机不同步，应当及时使用镇静以及肌松剂。根据气道分泌物情况，选择密闭式吸痰，必要时行支气管镜检查采取相应治疗。

（4）挽救治疗：对于严重急性呼吸窘迫综合征（ARDS）患者，建议进行肺复张。在人力资源充足的情况下，每天应当进行12小时以上的俯卧位机械通气。俯卧位通气效果不佳者，如条件允许，应当尽快考虑体外膜肺氧合（ECMO）。其相关指征：①在吸入氧浓度（FiO₂＞90%）时，氧合指数小于80 mmHg，持续3～4小时以上；②气道平台压≥35cmH₂O。单纯呼吸衰竭患者，首选VV-ECMO模式；若需要循环支持，则选用VA-ECMO模式。在基础疾病得以控制，心肺功能有恢复迹象时，可开始撤机试验。

3.循环支持：充分液体复苏的基础上，改善微循环，使用血管活性药物，密切监测患者血压、心率和尿量的变化，以及动脉血气分析中乳酸和碱剩余，必要时进行无创或有创血流动力学监测，如超声多普勒法、超声心动图、有创血压或持续心排血量（PiCCO）监测。在救治过程中，注意液体平衡策略，避免过量和不足。

如果发现患者心率突发增加大于基础值的20%或血压下降大约基础值20%以上时，若伴有皮肤灌注不良和尿量减少等表现，应密切观察患者是否存在脓毒症休克、消化道出血或心力衰竭等情况。

4.肾衰竭和肾替代治疗：危重型患者的肾功能损伤应积极寻找导致肾功能损伤的原因，如低灌注和药物等因素。对于肾衰竭患者的治疗应注重体液平衡、酸碱平衡和电解质平衡，在营养支持治疗方面应注意氮平衡、热量和微量元素等补充。重型患者可选择连续性肾替代治疗

（continuous renal replacement therapy，CRRT）。其指征包括：①高钾血症；②酸中毒；③肺水肿或水负荷过重；④多器官功能不全时的体液管理。

5.康复者血浆治疗：适用于病情进展较快、重型和危重型患者。用法用量参考《新冠肺炎康复者恢复期血浆临床治疗方案（试行第二版）》。

6.血液净化治疗：血液净化系统包括血浆置换、吸附、灌流、血液／血浆滤过等，能清除炎症因子，阻断"细胞因子风暴"，从而减轻炎症反应对机体的损伤，可用于重型、危重型患者细胞因子风暴早中期的救治。

7.免疫治疗：对于双肺广泛病变者及重型患者，且实验室检测 IL-6 水平升高者，可试用托珠单抗治疗。首次剂量 4 ～ 8 mg/kg，推荐剂量为 400 mg、0.9% 生理盐水稀释至 100 ml，输注时间大于 1 小时；首次用药疗效不佳者，可在 12 小时后追加应用一次（剂量同前），累计给药次数最多为 2 次，单次最大剂量不超过 800 mg。注意过敏反应，有结核等活性感染者禁用。

8.其他治疗措施

对于氧合指标进行性恶化、影像学进展迅速、机体炎症反应过度激活状态的患者，酌情短期内（3 ～ 5 日）使用糖皮质激素，建议剂量不超过相当于甲泼尼龙 1 ～ 2 mg/（kg·d），应当注意较大剂量糖皮质激素由于免疫抑制作用，会延缓对冠状病毒的清除；可静脉给予血必净每次 100 ml，每日 2 次治疗；可使用肠道微生态调节剂，维持肠道微生态平衡，预防继发细菌感染。

儿童重型、危重型病例可酌情考虑给予静脉滴注丙种球蛋白。

患有重型或危重型新型冠状病毒肺炎的孕妇应积极终止妊娠，剖宫产为首选。

患者常存在焦虑恐惧情绪，应当加强心理疏导。

［解读］

重型、危重型病例的治疗中，《第七版》明确提出了康复者血浆治疗：适用于病情进展较快、重型和危重型患者。用法用量参考《新冠肺炎康复者恢复期血浆临床治疗方案（试行第二版）》。

《第七版》还进一步细化了体外血液净化技术，并指出其意义："血液净化系统包括血浆置换、吸附、灌流、血液／血浆滤过等，能清除炎症因子，阻断'细胞因子风暴'，从而减轻炎症反应对机体的损伤，可用于重型、危重型患者细胞因子风暴早中期的救治"。

《第七版》首次提出了免疫治疗："对于双肺广泛病变者及重型患者，且实验室检测 IL-6 水平升高者，可试用托珠单抗治疗。首次剂量 4 ～ 8 mg/kg，推荐剂量为 400 mg、0.9% 生理盐水稀释至 100 ml，输注时间大于 1 小时；首次用药疗效不佳者，可在 12 小时后追加应用一次（剂量同前），累计给药次数最多为 2 次，单次最大剂量不超过 800 mg。注意过敏反应，有结核等活性感染者禁用。"

《第七版》对激素的推荐没有变化：对于氧合指标进行性恶化、影像学进展迅速、机体炎症反应过度激活状态的患者，酌情短期内（3 ～ 5 日）使用糖皮质激素，建议剂量不超过相当于甲泼尼龙 1 ～ 2 mg/（kg·d），应当注意较大剂量糖皮质激素由于免疫抑制作用，会延缓对冠状病毒的清除。

《第七版》也单独提出了儿童、孕妇重型、危重型的治疗意见："儿童重型、危重型病例可酌情考虑给予静脉滴注丙种球蛋白。患有重型或危重型新型冠状病毒肺炎的孕妇应积极终止妊娠，剖腹产为首选。"

（四）中医治疗

本病属于中医"疫"病范畴，病因为感受"疫戾"之气，各地可根据病情、当地气候特点以及不同体质等情况，参照下列方案进行辨证论治。涉及超药典剂量，应当在医师指导下使用。

1.医学观察期

临床表现 1：乏力伴胃肠不适

推荐中成药：藿香正气胶囊（丸、水、口服液）

临床表现 2：乏力伴发热

推荐中成药：金花清感颗粒、连花清瘟胶囊（颗粒）、疏风解毒胶囊（颗粒）

2. 临床治疗期（确诊病例）

2.1 清肺排毒汤

适用范围： 结合多地医生临床观察，适用于轻型、普通型、重型患者，在危重型患者救治中可结合患者实际情况合理使用。

基础方剂： 麻黄 9 g、炙甘草 6 g、杏仁 9 g、生石膏 15～30 g（先煎）、桂枝 9 g、泽泻 9 g、猪苓 9 g、白术 9 g、茯苓 15 g、柴胡 16 g、黄芩 6 g、姜半夏 9 g、生姜 9 g、紫菀 9 g、冬花 9 g、射干 9 g、细辛 6 g、山药 12 g、枳实 6 g、陈皮 6 g、藿香 9 g。

服法： 传统中药饮片，水煎服。每天一付，早晚各一次（饭后四十分钟），温服，三付一个疗程。

如有条件，每次服完药可加服大米汤半碗，舌干津液亏虚者可多服至一碗。（注：如患者不发热则生石膏的用量要小，发热或壮热可加大生石膏用量。）若症状好转而未痊愈则服用第二个疗程，若患者有特殊情况或其他基础病，第二疗程可以根据实际情况修改处方，症状消失则停药。

处方来源： 国家卫生健康委办公厅 国家中医药管理局办公室《关于推荐在中西医结合救治新型冠状病毒感染的肺炎中使用"清肺排毒汤"的通知》（国中医药办医政函〔2020〕22 号）。

2.2 轻型

（1）寒湿郁肺证

临床表现： 发热，乏力，周身酸痛，咳嗽，咳痰，胸紧憋气，纳呆，恶心，呕吐，大便粘腻不爽。舌质淡胖齿痕或淡红，苔白厚腐腻或白腻，脉濡或滑。

推荐处方： 生麻黄 6 g、生石膏 15 g、杏仁 9 g、羌活 15 g、葶苈子 15 g、贯众 9 g、地龙 15 g、徐长卿 15 g、藿香 15 g、佩兰 9 g、苍术 15 g、云苓 45 g、生白术 30 g、焦三仙各 9 g、厚朴 15 g、焦槟榔 9 g、煨草果 9 g、生姜 15 g。

服法： 每日 1 剂，水煎 600 ml，分 3 次服用，早中晚各 1 次，饭前服用。

（2）湿热蕴肺证

临床表现： 低热或不发热，微恶寒，乏力，头身困重，肌肉酸痛，干咳痰少，咽痛，口干不欲多饮，或伴有胸闷脘痞，无汗或汗出不畅，或见呕恶纳呆，便溏或大便粘滞不爽。舌淡红，苔白厚腻或薄黄，脉滑数或濡。

推荐处方： 槟榔 10 g、草果 10 g、厚朴 10 g、知母 10 g、黄芩 10 g、柴胡 10 g、赤芍 10 g、连翘 15 g、青蒿 10 g（后下）、苍术 10 g、大青叶 10 g、生甘草 5 g。

服法： 每日 1 剂，水煎 400 ml，分 2 次服用，早晚各 1 次。

2.3 普通型

（1）湿毒郁肺证

临床表现： 发热，咳嗽痰少，或有黄痰，憋闷气促，腹胀，便秘不畅。舌质暗红，舌体胖，苔黄腻或黄燥，脉滑数或弦滑。

推荐处方： 生麻黄 6 g、苦杏仁 15 g、生石膏 30 g、生薏苡仁 30 g、茅苍术 10 g、广藿香 15 g、青蒿草 12 g、虎杖 20 g、马鞭草 30 g、干芦根 30 g、葶苈子 15 g、化橘红 15 g、生甘草 10 g。

服法： 每日 1 剂，水煎 400 ml，分 2 次服用，早晚各 1 次。

（2）寒湿阻肺证

临床表现： 低热，身热不扬，或未热，干咳，少痰，倦怠乏力，胸闷，脘痞，或呕恶，便溏。舌质淡或淡红，苔白或白腻，脉濡。

推荐处方： 苍术 15 g、陈皮 10 g、厚朴 10 g、藿香 10 g、草果 6 g、生麻黄 6 g、羌活 10 g、生姜 10 g、槟榔 10 g。

服法： 每日 1 剂，水煎 400 ml，分 2 次服用，早晚各 1 次。

2.4 重型

（1）疫毒闭肺证

临床表现： 发热面红，咳嗽，痰黄粘少，或痰中带血，喘憋气促，疲乏倦怠，口干苦粘，恶心不食，大便不畅，小便短赤。舌红，苔黄腻，脉滑数。

推荐处方： 化湿败毒方

基础方剂： 生麻黄 6 g、杏仁 9 g、生石膏 15 g、甘草 3 g、藿香 10 g（后下）、厚朴 10 g、苍术 15 g、草果 10 g、法半夏 9 g、茯苓 15 g、生大黄 5 g（后下）、生黄芪 10 g、葶苈子 10 g、赤芍 10 g。

服法： 每日 1～2 剂，水煎服，每次 100～200 ml，一日 2～4 次，口服或鼻饲。

（2）气营两燔证

临床表现： 大热烦渴，喘憋气促，谵语神昏，视物错瞀，或发斑疹，或吐血、衄血，或四肢抽搐。舌绛少苔或无苔，脉沉细数，或浮大而数。

推荐处方： 生石膏 30～60 g（先煎）、知母 30 g、生地 30～60 g、水牛角 30 g（先煎）、赤芍 30 g、玄参 30 g、连翘 15 g、丹皮 15 g、黄连 6 g、竹叶 12 g、葶苈子 15 g、生甘草 6 g。

服法： 每日 1 剂，水煎服，先煎石膏、水牛角后下诸药，每次 100～200 ml，每日 2～4 次，口服或鼻饲。

推荐中成药： 喜炎平注射液、血必净注射液、热毒宁注射液、痰热清注射液、醒脑静注射液。功效相近的药物根据个体情况可选择一种，也可根据临床症状联合使用两种。中药注射剂可与中药汤剂联合使用。

2.5 危重型

内闭外脱证

临床表现： 呼吸困难、动辄气喘或需要机械通气，伴神昏，烦躁，汗出肢冷，舌质紫暗，苔厚腻或燥，脉浮大无根。

推荐处方： 人参 15 g、黑顺片 10 g（先煎）、山茱萸 15 g，送服苏合香丸或安宫牛黄丸。

出现机械通气伴腹胀便秘或大便不畅者，可用生大黄 5～10 g。出现人机不同步情况，在镇静和肌松剂使用的情况下，可用生大黄 5～10 g 和芒硝 5～10 g。

推荐中成药： 血必净注射液、热毒宁注射液、痰热清注射液、醒脑静注射液、参附注射液、生脉注射液、参麦注射液。功效相近的药物根据个体情况可选择一种，也可根据临床症状联合使用两种。中药注射剂可与中药汤剂联合使用。

注：重型和危重型中药注射剂推荐用法

中药注射剂的使用遵照药品说明书从小剂量开始、逐步辨证调整的原则，推荐用法如下：

病毒感染或合并轻度细菌感染：0.9% 氯化钠注射液 250 ml 加喜炎平注射液 100 mg bid，或 0.9% 氯化钠注射液 250 ml 加热毒宁注射液 20 ml，或 0.9% 氯化钠注射液 250 ml 加痰热清注射液 40 ml bid。

高热伴意识障碍：0.9% 氯化钠注射液 250 ml 加醒脑静注射液 20 ml bid。

全身炎症反应综合征或 / 和多脏器功能衰竭：0.9% 氯化钠注射液 250 ml 加血必净注射液 100 ml bid。

免疫抑制：葡萄糖注射液 250 ml 加参麦注射液 100 ml 或生脉注射液 20～60 ml bid。

2.6 恢复期

（1）肺脾气虚证

临床表现： 气短，倦怠乏力，纳差呕恶，痞满，大便无力，便溏不爽。舌淡胖，苔白腻。

推荐处方： 法半夏 9 g、陈皮 10 g、党参 15 g、炙黄芪 30 g、炒白术 10 g、茯苓 15 g、藿香 10 g、砂仁 6 g（后下）、甘草 6 g。

服法： 每日 1 剂，水煎 400 ml，分 2 次服用，早晚各 1 次。

（2）气阴两虚证

临床表现： 乏力，气短，口干，口渴，心悸，汗多，纳差，低热或不热，干咳少痰。舌干少津，脉细或虚无力。

推荐处方： 南北沙参各 10 g、麦冬 15 g、西洋参 6 g、五味子 6 g、生石膏 15 g、淡竹叶 10 g、桑叶 10 g、芦根 15 g、丹参 15 g、生甘草 6 g。

服法： 每日 1 剂，水煎 400 ml，分 2 次服用，早晚各 1 次。

十一、出院标准和出院后注意事项

（一）出院标准

1. 体温恢复正常 3 天以上。

2. 呼吸道症状明显好转。

3. 肺部影像学显示急性渗出性病变明显改善。

4. 连续两次痰、鼻咽拭子等呼吸道标本核酸检测阴性（采样时间至少间隔 24 小时）。

满足以上条件者可出院。

（二）出院后注意事项

1. 定点医院要做好与患者居住地基层医疗机构间的联系，共享病历资料，及时将出院患者信息推送至患者辖区或居住地居委会和基层医疗卫生机构。

2. 患者出院后，建议应继续进行 14 天的隔离管理和健康状况监测，佩戴口罩，有条件的居住在通风良好的单人房间，减少与家人的近距离密切接触，分餐饮食，做好手卫生，避免外出活动。

3.建议在出院后第2周和第4周到医院随访、复诊。

十二、转运原则

按照国家卫生健康委印发的《新型冠状病毒感染的肺炎病例转运工作方案（试行）》执行。

十三、医疗机构内感染预防与控制

严格按照国家卫生健康委《医疗机构内新型冠状病毒感染预防与控制技术指南（第一版）》《新型冠状病毒感染的肺炎防护中常见医用防护用品使用范围指引（试行）》的要求执行。

[解读]

解除隔离出院标准较前无变化。鉴于恢复期患者上呼吸道标本核酸检测阳性率较低，不排除少数符合出院标准的患者病毒尚未完全清除，慎重起见在《第七版》中细化了出院后注意事项。最重要的是首次提出了出院后定点医院与基层医疗机构间的联系，"定点医院要做好与患者居住地基层医疗机构间的联系，共享病历资料，及时将出院患者信息推送至患者辖区或居住地居委会和基层医疗卫生机构"。

（解读者：陈志海　李兴旺　谢汝明
李慢　詹曦）

附　新型冠状病毒肺炎的诊断与治疗幻灯片

扫描上方二维码下载随书幻灯片

第四章

冠状病毒肺炎的炎症后肺纤维化问题

起始于 2019 年 12 月的新冠肺炎疫情已渐趋平稳，截至发稿日（2020 年 2 月 23 日 17 时），全国已有 22983 名患者治愈出院，随后还会迎来新冠肺炎患者的出院高峰。新冠肺炎患者痊愈后的康复问题也需要得到重视，康复的问题之一即为炎症后肺纤维化（postinflammatory pulmonary fibrosis），重型患者尤为显著。

纵观二十年以来的冠状病毒肺炎疫情，无论是严重急性呼吸综合征冠状病毒（severe acute respiratory syndrome coronavirus，SARS-CoV）引起的 SARS，还是中东呼吸综合征冠状病毒（Middle East respiratory syndrome coronavirus，MERS-CoV）引起的 MERS，冠状病毒引起的病毒性肺炎患者在痊愈出院后常有炎症后肺纤维化，给患者带来持久的肺功能损失。科技日新月异，学者们对肺纤维化的理解已经不同以往，抗肺纤维化药物也已经得到了研发与应用，延缓肺功能下降的效果确凿。利用现有医疗资源对出院后的新冠肺炎患者进行随访评估并对炎症后肺纤维化进行诊治，将是我们需要面对的问题。

一、炎症后肺纤维化与特发性肺纤维化

肺纤维化是各种原因导致的肺泡上皮损伤、过度修复、肌成纤维细胞活化、大量细胞外基质沉积在肺间质从而导致肺泡结构破坏为特征的间质肺脏病变。患者可有不同程度的活动后呼吸困难、干咳，胸部 CT 影像可见不同程度网格影，肺功能表现为限制性通气功能障碍和弥散功能降低，是致使患者生活质量下降、致残的重要原因之一。

中老年发病、病因不明、胸部影像和组织病理学表现为普通型间质性肺炎的肺纤维化称为特发性肺纤维化（idiopathic pulmonary fibrosis，IPF），年发病率为（13.4 ～ 202）/100 000[1-2]，随年龄增长而增长；结缔组织病、环境因素（如石棉肺和慢性过敏性肺炎）、结节病均为常见的导致肺纤维化的原因，其所引起的肺纤维化发病率与 IPF 相当[3-4]。肺炎，尤其是重型肺炎，也是导致肺纤维化的常见原因。国际疾病分类 9（ICD-9）编码将其归入炎症后肺纤维化

（postinflammatory pulmonary fibrosis，PPF）。来自美国基于人群的研究提示，PPF 发生率较 IPF 高，是 IPF 的 11 倍[5]，或者至少与 IPF 相当[6]。发表在 2019 年的一项基于人群的回顾性队列研究显示，以局灶性纤维化性肺改变为表现的 PPF 的发生率高达 20.2%（362/1789），而 IPF 的发生率为 4%（71/1789）[7]。

二、炎症后肺纤维化的机制

肺纤维化是各种原因导致的肺泡上皮损伤、过度修复、肌成纤维细胞活化、大量细胞外基质沉积在肺间质从而导致肺泡结构被破坏的病理生理状态，感染、结缔组织病、吸入因素均为导致肺泡上皮损伤并发生异常过度修复的触发因素，从而使得肺进入肌成纤维细胞活化及纤维化的进程。

2013 年的特发性间质性肺炎分类，除了病理分类之外，更以疾病行为对这一组疾病进行了分类，分为可逆、可逆但有进展风险、稳定、进展但有可能稳定、进展且不可逆这 5 种[8]。病理分类固然重要，但由于病理诊断不易获得，以疾病行为（即肺纤维化是否进展、肺功能是否持续下降）作为判定病情和选择药物治疗的标准更为务实。

不同病因导致的肺纤维化，在病理生理机制上殊途同归，都会有肺泡上皮的损伤与过度修复、肌成纤维细胞的活化、胶原分泌与细胞外基质的沉积，以及转化生长因子 - β、血管内皮细胞生长因子受体、成纤维细胞生长因子受体、血小板衍生生长因子受体等一系列相关的信号通路的活化参与，在 CT 影像学上表现为网格影、肺功能检查有限制性通气功能障碍和弥散功能下降，这也是临床试验研究开展的前提基础。2017 年发表的研究显示，应用 SARS-Cov 感染小鼠的肺纤维化模型证实了表皮生长因子受体这一信号通路的参与[9]。

三、冠状病毒肺炎后的炎症后肺纤维化

各种病毒感染导致的肺炎均会遗留不同程度的炎症后肺纤维化，CT 影像上表现为网格影、牵拉性支气管扩张、实变影，肺功能表现为限

制性通气功能障碍和弥散功能下降，患者主观有干咳及活动呼吸困难等症状，严重者需长期氧疗。

1. SARS 的炎症后肺纤维化

SARS 冠状病毒导致的严重急性呼吸综合征重型肺炎尸检病理提示，所有病例均有弥漫性肺泡损伤，有透明膜形成及肺泡内出血，并且可见肺纤维化，有肺泡间隔和间质增厚，成纤维细胞 / 成肌纤维细胞病灶的形成[10]。2004 年一项对 258 例 SARS 痊愈出院后随访的临床研究提示，出院时有 53 例合并有肺一氧化碳弥散量异常，其中 51 例动态随访影像学和肺功能，40 例有肺部影像学（胸片或胸部 CT）的肺纤维化改变，1 个月复查肺功能时 41 例（80%）有肺一氧化碳弥散量的改善，影像学好转则为 22 例（55%）[11]。来自中国的其他中心的队列研究则提示，SARS 患者在出院 5 周后，62% 的患者胸部 CT 仍提示有肺纤维化[12]。2004 年发表的一项研究提示，对 19 例 SARS 痊愈出院患者进行 1 个月的随访，随访时的胸部 CT 显示有网格影即肺纤维化的患者占 63.2%（12/19），且随访时的呼吸困难评分、限制性通气功能障碍及弥散功能障碍均较无肺纤维化的患者显著[13]。2005 年发表的一项样本量更大、随访时间更长的队列研究，提示 SARS 患者痊愈出院时有 27.3%（85/311）有肺弥散功能受损，21.5%（67/311）有影像学上的肺纤维化表现，其中 40 例患者在长达 1 年的 4 次随访中，有 20 例患者（50%）仍有肺功能的异常[14]。

2. MERS 的炎症后肺纤维化

同为冠状病毒家族、引起中东呼吸综合征的 MERS-CoV，导致肺感染后，同样会遗留肺纤维化。2017 年的一项队列研究提示，36 例 MERS 患者出院后随访，中位随访时间 43 天，33%（12/36）的胸片显示仍有肺纤维化，与无肺纤维化的 MERS 痊愈患者相比，MERS 导致的炎症后肺纤维化患者有着更长的重症监护治疗病房（ICU）住院天数，更为高龄，以及更高的乳酸脱氢酶峰值（$P < 0.05$）[15]。

四、炎症后肺纤维化的治疗

肺炎的痊愈期可发生各种肺改变，其中感染后闭塞性支气管炎[16]、感染后机化性肺炎[17]和炎症后肺纤维化是主要表现形式。感染后闭塞性细支气管炎主要见于儿童。

1. 糖皮质激素

糖皮质激素对感染后机化性肺炎疗效通常很好。糖皮质激素也被经验性地用于炎症后纤维化的治疗，但目前并无研究报道其有效性。由于糖皮质激素的抗炎作用，曾被用于治疗 SARS-CoV 和 MERS-CoV 导致的重型肺炎，然而对接受激素治疗的 SARS 患者的临床资料进行回顾性分析发现，尽管糖皮质激素组年龄更轻，合并基础疾病少，但不良预后更多，增加患者入住 ICU 的风险、病死率[18]。同为冠状病毒感染的中东呼吸综合征（MERS）患者，糖皮质激素不改善病死率，并会延迟病毒核酸的清除[19]。因此，SARS-CoV 和 MERS-CoV 导致的重型病毒性肺炎急性期，糖皮质激素的使用是有争议的，而对于病毒性肺炎痊愈后的炎症后肺纤维化，糖皮质激素也未被推荐使用。

2. 吡非尼酮

吡非尼酮是一类多效性的吡啶化合物，具有抗炎、抗纤维化和抗氧化特性。在动物和体外实验中，吡非尼酮能够抑制重要的促纤维化和促炎细胞因子，抑制成纤维细胞增殖和胶原沉积；作为获批治疗特发性肺纤维化的药物，吡非尼酮于 2013 年 12 月在中国上市。由于不同类型的肺纤维化在疾病行为上有相似之处，即胸部 CT 的网格影持续存在、肺功能持续下降，吡非尼酮也被用于治疗其他类型的肺纤维化，如不能分类的间质性肺炎。

临床研究（uILD 研究）证实，使用吡非尼酮 2403 mg/d 治疗不能分类的间质性肺炎 24 周，较安慰剂能显著延缓用力肺活量（FVC）的下降（-17.8 ml $vs.$ -113 ml，$P = 0.002$）[20]。使用吡非尼酮 2403 mg/d 治疗非 IPF 肺纤维化（包括胶原血管病相关肺纤维化、纤维化型非特异性间质性肺炎、慢性过敏性肺炎、石棉肺）的随机、双盲、安慰剂对照、平行的 2 期临床（RELIEF

研究）研究则正在进行[21]。尚无报道吡非尼酮应用于炎症后纤维化的治疗，在严格规范的前提下，可开展相应的临床研究。

3. 尼达尼布

尼达尼布是一类多靶点的酪氨酸激酶抑制剂，作用靶点包括肺纤维化形成过程中的血管内皮细胞生长因子受体、成纤维细胞生长因子受体、血小板衍生生长因子受体相关的信号通路。作为获批治疗特发性肺纤维化的药物，尼达尼布于 2018 年 12 月在中国上市。尼达尼布也被用于治疗其他类型的肺纤维化，一项多中心、双盲、随机对照的 3 期临床研究（INBUILD 研究）提示，对于非 IPF 的进展型肺纤维化（包括慢性过敏性肺炎、纤维化型非特异性间质性肺炎、不能分类的间质性肺炎、类风湿关节炎相关间质性肺病、系统性硬化相关间质性肺病、混合结缔组织病相关间质性肺病、环境 / 药物暴露相关间质性肺病），尼达尼布 150 mg 2 次 / 日治疗 52 周，相比安慰剂组能显著延缓 FVC 下降（ − 80.8 ml vs. − 187.8 ml，$P < 0.002$）[22]。尚无报道尼达尼布应用于炎症后肺纤维化的治疗，在严格规范的前提下，可开展相应的临床研究。

五、新冠肺炎的炎症后纤维化问题

急性期新冠肺炎多表现为多叶多段的磨玻璃影和斑片实变影，类似于机化性肺炎样改变；重型患者在 CT 可见弥漫的磨玻璃影，尸体肺病理提示弥漫性肺泡损伤[23]。痊愈期可见网格影和牵拉性支气管扩张，即肺纤维化改变；部分患者可见沿支气管血管束分布的斑片实变影，胸膜不受累，即非特异性间质性肺炎样改变。若累及叶段多，则是对患者进一步康复的巨大挑战。

新冠肺炎是一个全新的疾病，我们对其疾病行为还知之甚少，尤其对于其炎症后肺纤维化的病理生理转归更是缺乏经验。新冠肺炎的 PPF 可否自愈，还是会持续进展、肺功能持续下降，这些问题只能通过出院后的随访来回答。目前能借鉴的经验是 SARS 患者在出院后 1 年时仍存在的炎症后肺纤维化和肺功能损失。我们需要未雨绸缪，对新冠肺炎痊愈者加强随访，必要时对炎症后肺纤维化尽早干预，也需要开展前瞻性的药物研究。距 2003 年的 SARS 疫情已经过去了 17 年，学者们对肺纤维化的发病机制已经有了更为深入的认识，不同原因导致的肺纤维化的药物治疗也已经有了循证医学证据，抗纤维化药物已经在国内获批上市并用于治疗。能否使新冠肺炎后 PPF 的患者从现有的抗肺纤维化药物中获益，正是我们需要探索的问题。

无论是何种冠状病毒导致的肺炎，重型肺炎痊愈后的炎症后肺纤维化均较轻症肺炎显著[15]。根据目前已经发表的文献，来自武汉的 3 个单中心研究提示新冠肺炎危重型病例占 23% ～ 32%，并发急性呼吸窘迫综合征比率为 15.9% ～ 29%，机械通气（无创通气或有创通气）的比例占 17% ～ 23.2%，体外膜肺氧合支持率为 3%，病死率为 4.3% ～ 15%[24-26]；2 月 9 日在线发表的来自全国 552 家医院包括 1099 例新冠肺炎患者的回顾性研究则提示，5% 的新冠肺炎患者进入重症监护治疗病房（ICU）治疗，机械通气率为 6.1%，静脉抗菌药物使用率为 57.5%，糖皮质激素使用率为 18.6%[27]。重型率报道不一，很可能与疫情开始时轻症患者收治差异有关。但无论当数据全面时的真实比率如何，新冠肺炎的炎症后肺纤维化都是一个不容忽视的问题。

六、展望

对于新冠肺炎这一全新的疾病，无论是急性期还是痊愈后的肺纤维化期，治疗上均无先例可循，只能从类似疾病中寻找共同的基本的病理学规律，开展基础与临床研究，最终使得患者获益。至今对于新冠肺炎的病理描述报道仍非常少，仅有来自尸体肺的小标本病理，提示了弥漫性肺泡损伤的存在[23]，而这一病理特征也同样见于 SARS 患者尸检[10]，这说明不同的冠状病毒在引起重型肺炎时的病理有相同之处。因此，SARS 的炎症后肺纤维化是否同样会出现在新冠肺炎痊愈者中，并导致其肺功能的持续损失，是我们不能掉以轻心的问题。能否使用安全有效的抗纤维化药物对此进行干预，避免重蹈"SARS 后遗症"覆辙，需要感染专科、呼吸专科和康复医师联合起来，利用现有的医疗资源和技术，对新冠肺炎患者进行全方位的照护。

参考文献

[1] Raghu G，Chen SY，Yeh WS，et al. Idiopathic pulmonary fibrosis in US Medicare beneficiaries aged 65 years and older：incidence，prevalence，and survival，2001-11. Lancet Respir Med，2014，2（7）：566-572.

[2] Raghu G，Chen SY，Hou Q，et al. Incidence and prevalence of idiopathic pulmonary fibrosis in US adults 18-64 years old. Eur Respir J，2016，48（1）：179-186.

[3] Hyldgaard C. A cohort study of Danish patients with interstitial lung diseases：burden，severity，treatment and survival. Dan Med J，2015，62（4）：B5069.

[4] Pereira CA，Gimenez A，Kuranishi L，et al. Chronic hypersensitivity pneumonitis. J Asthma Allergy，2016，9：171-181.

[5] Raghu G，Weycker D，Edelsberg J，et al. Incidence and prevalence of idiopathic pulmonary fibrosis. Am J Respir Crit Care Med，2006，174（7）：810-816.

[6] Coultas DB，Zumwalt RE，Black WC，et al. The epidemiology of interstitial lung diseases. Am J Respir Crit Care Med，1994，150（4）：967-972.

[7] Vu A，Vasireddy A，Moua T，et al. Clarifying the diagnosis of post-inflammatory pulmonary fibrosis：a population-based study. Eur Respir J，2019，54（1）. doi：10.1183/13993003.00103-2019.

[8] Travis WD，Costabel U，Hansell DM，et al. An official American Thoracic Society/European Respiratory Society statement：Update of the international multidisciplinary classification of the idiopathic interstitial pneumonias. Am J Respir Crit Care Med，2013，188（6）：733-748.

[9] Venkataraman T，Frieman MB. The role of epidermal growth factor receptor（EGFR）signaling in SARS coronavirus-induced pulmonary fibrosis. Antiviral Res，2017，143：142-150.

[10] Pei F，Zheng J，Gao ZF，et al. Lung pathology and pathogenesis of severe acute respiratory syndrome：a report of six full autopsies. Zhonghua Bing Li Xue Za Zhi，2005，34（10）：656-660.

[11] Xie LX，Liu YN，Hao FY，et al. Prognostic analysis of lung function and chest X-ray changes of 258 patients with severe acute respiratory syndrome in rehabilitation after discharge. Zhonghua Jie He He Hu Xi Za Zhi，2004，27（3）：147-150.

[12] Chan KS，Zheng JP，Mok YW，et al. SARS：prognosis，outcome and sequelae. Respirology，2003，8 Suppl：S36-40.

[13] Hsu HH，Tzao C，Wu CP，et al. Correlation of high-resolution CT，symptoms，and pulmonary function in patients during recovery from severe acute respiratory syndrome. Chest，2004，126（1）：149-158.

[14] Xie L，Liu Y，Fan B，et al. Dynamic changes of serum SARS-coronavirus IgG，pulmonary function and radiography in patients recovering from SARS after hospital discharge. Respir Res，2005，6：5.

[15] Das KM，Lee EY，Singh R，et al. Follow-up chest radiographic findings in patients with MERS-CoV after recovery. Indian J Radiol Imaging，2017，27（3）：342-349.

[16] Li YN，Liu L，Qiao HM，et al. Post-infectious bronchiolitis obliterans in children：a review of 42 cases. BMC Pediatr，2014，14：238.

[17] Zhou H，Gu W，Li C. Post-infectious organizing pneumonia：an indistinguishable and easily misdiagnosed organizing pneumonia. Clin Lab，2015，61（11）：1755-1761.

[18] Stockman LJ，Bellamy R，Garner P. SARS：systematic review of treatment effects. PLoS Med，2006，3（9）：e343.

[19] Arabi YM，Mandourah Y，Al-Hameed F，et al. Corticosteroid therapy for critically ill patients with Middle East respiratory syndrome. Am J Respir Crit Care Med，2018，197（6）：757-767.

[20] Oldham JM. Interstitial lung disease：perhaps unclassifiable，but not untreatable. Lancet Respir Med，2020，8（2）：126-127.

[21] Behr J，Neuser P，Prasse A，et al. Exploring efficacy and safety of oral Pirfenidone for progressive，non-IPF lung fibrosis（RELIEF）-a randomized，double-blind，placebo-controlled，parallel group，multi-center，phase II trial. BMC Pulm Med，2017，17（1）：122.

[22] Flaherty KR，Wells AU，Cottin V，et al. Nintedanib in progressive fibrosing interstitial lung diseases. N Engl J Med，2019，381（18）：1718-1727.

[23] Xu Z，Shi L，Wang Y，et al. Pathological findings of COVID-19 associated with acute respiratory distress syndrome. Lancet Respir Med 2020 Published OnlineFebruary 17，2020https：//doi.org/10.1016/S2213-2600（20）30076-X.

[24] Chen N，Zhou M，Dong X，et al. Epidemiological and clinical characteristics of 99 cases of 2019 novel

coronavirus pneumonia in Wuhan，China：a descriptive study. Lancet，2020，15；395（10223）：507-513.

［25］Wang D，Hu B，Hu C，et al. Clinical characteristics of 138 hospitalized patients with 2019 novel coronavirus-infected pneumonia in Wuhan，China. JAMA. 2020，Feb，7doi：10.1001/jama.2020.1585.

［26］Huang C，Wang Y，Li X，et al. Clinical features of patients infected with 2019 novel coronavirus in Wuhan，China. Lancet，2020，395（10223）：497-506.

［27］Guan W，Ni Z，Hu Y，et al. Clinical characteristics of 2019 novel coronavirus infection in China. medRxiv preprint first posted online Feb. 9，2020；doi：http://dx.doi.org/10.1101/2020.02.06.20020974.

（詹曦）

第五章

病例精粹

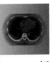

病例英文缩略语表

WBC	白细胞		ALB	白蛋白
LY%	淋巴细胞百分比		GLO	球蛋白
LY	淋巴细胞计数		A/G	白蛋白 / 球蛋白
NE%	中性粒细胞百分比		CHE	胆碱酯酶
RBC	红细胞计数		UREA	尿素
HGB	血红蛋白		CREA	肌酐
PLT	血小板		Fb	纤维蛋白原
MO	单核细胞		PT	凝血酶原时间
EO	嗜酸性粒细胞		INR	国际标准化比值
HCT	血细胞比容		TT	凝血酶时间
MCH	平均红细胞血红蛋白含量		APTT	活化部分凝血活酶时间
LDH	乳酸脱氢酶		PTA	凝血酶原活动度
CK	肌酸激酶		DD	D- 二聚体
CK-MB	肌酸激酶同工酶		pH	酸碱度
HBDH	α- 羟丁酸脱氢酶		PO_2	氧分压
SSA	血清淀粉样蛋白 A		PCO_2	二氧化碳分压
CRP	C 反应蛋白		HCO_3	碳酸氢根浓度
GLU	血糖		TCO_2	总二氧化碳
K	血清钾		Lac	乳酸
Na	血清钠		SO_2	氧饱和度
Cl	血清氯		SpO_2	脉搏氧饱和度
Ca	血清钙		PCT	降钙素原
eGFR	估算的肾小球滤过率		BMI	体重指数
ALT	谷丙转氨酶		ESR	红细胞沉降率
AST	谷草转氨酶		CDC	疾病预防控制中心
TBIL	总胆红素		GGT	γ- 谷氨酰转肽酶
DBIL	直接胆红素		BNP	B 型钠尿肽

北京地坛医院病例

病例 1　患难夫妻

（宋美华　韩冰）

患者 S 某与 Y 某为夫妻，两人常住北京，女儿于国外上学。S 某于 2020 年 1 月 9 日去武汉探亲，居住于武汉父母家，共 5 天，1 月 14 日返京。患者返京后与 Y 某共同生活。

丈夫——S 某病例

患者 S 某，男，50 岁，主因"发热 8 天，咳嗽 2 天"急诊以"新冠肺炎"疑似病例于 2020 年 1 月 23 日收入院。

主诉： 发热 8 天，咳嗽 2 天。

现病史： 患者 8 天前（2020 年 1 月 15 日）出现发热，体温最高 38.5℃，伴有畏寒，无寒战，无咳嗽、咳痰，无憋气，无鼻塞、流涕，无头痛，无乏力，居家隔离，自行服用退热药，同时服用盐酸阿比多尔胶囊共 5 天，仍有发热，体温波动在 38.5℃，改服磷酸奥司他韦胶囊，共 3 天。昨日出现咳嗽，少痰，伴有乏力、肌肉酸痛，今日主动就诊于北京地坛医院感染急诊，查：甲型 / 乙型流感病毒抗原检测阴性反应。血常规提示淋巴细胞减少，CRP 68.80 mg/L。肾功能：CREA 101.60 μmol/L，eGFR 75.19 ml/（min·1.73 m²），稍高。心肌酶谱：乳酸脱氢酶 418.9 U/L，肌酸激酶 351.3 U/L，α-羟丁酸脱氢酶 331 U/L，稍高。电解质、肝功能、凝血功能基本正常（见表 1-1）。胸部 CT：两肺感染性病变，考虑间质性肺炎，以"新冠肺炎"疑似病例收入院。

患者自发病以来，神志清楚，精神不振，睡眠差，进食差，大小便正常。

流行病学史： 患者为北京人，常住北京，患者 2020 年 1 月 9 日去武汉探亲，居住于武汉父母家，共 5 天，1 月 14 日返京。在武汉期间，去归元禅寺游玩。患者在武汉期间未到过海鲜和活禽市场。回家后和妻子共同生活，其妻子于 1 月 18 日出现发热。

既往史： 高血压 10 年，最高 150/100 mmHg，长期服用氨氯地平片、厄贝沙坦氢氯噻嗪片，血

时间	WBC （×10⁹/L）	NE%	NE （×10⁹/L）	LY%	LY （×10⁹/L）	RBC （×10¹²/L）	HGB （g/L）	PLT （×10⁹/L）	CRP （mg/L）
1 月 23 日	5.65	87.21	4.93	7.32	0.41	5.29	156	152	68.80
1 月 24 日	7.05	87.10	6.13	8.60	0.61	4.85	145	176	97.90
1 月 26 日	5.70	85.80	4.89	9.70	0.55	4.70	141	227	124.0
1 月 31 日	9.20	81.40	7.48	10.3	0.95	4.86	144	401	39.50
2 月 6 日	8.55	71.74	6.14	19.12	1.63	4.61	135	409.1	—
2 月 7 日	10.18	69.94	7.12	22.20	2.26	4.36	127	355	—
2 月 11 日	10.17	79.94	8.13	12.42	1.26	4.38	129	248	2.50

表 1-1　血常规及 CRP 变化趋势

压控制在 120/80 mmHg。否认冠心病、糖尿病病史，否认其他传染病史，否认食物过敏史，对头孢类药物过敏。否认手术外伤史。否认输血史。2011 年诊断急性脑脊髓炎，应用静脉激素治疗 10 余日，后口服激素治疗 3 个月，期间出现视力下降，经治疗后视力基本恢复。2019 年 3 月视神经脊髓炎反复，开始应用激素及免疫抑制剂治疗，目前服用吗替麦考酚酯片、甲泼尼龙片治疗，视力恢复生病前。

入院查体： 体温（T）36.5℃，脉搏（P）89 次 / 分，呼吸（R）20 次 / 分，血压（BP）110/70 mmHg。神志清楚，急性病容，全身皮肤黏膜颜色正常，无黄染，皮肤温度正常，双侧巩膜无黄染，口唇无苍白、发绀，双肺呼吸音粗，未闻及干湿啰音及胸膜摩擦音。心界不大，心律齐，各瓣膜听诊区未闻及病理性杂音，腹部平坦，全腹无压痛及反跳痛，腹部未触及包块，肝、脾、胆囊未触及，双下肢无水肿，双侧巴宾斯基（Babinski）征阴性。

入院诊断： 1. 发热待查 肺部感染 新冠肺炎 疑似病例；2. 急性肾损伤；3. 心肌损害；4. 高血压 2 级很高危；5. 视神经脊髓炎。

诊疗过程： 患者入院后轻度憋气，查体：T 36.5℃，P 89 次 / 分，R 20 次 / 分，BP 110/70 mmHg，未吸氧，SpO$_2$ 94%。超声心动图：床旁超声检查结果示①各心腔内径正常；②各房室壁厚度及运动正常；③各瓣膜形态及结构未见明显异常；各瓣口未见明显异常血流；④主、肺动脉内径正常。诊断意见：心脏结构、功能未见明显异常。血常规提示淋巴细胞计数明显减少，CRP 显著升高（见表 1-1）。给予鼻导管吸氧，氧流量 2 L/min，SpO$_2$ 95%，入院当天完善胸部 CT，提示双肺多发斑片样磨玻璃影，符合典型的新型冠状病毒感染表现（图 1-1），虽然新型冠状病毒核酸结果未归，结合患者流行病学史、临床表现、实验室化验及典型的影像学，给予洛匹那韦 / 利托那韦片 2 片，2 次 / 日口服，重组人干扰素 α-2b 注射液 5 MIU 雾化吸入，2 次 / 日抗病毒治疗。继续维持院外甲强龙 8 mg 隔日一次抗炎治疗。

2020 年 1 月 23 日胸部 CT 平扫见图 1-1。

入院后当晚出现发热，体温 38.1℃，憋气加重，鼻导管吸氧，氧流量 2 L/min，SpO$_2$ 90%。将

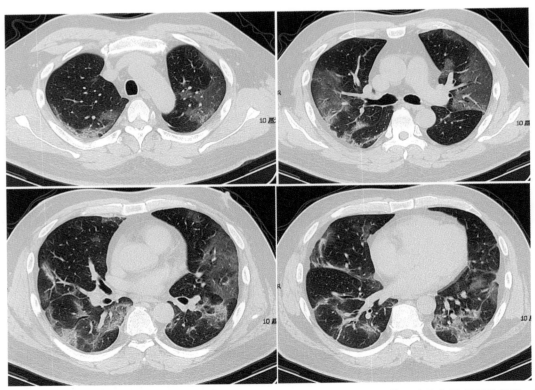

图 1-1　胸部 CT 平扫： 双肺上、中、下叶散在磨玻璃影，肺边缘为著，呈大小不等斑片及扇形密度增高影。双下叶显示密度更高的小实变影及纤维条索影，肺纹理扭曲；右下叶局部显示轻度支气管扩张

氧流量调至 6 L/min，SpO₂ 96%，入院第二天（1月24日）憋气持续加重，呼吸频率 25 次 / 分，口唇、甲床轻度发绀，血气分析（鼻导管吸氧 8 L/min）pH 7.466，PO₂ 62 mmHg，PCO₂ 31.3 mmHg，HCO₃ 22.6 mmol/L，TCO₂ 24 mmHg，Lac 2.27 mmol/L，SpO₂ 93%。氧合指数 116 mmHg。患者新型冠状病毒核酸结果回报阳性。

确定诊断：新冠肺炎 危重型、Ⅰ型呼吸衰竭。

给予更换为经鼻高流量、无创呼吸、湿化治疗，吸入氧浓度 60%，气流量 45 L/min，加用甲磺酸左氧氟沙星氯化钠注射液抗感染。血生化及凝血功能变化趋势见表 1-2，表 1-3。1 月 26 日复查胸部 CT，病情进展（图 1-2）。最低氧合指数 81.33 mmHg，逐渐调节吸入氧浓度至 75%，气流量 55 L/min。

1 月 26 日腹部 CT 平扫见图 1-3。

患者 1 月 30 日体温恢复正常，憋气无进展。复查胸部 CT，部分病变实变，部分病变趋于吸收。复查 CRP 明显下降。逐渐调低患者吸氧浓度和气流量。

表 1-2　血生化变化趋势

时间	K（mmol/L）	Na（mmol/L）	CREA（μmol/L）	ALT（U/L）	AST（U/L）	TBIL（μmol/L）	DBIL（μmol/L）
1 月 24 日	3.50	137.00	60.00	26.00	—	—	—
1 月 26 日	3.60	140.00	56.00	29.00	—	—	—
1 月 31 日	4.00	139.00	56.00	93.00	—	—	—
2 月 2 日	3.97	138.20	70.50	39.50	104.50	15.90	5.60
2 月 6 日	3.82	141.60	68.10	30.20	100.70	8.80	2.90
2 月 11 日	3.67	143.20	69.70	13.60	32.40	11.90	3.60

表 1-3　凝血功能变化趋势

时间	PT（s）	APTT（s）	Fb（mg/dl）	INR	TT（s）
1 月 24 日	12.50	35.40	441	1.09	16.50
1 月 26 日	11.30	32.80	373	0.98	17.90
1 月 31 日	14.50	39.60	389	1.27	19.60
2 月 2 日	13.30	26.20	405	1.23	16.00
2 月 6 日	10.90	24.20	274	1.01	17.10
2 月 11 日	11.80	23.60	268	1.09	16.50

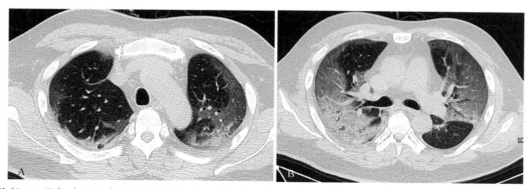

图 1-2　胸部 CT 平扫（2020 年 1 月 26 日）：与 2020 年 1 月 23 日 CT 比较双肺病灶明显进展，磨玻璃影范围扩大，双肺下叶明显肺实变，其内可见含气支气管气相，正常含气肺体积明显减少（A ~ D）。E、F 纵隔窗显示胸腔极少量积液及轻度胸膜增厚

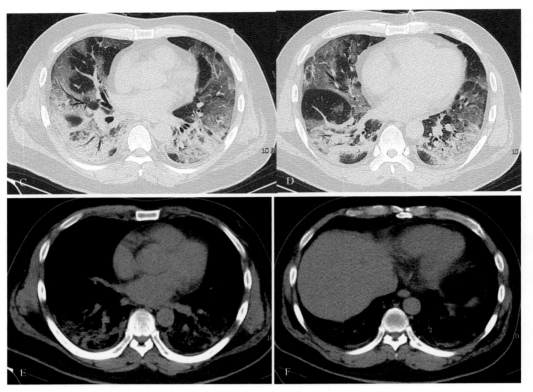

图 1-2（续）

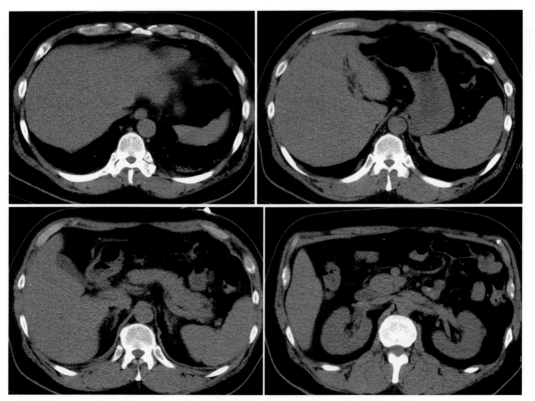

图 1-3　腹部 CT（1 月 26 日）：肝实质密度轻度减低；肝实质 S5 段显示一微小钙化灶；左肾小囊肿

2020年1月30日胸部CT平扫见图1-4。

2月2日患者新型冠状病毒核酸检测结果阴性。2月6日更换为鼻导管吸氧，体力精神逐渐恢复。2月7日患者新型冠状病毒核酸检测再次阴性。2月11日复查胸部CT，病变明显好转（图1-5）。

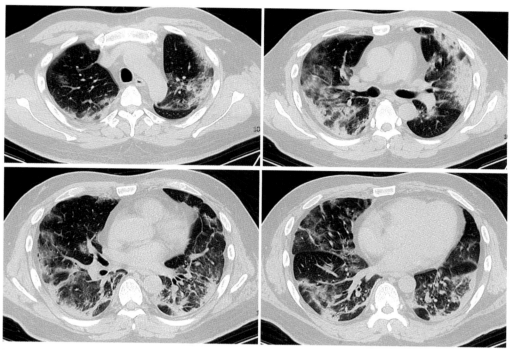

图1-4　胸部CT平扫（1月30日）：与2020年1月26日CT比较双上叶磨玻璃影有所吸收，但实变影加重；右肺中叶、双肺下叶磨玻璃影及实变影明显吸收好转，但双肺纤维化改变明显，可见肺纹理扭曲合并轻度支气管扩张

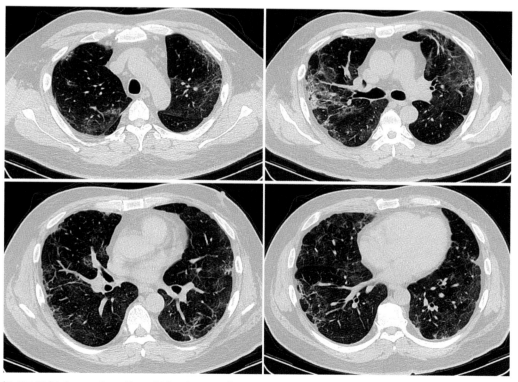

图1-5　胸部CT平扫（2020年2月11日）：与2020年1月30日CT比较双肺病变明显吸收变淡，双下叶实变影及条索影明显吸收减少，双肺尚残余浅淡磨玻璃影及纤维化改变

病例点评：

1. 该病例为中年男性，既往有高血压、视神经脊髓炎，长期服用激素和免疫抑制剂。该患者有明确的流行病学史，主要症状为发热、咳嗽，进行性加重的呼吸困难，出现急性呼吸窘迫综合征（ARDS），符合危重型诊断。该患者的治疗非常棘手，是否停用激素？是否停用免疫抑制剂？经过专家组会诊，考虑患者视神经脊髓炎基本平稳，目前处于减药状态，停用免疫抑制剂，但是考虑患者此次为视神经脊髓炎复发后治疗，建议维持激素治疗。

2. 该病例入院后胸部CT进展明显，如何遏制病情的进一步进展是治疗难点。在维持原激素用药的情况下，在呼吸困难加重时第一时间应用经鼻高流量、无创呼吸、湿化治疗，改善氧合，密切监测氧合指数，没有过于积极应用有创机械通气，避免了后续的呼吸机相关感染及院内感染等问题。

妻子——Y某病例

患者Y某，女，55岁，主因"发热5天"急诊以"新冠肺炎疑似病例"于2020年1月23日收入院。

主诉： 发热5天。

现病史： 患者5天前（2020年1月18日）出现发热，伴有畏寒，无寒战，体温最高38.7℃，伴有乏力、肌肉酸痛，无头痛、食欲下降，无咳嗽、咽痛、鼻塞和流涕症状，自行服用退热药，盐酸阿比多尔胶囊2.5天，后改为奥司他韦胶囊服用2.5天，效果差，昨日（1月22日）体温37.5℃，今日主动于北京地坛医院感染急诊筛查，查血常规提示淋巴细胞计数减少，CRP 24.7 mg/L。肝肾功能基本正常（见表1-4）。甲型/乙型流感病毒抗原均为阴性。胸部CT：两肺感染性炎症（图1-6）。以"新冠肺炎"疑似病例收入院。

流行病学史： 患者发病前2周未离京，患者丈夫2020年1月9日至2020年1月14日在武汉逗留。患者丈夫1月14日返京后与其共同生活，患者丈夫1月15日出现发热，1月23日诊断为新冠肺炎疑似病例。

既往史： 既往体健。

个人史： 无特殊。

入院查体： T 36.9℃，P 81次/分，R 18次/分，BP 127/86 mmHg。神志清楚，急性病容，双肺叩诊呈清音，双肺呼吸音清，未闻及干湿啰音及胸膜摩擦音。心界不大，心律齐，各瓣膜听诊区未闻及病理性杂音，腹部平坦，全腹无压痛及反跳痛，腹部未触及包块，肝、脾、胆囊未触及。

入院诊断： 新冠肺炎 疑似病例。

诊疗经过： 患者入院后出现发热，无呼吸困难、憋气、乏力、头痛，化验提示血常规淋巴细胞减少，炎症指标稍升高（见表1-4至表1-6）。完善胸部CT，提示两肺感染性病变（图1-6），因患者丈夫高度疑似，虽然患者核酸结果未回报，仍然给予洛匹那韦/利托那韦片2片，2次/日口服，重组人干扰素α-2b注射液5 MIU雾化吸入，2次/日抗病毒治疗。

1月24日患者呼吸道标本新型冠状病毒核酸结果回报阳性。

确定诊断： 新冠肺炎 普通型。

患者1月26日仍有发热，无憋气，复查胸部CT病情进展（图1-7），加用盐酸莫西沙星注

表1-4 血常规及CRP变化趋势

时间	WBC（×10⁹/L）	NE%	NE（×10⁹/L）	LY%	LY（×10⁹/L）	RBC（×10¹²/L）	HGB（g/L）	PLT（×10⁹/L）	CRP（mg/L）
1月23日	3.75	69.30	2.60	23.20	0.87	4.67	140	156	24.70
1月26日	2.80	58.70	1.64	30.00	0.84	4.30	128	174	17.60
1月30日	3.68	68.20	2.31	26.60	0.98	4.15	125	276	25.00
2月3日	4.04	56.94	2.30	33.70	1.36	4.00	119	422	3.20
2月11日	4.74	55.34	2.62	36.10	1.71	3.79	112	322	0.40

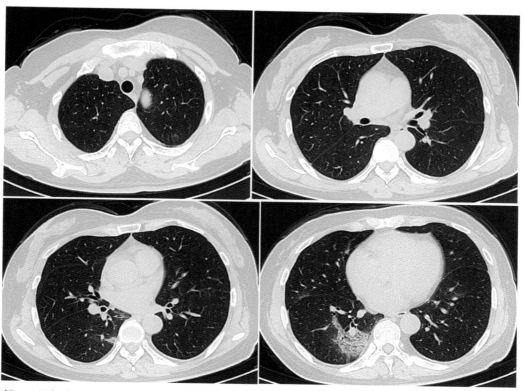

图 1-6　胸部 CT 平扫（1 月 23 日）：右下叶胸膜下可见类圆形磨玻璃影，境界清楚，实质内可见细网格样改变及含气支气管气相

表 1-5　血生化变化趋势

时间	K（mmol/L）	Na（mmol/L）	CREA（μmol/L）	ALT（U/L）	CK（U/L）	ALB（g/L）	GLU（mmol/L）
1 月 23 日	3.93	140.00	67.40	16.10	40.40	45.60	5.38
1 月 26 日	3.30	137.00	54.00	17.00	44.00	41.00	7.40
1 月 30 日	4.30	140.00	61.00	19.00	29.00	41.00	6.00
2 月 3 日	3.60	140.00	53.30	73.10	21.10	38.30	6.60
2 月 11 日	3.76	142.80	53.60	80.90	14.90	40.80	7.56

表 1-6　凝血功能

时间	PT（s）	APTT（s）	Fb（mg/dl）	INR	TT（s）
1 月 26 日	13.50	40.60	546	1.17	17.60
1 月 30 日	13.50	49.70	527	1.17	17.60
2 月 3 日	11.80	28.20	376	1.09	15.80

射液 0.4 g 1 次 / 日抗细菌治疗，1 月 29 日体温正常，1 月 30 日患者神经性皮炎复发，停用盐酸莫西沙星注射液、洛匹那韦 / 利托那韦、重组人干扰素 α-2b 注射液。体温变化见图 1-8。

2 月 1 日复查胸部 CT，较 1 月 26 日胸部 CT 进展不明显（图 1-9），患者体温持续正常，继续对症补液治疗。

患者体温持续正常，精神体力逐渐恢复。精神食欲正常。2 月 7 日、2 月 9 日两次痰新型冠状病毒核酸检测阴性。2 月 9 日复查胸部 CT 病变明显吸收（图 1-10），2 月 12 日出院。

病例点评：

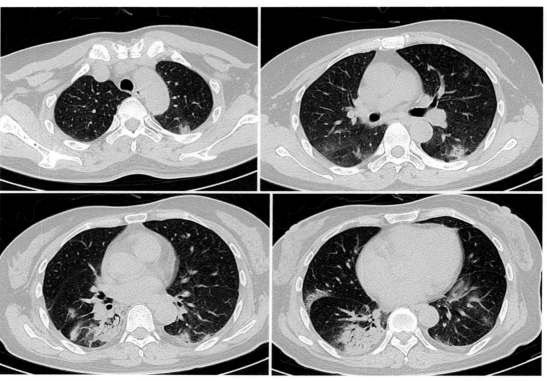

图 1-7 胸部 CT 平扫（2020 年 1 月 26 日）：与 2020 年 1 月 23 日 CT 比较右下叶磨玻璃影变为实变影，其内显示含气支气管气相，右下叶肺体积缩小；双肺新出现多发磨玻璃影，贴近胸膜下及叶间裂。显示病变处于进展状态

日 期		2020-1-23		24			25			26			27			28			29		

图 1-8 体温（蓝线）与脉搏（红线）变化趋势

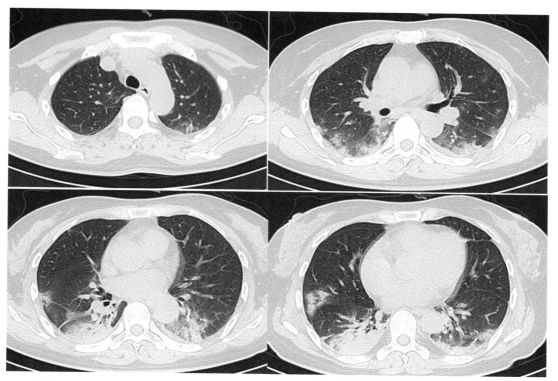

图 1-9　胸部 CT 平扫（2020 年 2 月 1 日）：双肺下叶实变影范围增多增大，磨玻璃影增多

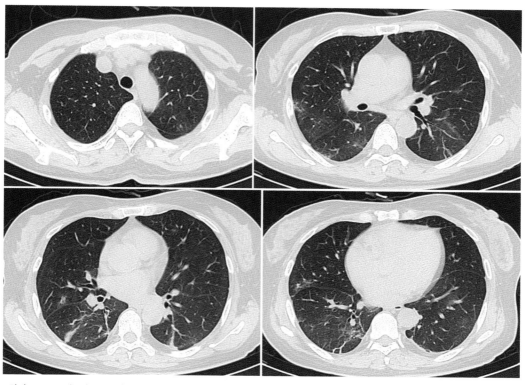

图 1-10　胸部 CT 平扫（2020 年 2 月 9 日）：与 2020 年 2 月 1 日 CT 比较双肺病变明显吸收好转，肺内残余条索影

1. 该组病例为典型家庭聚集性病例，男性病例为女性病例的传染源，女性病例为典型的二代病例，以发热、咳嗽为主，肺部可见典型表现，符合普通型诊断。入院后有数日发热，体温可呈高热，肺部影像学在病程中期较发病初期有明显进展，但是经过洛匹那韦/利托那韦片、干扰素的抗病毒治疗，病情得以逐渐恢复。

2. 该患者入院时病原学结果未回报，但是根据患者丈夫有武汉逗留史，该女性病例胸部CT典型，第一时间考虑为新冠肺炎可能，在充分评估患者病情及药物不良反应后，第一时间给予了治疗，提示一线临床医生一定要仔细追问患者流行病学史，并仔细阅读患者胸部CT，避免漏诊、误诊。

病例 2　艰难的病毒转阴之旅

（宋美华　张伟）

患者 L 某，男，34 岁，主因"周身肌肉酸痛、伴咽痛 9 天，发热 2 天"门诊以"新冠肺炎"于 2020 年 1 月 20 日收入院。

主诉：周身肌肉酸痛、伴咽痛 9 天，发热 2 天。

现病史：患者 9 天前（2020 年 1 月 11 日）晨起出现周身肌肉酸痛、伴有轻度咽痛，无发热、畏寒、寒战，无咳嗽、咳痰、憋气，伴有轻度乏力，无鼻塞和流涕症状，自行服"蓝芩口服液""双黄连口服液"4 天，周身肌肉酸痛无明显缓解，自觉发热，未测体温，晨起鼻塞流脓涕及黄痰，加用感冒清热颗粒，共服用 2 天，2 天前（1 月 18 日）就诊于社区医院，查血常规正常，呼吸道合胞病毒阴性，肺炎支原体阴性（未见报告，未检测流感病毒），傍晚时间陪同儿子于某院复查，主动筛查体温 37.8℃，不除外"病毒性肺炎"，查甲型流感抗原阴性，乙型流感抗原阴性，胸片未见异常，胸部 CT 提示双下肺多发磨玻璃影，给予磷酸奥司他韦胶囊、盐酸莫西沙星片抗感染，北京市疾病预防控制中心（CDC）新型冠状病毒核酸检测阳性，为进一步治疗经"120"转来我院就诊，以"新冠肺炎"收住我科。

患者自发病以来，神志清楚，精神不振，食欲一般，小便正常，近两日腹泻，每日两次，不成形，无腹痛及里急后重。

流行病学史：患者 2020 年 1 月 6 日离京，去往多地出差，1 月 9 日上午经高铁到达武汉汉口站，1 月 9 日晚再次乘坐高铁回京。患者儿子 1 月 12 日出现高热，诊断为乙型流感，服用磷酸奥司他韦颗粒后体温正常，1 月 18 日患者儿子体温反复，诊断为支原体感染。患者妻子近期无发热。患者在武汉期间未接触其他发热患者，未到过医院，未到过海鲜和活禽市场。

既往史：体健。

入院查体：T 36.8℃，P 116 次 / 分，R 20 次 / 分，BP 121/95 mmHg。神志清楚，双肺叩诊呈清音，双肺呼吸音清，未闻及干湿啰音及胸膜摩擦音。心界不大，心率 116 次 / 分，心律齐，各瓣膜听诊区未闻及病理性杂音，腹部平坦，全腹无压痛及反跳痛，腹部未触及包块，肝、脾、胆囊未触及，墨菲（Murphy）征阴性，麦氏点无压痛，双侧输尿管无压痛，肝区叩痛阴性。移动性浊音阴性。四肢、关节未见异常，活动无受限，双下肢无水肿。

入院诊断：新冠肺炎 普通型。

诊疗经过：入院后无发热，仍有肌肉酸痛，轻度乏力，偶有咳嗽，无痰，无活动后憋气，完善血常规、CRP、肝肾功能、凝血功能基本正常（表 2-1 至表 2-3）。完善胸部 CT，提示双肺感染性病变，符合新型冠状病毒感染（图 2-1），给予洛匹那韦 / 利托那韦每次 500 mg，2 次 / 日口服，重组人干扰素 α-2b 注射液 5 MIU 雾化吸入，2 次 / 日，抗病毒治疗。

经过 1 周治疗，患者持续无发热，自觉乏力、咳嗽好转，精神体力基本恢复。复查胸部 CT 提示：双肺感染性病变较前好转（图 2-2）。

表 2-1　血常规及 CRP 变化趋势									
时间	WBC（×10⁹/L）	NE%	NE（×10⁹/L）	LY%	LY（×10⁹/L）	RBC（×10¹²/L）	HGB（g/L）	PLT（×10⁹/L）	CRP（mg/L）
1 月 20 日	4.66	59.20	2.75	30.60	1.43	6.86	146	375	—
1 月 24 日	4.94	58.60	2.90	34.80	1.72	4.85	143	355	7.50
1 月 31 日	5.51	60.40	3.32	30.70	1.69	6.42	147	453	3.90
2 月 11 日	4.47	55.64	2.48	37.10	1.66	6.38	135	332	3.40

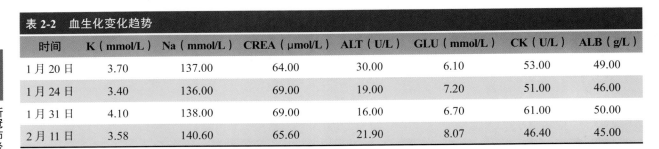

表 2-2　血生化变化趋势

时间	K（mmol/L）	Na（mmol/L）	CREA（μmol/L）	ALT（U/L）	GLU（mmol/L）	CK（U/L）	ALB（g/L）
1 月 20 日	3.70	137.00	64.00	30.00	6.10	53.00	49.00
1 月 24 日	3.40	136.00	69.00	19.00	7.20	51.00	46.00
1 月 31 日	4.10	138.00	69.00	16.00	6.70	61.00	50.00
2 月 11 日	3.58	140.60	65.60	21.90	8.07	46.40	45.00

表 2-3　凝血功能

时间	PT（s）	APTT（s）	Fb（mg/dl）	INR	TT（s）
1 月 20 日	13.30	55.20	232	1.16	16.70
1 月 24 日	13.90	39.80	498	1.22	17.00
1 月 31 日	11.10	46.80	181	0.95	15.60
2 月 11 日	11.00	32.30	232	1.02	14.8

患者病情持续恢复中，基本无任何不适，1月 26 日和 1 月 29 日两次咽拭子新型冠状病毒核酸检测示阴性，1 月 30 日痰新型冠状病毒核酸检测阳性。再次复查胸部 CT，提示双肺感染性病变再次较前好转（图 2-3）。

患者多次复查痰新型冠状病毒核酸均提示阳性（表 2-4）。2 月 9 日复查胸部 CT 基本恢复（图 2-4）。2 月 14 日、2 月 15 日复查痰新型冠状病

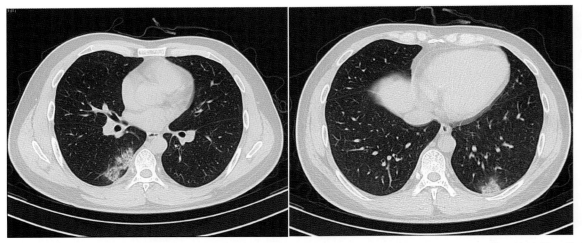

图 2-1　胸部 CT 平扫（2020 年 1 月 20 日）：双肺下叶小片状实变影，境界稍模糊，周围显示较少浅淡影，分布于胸膜下

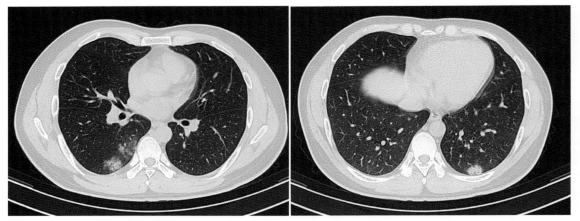

图 2-2　胸部 CT 平扫（2020 年 1 月 27 日）：与 2020 年 1 月 20 日 CT 比较，肺内病变均有吸收，好转，病变缩小，密度变浅淡

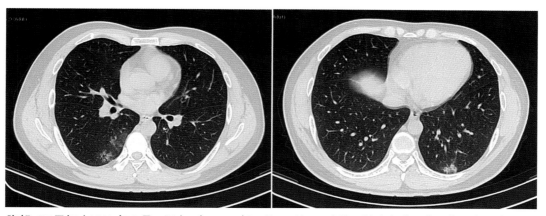

图 2-3　胸部 CT 平扫（2020 年 2 月 1 日）：与 2020 年 1 月 27 日 CT 比较双肺病变进一步吸收，病灶缩小，密度变淡

表 2-4　呼吸道标本新型冠状病毒核酸结果

时间	1月26日	1月29日	1月30日	2月4日	2月7日	2月9日	2月10日	2月11日	2月12日	2月13日	2月14日	2月15日
标本	咽拭子	咽拭子	痰	痰	痰	痰	痰	痰	痰	痰	痰	痰
结果	阴性	阴性	阳性	阳性	阴性	单基因阳性	单基因阳性	单基因阳性	单基因阳性	单基因阳性	阴性	阴性

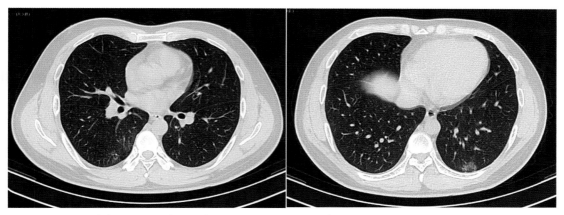

图 2-4　胸部 CT 平扫（2020 年 2 月 9 日）：与 2020 年 2 月 1 日 CT 比较病变进一步吸收

毒核酸阴性。2 月 17 日出院。

病例点评：

1. 本例为我科室收治的第一批新冠肺炎患者，当时对该疾病的认识有限，该病例看似普通，但是实际上对新冠肺炎的防控有重要作用。新冠肺炎以下呼吸道为主，在出院病例标准上尽量以下呼吸道标本为主。在这个患者出现两次核酸阴性后再次出现核酸阳性，在病例确诊方面给予我们启示，经过多次检验才得以确诊。后续该患者出现单基因阳性，根据我院核酸检测说明书，我院检测新型冠状病毒 N 基因和 ORF1ab 基因，单基因阳性表示 N 基因和 ORF1ab 基因有一

个阳性，建议复查。故多次留标本复查。

2. 该病例诊治的关键点主要是对于出院标准的把控。传染病源对传染病的防控非常重要，新冠肺炎暴发后，很快确定了传染途径为呼吸道飞沫及接触传播，随后又爆出隐性感染者，所以该患者在两次咽拭子新型冠状病毒核酸阴性后出现痰新型冠状病毒核酸阳性，及时提醒我们出院患者要严格检测下呼吸道标本。

出院后随访： 患者于 3 月 4 日复查，无不适症状，咽拭子新型冠状病毒核酸阴性，ALT 99.4 U/L，AST 42.6 U/L，均轻度升高。复查胸部 CT 对比 2020 年 2 月 9 日胸部 CT 肺内病变吸收好转。

病例 3　大小幼儿感染皆源自父母

（宋美华　张伟）

患者一家六口，1 月 19 日由武汉来京旅游，其中家庭中孩子的爸爸为家庭中首例病例，来京后即出现发热，并确诊。1 月 25 日小女儿发热，同时筛查新型冠状病毒核酸呈阳性，入院后发现肺部典型影像学表现。1 月 29 日大女儿也发病。三人共同于我院住院治疗。

小女儿——北京首例婴儿病例

患者 J 某，女，292 天，主因"发热两天"门诊以"新冠肺炎"于 2020 年 1 月 26 日收入院。

主诉：发热 2 天。

现病史：患者 2 天前（1 月 25 日）出现发热，体温 37.6℃，伴有精神稍减弱，无畏寒、寒战，无咳嗽、咳痰，无鼻塞、流涕，无呼吸困难、喘憋等不适。无恶心、呕吐、腹泻，无血尿、少尿。无哭闹烦躁不安，无意识障碍。昨晚最高体温 38.8℃，服用对乙酰氨基酚混滴剂后体温降至正常，目前无发热。今日海淀区 CDC 回报患者呼吸道标本新型冠状病毒核酸阳性，为进一步诊治入院。

患者发病以来神志清楚，发热时精神不振，食欲尚可。体重无明显改变。

流行病学史：患者为武汉来京旅游人员。1 月 20 日随患者奶奶、父亲、母亲、哥哥、姐姐来京旅游。患者父亲 20 日出现发热，确诊为新冠肺炎。

出生情况：患者足月出生，出生情况良好，出生体重 3.7 kg，生长发育正常，目前母乳喂养。

入院查体：T 36℃，P 112 次 / 分，R 20 次 / 分，BP 95/55 mmHg。神志清楚，双肺叩诊呈清音，双肺呼吸音清，未闻及干湿啰音及胸膜摩擦音。心界不大，心率 112 次 / 分，心律齐，各瓣膜听诊区未闻及病理性杂音，腹部平坦，腹部未触及包块，四肢活动正常。

入院诊断：新冠肺炎 轻型。

诊疗经过：患者入院后完善（2020 年 1 月 26 日）血常规＋CRP：WBC 10.48×10^9/L，NE 2.94×10^9/L，NE% 28.00%，LY% 62.90%，LY 6.59×10^9/L，RBC 4.31×10^{12}/L，HGB 106.00 g/L，PLT 304.00×10^9/L，CRP 6.5 mg/L，白细胞升高，淋巴细胞为主，CRP 稍高。生化组合 K 4.40 mmol/L，Na 140.0 mmol/L，Cl 102.0 mmol/L，UREA 2.84 mmol/L，CREA 14.0 μmol/L，GLU 5.20 mmol/L，ALT 13.0 U/L，CK 90.0 U/L，ALB 46.0 g/L，均正常。凝血组合四项 TT 18.0 s，APTT 39.30 s，PT 10.70 s，INR 0.92，Fb 386.00 mg/dl，均正常。完善胸部 CT（图 3-1）基本正常。

因目前洛匹那韦 / 利托那韦、重组人干扰素 α-2b 注射液无儿童用药经验，没有给予抗病毒治疗，给予磷酸奥司他韦颗粒 30 mg 口服 2 次 / 日，抗流感治疗，注射用头孢曲松钠 0.5 g 静脉滴注 1 次 / 日，抗细菌治疗。入院后治疗 5 天，患儿体温持续正常，出现腹泻，稀便，每日两次，复查血常规＋CRP（1 月 30 日）：WBC 8.00×10^9/L，NE% 9.40%，NE 0.75×10^9/L，LY% 84.00%，LY 6.72×10^9/L，RBC 4.21×10^{12}/L，HGB 102.00 g/L，PLT 323.00×10^9/L，CRP 0.2 mg/L，基本正常。停用注射用头孢曲松钠，给予枯草杆菌、肠球菌二联菌多维颗粒剂一次一袋，2 次 / 日口服，调节肠道菌群治疗，患儿腹泻消失。1 月 30 日、2 月 1 日两次咽拭子新型冠状病毒核酸检测阳性，后持续监测，2 月 5 日、2 月 7 日两次咽拭子新型冠状病毒核酸检测阴性。患儿持续体温正常，无不适，精神食欲正常，无哭闹等不适，后于 2 月 14 日出院。

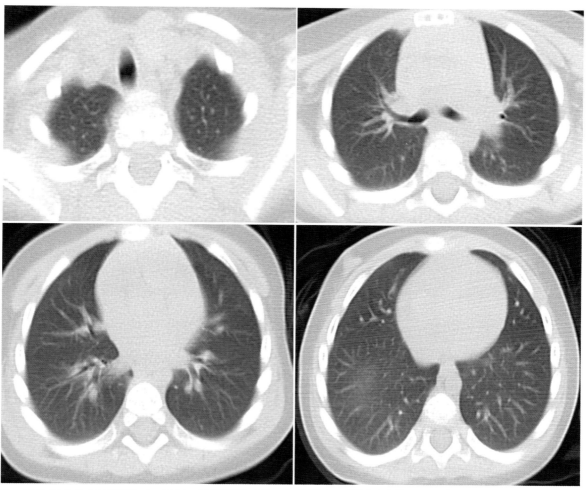

图 3-1　2020 年 1 月 26 日胸部 CT 平扫：胸廓两侧对称，气管居中，纵隔无移位。两肺内未见明显异常。两肺门影未见明显增大，两侧胸膜未见异常，两侧胸腔未见明显积液，纵隔内未见明显肿大淋巴结

母亲——Z 某病例

患者 Z 某，女，36 岁，主因"发现新型冠状病毒核酸检测阳性 2 天"门诊以新型冠状病毒感染于 2020 年 1 月 26 日收入院。

主诉：发现新型冠状病毒核酸检测阳性 2 天。

现病史：2 天前患者女儿出现发热，患者及女儿均进行筛查，患者 1 月 24 日及 1 月 25 日两次呼吸道核酸筛查均为新型冠状病毒核酸阳性，无发热，无畏寒、寒战，无咳嗽、咳痰，无鼻塞、流涕、咽痛、咯血等不适，不伴精神不振、头痛、头晕、胸闷、心悸、呼吸困难、喘憋等不适。无肌肉酸痛、关节痛。无食欲不振、恶心、呕吐、腹胀、腹痛、腹泻、黑便，无血尿、少尿。无意识障碍。今日为进一步陪同女儿来院隔离治疗。

患者发病以来神志清楚，精神好，食欲好，无尿频、尿急、尿痛。体重无明显改变。

流行病史：患者一家人 1 月 19 日由武汉来京旅游，患者丈夫于 1 月 20 日出现发热，确诊为新冠肺炎。1 月 25 日患者小女儿出现发热，两次呼吸道标本检测新型冠状病毒核酸阳性。

既往史：11 年前患肺结核，治疗 9 个月，治愈。

个人史：否认烟酒嗜好。已婚，育有 1 子 2 女。月经正常。

入院查体：T 36.1℃，P 75 次 / 分，R 20 次 / 分，BP 112/75 mmHg。神志清楚，正常面容，双肺叩诊呈清音，双肺呼吸音清，未闻及干湿啰音及胸膜摩擦音。心界不大，心率 75 次 / 分，心律齐，各瓣膜听诊区未闻及病理性杂音，腹部平坦，全腹无压痛及反跳痛，腹部未触及包块。四肢、关节未见异常，活动无受限，双下肢无水肿。

入院诊断： 新冠肺炎 普通型，继发性肺结核。

诊疗经过： 患者入院后完善血常规、肝肾功能、凝血功能（表 3-1 至 3-3）基本正常。胸部 CT 提示双肺感染性病变（图 3-2），符合新型冠状病毒感染，给予洛匹那韦/利托那韦 2 片，2 次/日口服，重组人干扰素 α-2b 注射液 5 MIU 雾化吸入，2 次/日，抗病毒治疗。

给予药物治疗后患者无发热，无咳嗽、咳

表 3-1　血常规及 CRP 变化趋势

时间	WBC（×10⁹/L）	NE%	NE（×10⁹/L）	LY%	LY（×10⁹/L）	RBC（×10¹²/L）	HGB（g/L）	PLT（×10⁹/L）	CRP（mg/L）
1 月 26 日	5.99	38.3	2.30	51.1	3.06	4.57	133	276	3.40
2 月 2 日	6.85	57.7	3.95	35.9	2.46	4.39	126	346	4.80
2 月 4 日	7.07	53.7	3.80	36.8	2.60	4.30	120	358	2.10

表 3-2　血生化变化趋势

时间	K（mmol/L）	Na（mmol/L）	CREA（μmol/L）	ALT（U/L）	CK（U/L）	ALB（g/L）
1 月 26 日	4.00	143.00	38.00	36.00	93.00	47.0
2 月 2 日	3.97	139.30	55.00	20.00	64.20	43.1
2 月 4 日	4.04	140.00	55.80	18.10	56.20	38.8

表 3-3　凝血功能

时间	PT（s）	APTT（s）	Fb（mg/dl）	INR	TT（s）
1 月 26 日	10.90	26.80	204	0.95	15.20
2 月 2 日	10.90	30.40	284	1.01	16.70
2 月 4 日	10.30	30.20	274	0.95	21.30

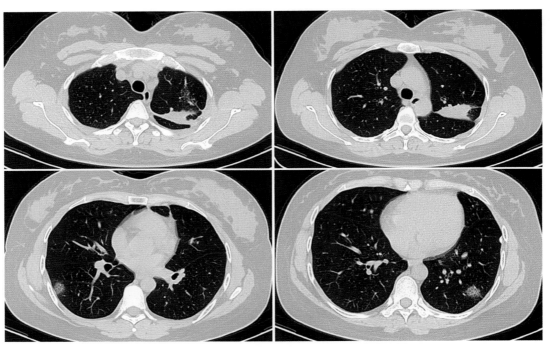

图 3-2　胸部 CT 平扫（2020 年 1 月 26 日）： 双肺下叶胸膜下显示两个类圆形磨玻璃影，内见细网格影，病变境界清楚，考虑为病毒性肺炎可能。另左上叶后段亚段实变影，根据病史诊断继发性肺结核

痰，无憋气，无乏力、肌肉酸痛，精神食欲正常，体力正常，间断有腹泻，诉味觉、嗅觉减退，1月30日痰新型冠状病毒核酸检测阴性，2月1日痰新型冠状病毒核酸检测阳性，2月1日复查胸部CT，患者肺部病变范围变大（图3-3），继续给予洛匹那韦/利托那韦2片，2次/日口服，

重组人干扰素α-2b注射液5 MIU雾化吸入，2次/日，抗病毒治疗。给予中药汤剂对症治疗。

患者体温持续正常，腹泻好转，味觉、嗅觉好转，2月7日、2月9日两次痰新型冠状病毒核酸检测阴性。2月9日复查胸部CT：两肺下叶炎症明显吸收好转（图3-4），2月14日出院。

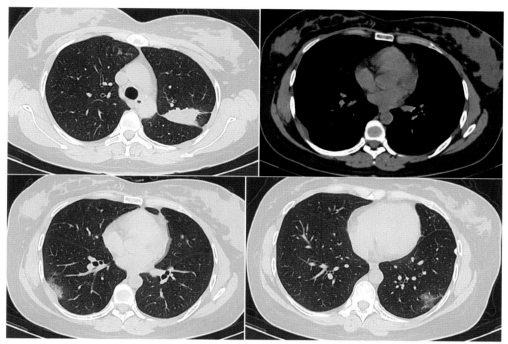

图3-3　胸部CT平扫（2020年2月1日）：双肺下叶病变进展增大，右侧病变邻近胸膜增厚。左上叶结核病灶变化不大

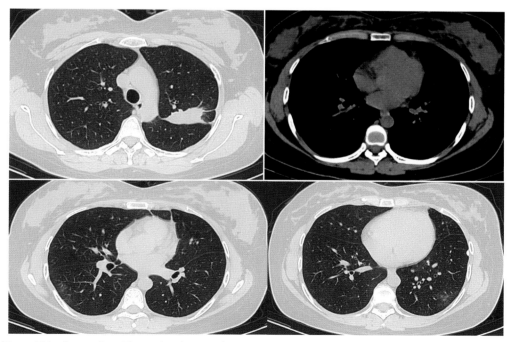

图3-4　胸部CT平扫（2020年2月9日）：与2020年2月1日CT比较，双肺下叶病变明显吸收，剩余少许浅淡磨玻璃影，双侧胸膜未见明显增厚；左上叶结核病变变化不大

大女儿——J 某病例

患者 J 某，女，10 岁 11 月，主因"头痛 3 天"急诊以"新冠肺炎"于 2020 年 2 月 1 日收入院。

主诉： 头痛 3 天。

现病史： 患儿 3 天前（1 月 29 日）无明显诱因出现头痛，不剧烈，数小时缓解。无发热，无畏寒、寒战，无咳嗽、咳痰，无鼻塞、流涕、咽痛、咯血等不适，不伴精神不振、头痛、头晕、胸闷、心悸、呼吸困难、喘憋等不适。无肌肉酸痛、关节痛。无食欲不振、恶心、呕吐、腹胀、腹痛、腹泻、黑便，无血尿、少尿。无意识障碍。患者为武汉来京旅游人员，患儿父亲、母亲、妹妹为新冠肺炎确诊病例，2 月 1 日咽拭子新型冠状病毒核酸检测阳性，今日为进一步诊治来院隔离治疗。

患儿发病以来神志清楚，精神好，食欲好，无尿频、尿急、尿痛。大便正常，体重无明显改变。

流行病学史： 患者为武汉来京旅游人员。1 月 20 日随患者奶奶、父亲、母亲、哥哥、妹妹来京。患儿父亲、母亲、妹妹均确诊为新型冠状病毒感染确诊病例。

出生情况： 足月顺产，生长发育正常。

入院查体： T 36.5℃，P 75 次 / 分，R 20 次 / 分，BP 98/71 mmHg。神志清楚，正常面容，双肺叩诊呈清音，双肺呼吸音清，心律齐，腹部平坦，腹部未触及包块，肝、脾、胆囊未触及，双下肢无水肿。

入院诊断： 新冠肺炎 轻型。

诊疗经过： 患者入院后化验血常规 WBC 4.76×10^9/L，NE% 28.80%，NE 1.37×10^9/L，LY% 64.90%，LY 3.09×10^9/L，HGB 139.00 g/L，PLT 223.00×10^9/L。CRP 1.1 mg/L，凝血功能 PT 10.50 s，APTT 42.90 s，INR 0.91，TT 16.00 s，Fb 204.00 mg/dl。生化组合 K 3.50 mmol/L，Na 139.0 mmol/L，Cl 100.0 mmol/L，UREA 4.96 mmol/L，CREA 35.0 μmol/L，GLU 4.70 mmol/L，ALT 12.0 U/L，CK 95.0 U/L，ALB 50.0 g/L。均正常。胸部 CT 未见异常（图 3-5）。患者无发热、无头痛，且胸部 CT 无明确炎症表现，炎症指标无异常，给予中药对症治疗，未给予抗病毒治疗。

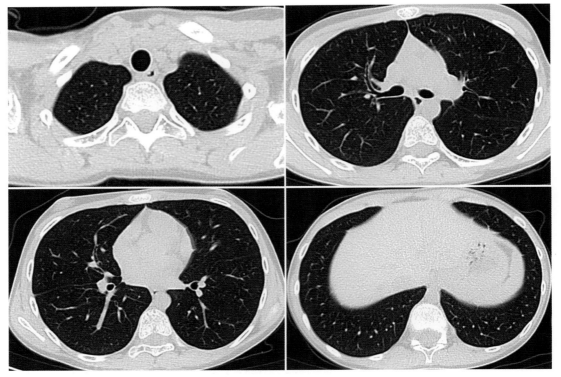

图 3-5　胸部 CT 平扫： 未见明显异常

患者入院后体温持续正常，偶有咳嗽，无痰，无头痛，精神食欲正常，大小便正常，2月11日、2月12日两次痰新型冠状病毒核酸检测阴性。2月14日出院。

病例点评：

1. 新冠肺炎为新发、突发传染病，随着收治患者的增多，对该病的认知逐渐深入，该组病例为家族聚集性病例，并收治了两名儿童患者，儿童病例整体症状较轻，且洛匹那韦/利托那韦、重组人干扰素 α-2b 注射液在儿童方面没有用药经验，在整体评估病情后，应简化治疗。但是不能以个案代替整体，尤其对于有先天性疾病或者慢性病的儿童，还是要具体问题具体分析。

2. 面对儿童患者，沟通效果差，尽量减少孩子哭闹情况，因为哭闹会产生大量气溶胶，易造成医务人员感染。在病情相对较轻的情况下，建议少抽血，如必须做 CT 等检查，建议事先给予水合氯醛镇静。

3. 这组家庭病例整体较轻，尤其妈妈病例，无任何临床表现，但是 CT 却有明显及典型的改变，提示我们临床上存在隐性感染者，为控制传染源提供思路。

病例 4 火眼金睛看核酸

（张伟　徐艳利）

患者 Z 某，男，47 岁，主因"咳嗽、发热 4 天"门诊以"病毒性肺炎、新冠肺炎疑似病例"于 2020 年 1 月 28 日收入院。

主诉：咳嗽、发热 4 天。

现病史：4 天前无明显诱因出现咳嗽，未觉发热、咽痛，略有憋气，3 天前就诊于某医院发热门诊，测体温 37.9℃，查 WBC 3.2×10^9/L、NE% 57.8%、NE 1.85×10^9/L，LY 0.95×10^9/L、PLT 81×10^9/L，CRP 97 mg/L，甲型、乙型流感病毒抗原阴性，当日曾有畏寒、寒战，未测体温，给予莫西沙星及止咳化痰对症治疗，病情无好转，憋气加重，乏力、纳差，肌肉酸痛，无恶心、呕吐，今日胸片提示"右下肺炎"，转来我院，以"新冠肺炎疑似病例"收入院。发病以来，神志清楚，精神减弱，食欲减退，早期无腹泻，今日大便 2 次，稀水便。

流行病学史：湖北人，长期居住工作于北京，否认武汉及湖北其他地区旅行史，否认武汉来京人员接触史。2020 年 1 月 12 日曾参加同乡聚会，参加人员均为长期居住北京人员，无其他发病人员。否认禽类接触史。否认本季节流感疫苗接种史。

既往史：否认高血压、冠心病、糖尿病病史。否认其他传染病史。否认食物、药物过敏史。否认外伤史。2006 年行阑尾切除术。

个人史：否认吸烟史，偶有少量饮酒。

家族史：无特殊。

入院查体：T 36.4℃，P 76 次 / 分，R 20 次 / 分，BP 92/64 mmHg。神志清楚，急性病容，查体合作，全身皮肤黏膜颜色正常，无黄染，皮肤温度正常，周身未见皮疹，咽部充血，双肺呼吸音粗，未闻及干湿啰音及胸膜摩擦音，心率 76 次 / 分，律齐，腹软，无压痛，双下肢不肿。中医检查舌象如图 4-1 所示，舌色淡、紫、暗，舌体胖大、有齿痕，舌苔白腻厚、浮黄。脉濡。

诊疗经过：入院后完善胸部 CT（图 4-2）、

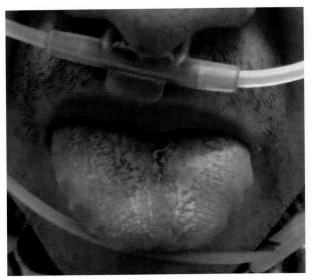

图 4-1　患者 2020 年 1 月 28 日入院时舌象，舌色淡、紫、暗，舌体胖大、有齿痕，舌苔白腻厚、浮黄

超声、血常规、血气分析、血生化等相关检查。

超声（浅表淋巴结）：双侧颈部、腋窝淋巴结可见。

超声（心脏）：静息状态下心脏结构及功能未见明显异常。

超声（腹部）：胆囊多发息肉样病变。

血气分析：pH 7.451，PCO_2 33.8 mmHg，PO_2 112 mmHg，HCO_3^- 23.5 mmol/L，TCO_2 25 mmol/L，SO_2 99%，Lac 0.88 mmol/L，吸氧浓度 29%，氧合指数 386 mmHg。

谷丙转氨酶升高。

入院诊断：新冠肺炎　疑似病例，低氧血症，肝功能异常

治疗方案：

（1）卧床休息、氧疗。

（2）重组人干扰素 α-2b 注射液 5 MIU 雾化吸入，2 次 / 日。

（3）帕拉米韦，0.3 g 1 次 / 日静脉点滴。

（4）莫西沙星，0.4 g 1 次 / 日静脉点滴。

（5）复方甘草酸苷，120 mg 1 次 / 日静脉点滴。

（6）谷胱甘肽，1.2 g 1 次 / 日静脉点滴。

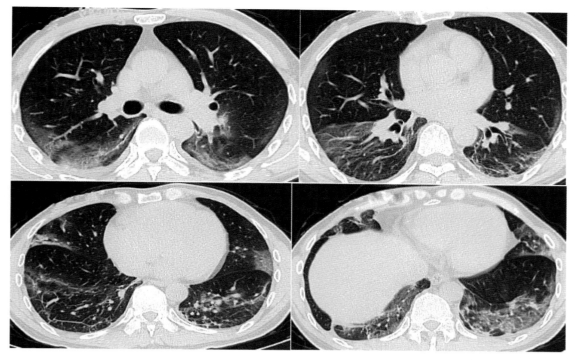

图 4-2 胸部 CT（2020 年 1 月 28 日）：双肺上叶、中叶及双肺下叶显示亚段及段性分布的磨玻璃影，病变实质内可见细网格影，以双肺下叶病变为著。双肺下叶尚可见凌乱分布的纤维条索，部分肺纹理走行扭曲移位。双侧肋胸膜轻度增厚

（7）中医辨证治疗：

主症：患者以发热、咳嗽、喘憋、乏力、纳差、大便稀溏为主症，舌色淡暗紫、舌体胖大、有齿痕，舌苔白腻厚、浮黄。脉濡。

辨证分析：患者外感湿毒邪气，正邪交争而发热，湿毒闭肺致肺失宣降、肺气上逆而咳嗽、喘憋。乏力、纳差、便溏、舌淡暗紫、舌体胖大有齿痕、苔白腻厚浮黄，脉濡，为一派湿毒表现，湿毒闭肺，困阻气机，枢机不利。综合分析，病因为湿毒，病性为湿大于热，病位在上焦肺，延及中焦脾胃。

辨证分析：湿毒闭肺、枢机不利

治则治法：开肺气、化湿浊、祛邪毒

处方用药：以藿朴夏苓汤、麻杏苡甘汤为基础加减

藿香 15 g	半夏 9 g	茯苓 30 g	炙麻黄 9 g
苦杏仁 15 g	炒薏米 20 g	苍术 15 g	白术 10 g
厚朴 10 g	牛蒡子 15 g	蝉蜕 6 g	生甘草 6 g
太子参 30 g	青蒿 30 g	虎杖 15 g	神曲 15 g

水煎服，日 1 剂，每剂煎 300 ml，分 2 次服用，每次 150 ml。

处方分析：全方以《医原》藿朴夏苓汤、《金匮要略》麻杏苡甘汤为基础化裁。藿朴夏苓汤能宣通气机、燥湿利水，麻杏苡甘汤宣肺祛湿。全方以藿香芳香化湿；苍术、厚朴、半夏理气燥湿解毒；以麻黄、杏仁开宣肺气通调水道；以牛蒡子、蝉蜕、青蒿、虎杖宣肺清热透邪；以茯苓、白术、薏苡仁健脾渗湿于下，给邪以出路；神曲和胃解表；太子参补益肺脾气阴；生甘草清热解毒调和诸药。全方宣上、畅中、渗下，俾肺气开、湿浊化、邪毒去，枢机恢复。

2020 年 1 月 29 日晚间患者出现窦性心动过缓，心室率 45 次 / 分，未诉头晕、黑朦等症状，考虑不除外药物副作用，停用可疑药物干扰素、莫西沙星、帕拉米韦，调整为头孢曲松 2.0 g 1 次 / 日静脉点滴抗细菌感染治疗。复方甘草酸苷、谷胱甘肽继续使用，继续中药汤剂治疗。

2020 年 1 月 29 日患者体温最高升至 38.0℃，其后体温下降至正常，但一般情况仍重，2020 年 1 月 29 日、1 月 30 日、1 月 31 日连续 3 次送检咽拭子查新型冠状病毒核酸均为阴性，2020 年 1 月 31 日复查胸部 CT 肺部病变进展（图 4-3）。

患者连续 3 次咽拭子新型冠状病毒核酸检测阴性，诊断陷入困境。能排除诊断吗？到底是什么病？可否按除外新冠肺炎转出隔离病房？还是

继续在隔离病房治疗？

经研究判断，我们认为该患者临床症状、影像学检查均支持新型冠状病毒感染，虽然患者未能提供明确流行病学史，但仍临床考虑新冠肺炎不能除外。我们决定继续在隔离病房收治，并嘱咐患者于 2020 年 2 月 1 日晨起留取深部痰标本再次送检！

2020 年 2 月 1 日区疾控中心回报痰标本新型冠状病毒核酸阳性，送北京市 CDC 复核，2020 年 2 月 2 日北京市 CDC 回报痰标本新型冠状病毒核酸阳性，经北京市专家组会诊，依据《新型冠状病毒感染的肺炎诊疗方案（第三版）》明确"新冠肺炎"诊断，该诊断在《新型冠状病毒感染的肺炎诊疗方案（试行第五版）》颁布后修订为"新冠肺炎 普通型"。

继续原治疗方案，患者体温下降后未再反复

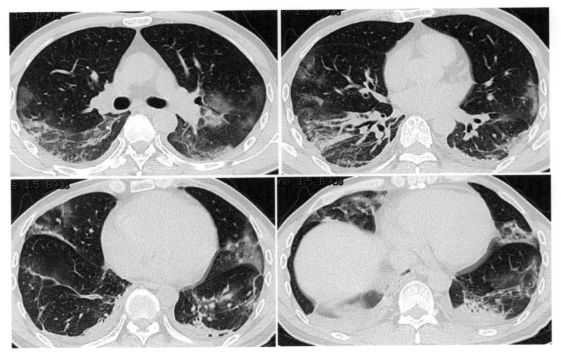

图 4-3　胸部 CT（2020 年 1 月 31 日）：双肺上叶及两肺胸膜下见斑片状实变影及磨玻璃影，并见条索影，边界稍模糊，两下肺为著。双侧出现少量胸腔积液。与 2020 年 1 月 28 日胸部 CT 比较：双上叶、中叶磨玻璃影病变增多、增大，实性病变增多，新发胸腔积液，病变处于进展期

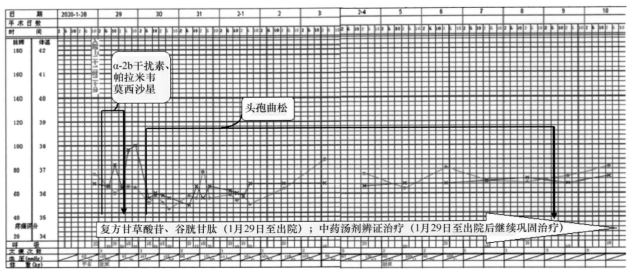

图 4-4　患者体温（蓝线）与脉搏（红线）动态变化及简要药物治疗情况

（图 4-4），临床症状逐渐改善，氧合逐渐改善，各项临床检测指标逐渐恢复（表 4-1 至表 4-3）。动态监测舌象变化（图 4-5），患者舌色逐渐显露出红色，舌体虽仍胖大，但齿痕减轻，腻苔逐渐减轻，苔色有变黄倾向，患者湿邪渐化，热象渐显，中药治疗原则不变，佐以清热透邪。2020 年 2 月 4 日复查胸部 CT（图 4-6）双肺炎症逐渐吸收，胸腔积液减少。2020 年 2 月 12 日复查胸部 CT（图 4-7）双肺病变明显吸收，胸腔积液基本吸收。监测新型冠状病毒核酸转阴（表 4-4），并于 2020 年 2 月 15 日治愈出院。

病例点评： 本病例以"发热伴呼吸道症状"为主诉，在北京地区流感季节发病，患者实验室检查及胸部 CT 均提示病毒性肺炎，甲型、乙型流感病毒抗原阴性，但同期我国受到武汉及湖北其他地区新冠肺炎疫情影响，北京地区有输入性病例及本地继发病例，虽然该患者否认武汉相关流行病学史，但医生仍保持高度警惕，按新冠肺炎疑似病例收治管理。

然而当医生面对 3 次咽拭子新型冠状病毒核酸检测阴性时，诊断及隔离防控策略均陷入困境，最终通过坚持送深部痰标本进行检测而确诊。"火眼金睛看核酸"的内涵是医生对疾病的高度警惕，是医生对患者提供流行病学史准确性提出的疑问，是医生对于不同标本类型检测阳性率的考量，是医生对临床判断的自信，是医生对于隔离防控重要性的高度重视，因此，此例可谓是因医生的执着而成功避免疾病传播的

表 4-1	血常规＋CRP 动态变化							
	WBC（×10⁹/L）	NE%（%）	NE（×10⁹/L）	LY%（%）	LY（×10⁹/L）	HGB（g/L）	PLT（×10⁹/L）	CRP（mg/L）
参考范围	4.00～10.00	50.00～75.00	2.00～8.00	20.00～40.00	1.00～5.00	120.00～160.00	100.00～300.00	0.0～5.0
1 月 29 日	6.79	85.1	5.77	9.50	0.65	135	148	118.1
1 月 30 日	2.80	61.7	1.73	25	0.70	136	155	84.8
2 月 1 日	4.43	67.24	2.98	26.9	1.19	136	226	17.1
2 月 9 日	6.11	52.2	3.2	39	2.38	139	193	1.8

表 4-2	生化指标动态变化							
	ALT（U/L）	ALB（g/L）	CK（U/L）	K（mmol/L）	Na（mmol/L）	Cl（mmol/L）	BUN（mmol/L）	CREA（μmol/L）
参考范围	9.0～50.0	40.0～55.0	50.0～310.0	3.5～5.3	137.0～147.0	99.0～110.0	3.1～8.0	57.0～97.0
1 月 29 日	357	36	204	3.5	137	101	7.54	78
1 月 30 日	206	32	78	3.00	143	104	5.14	57
2 月 1 日	155.1	31.7	49.6	3.68	140.6	107.8	5.6	66.7
2 月 9 日	55.1	35.4	34.4	3.89	143.1	106.8	4.66	71.9

表 4-3	凝血功能动态变化				
	PT（s）	INR	TT（s）	Fb（mg/dl）	APTT（s）
参考范围	9.40～12.5	0.80～1.20	10.3～16.6	200～400	25.10～36.50
1 月 29 日	12.2	1.06	18	386	58.10
1 月 30 日	10.50	0.9	19.8	396	55.2
2 月 1 日	12.4	1.15	17.6	360	33.5
2 月 9 日	12.60	1.16	19.0	268	34.3

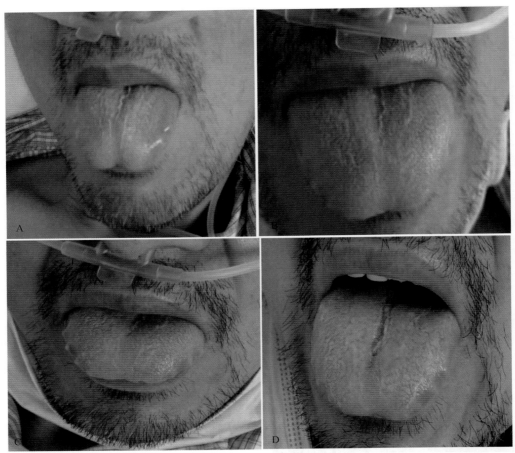

图 4-5　患者舌象动态变化：2 月 2 日（**A**）、2 月 4 日（**B**）、2 月 6 日（**C**）、2 月 10 日（**D**），患者舌色逐渐显露出红色，舌体虽仍胖大，但齿痕减轻，腻苔逐渐减轻，苔色有变黄倾向

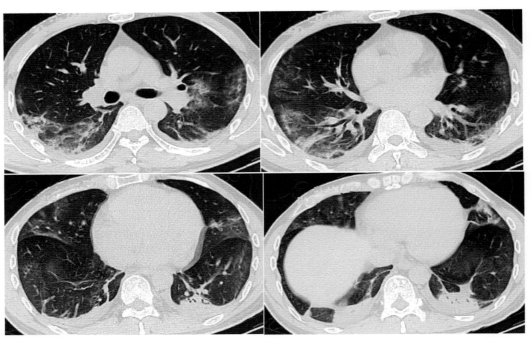

图 4-6　胸部 CT（2020 年 2 月 4 日）：双肺上叶及两肺胸膜下见实变影及磨玻璃影，并见条索影，边界稍模糊，两下肺为著。对比 2020 年 1 月 31 日胸部 CT，双肺上叶磨玻璃影病变范围缩小，双肺下叶肺体积缩小，实变影范围略减少，两侧胸腔积液较前略增多，肺内病变整体有吸收好转

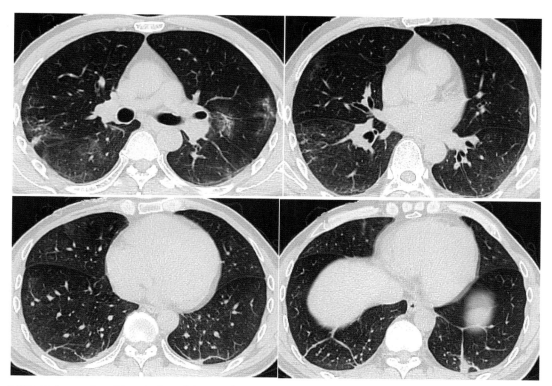

图 4-7 胸部 CT（2020 年 2 月 12 日）：对比 2020 年 2 月 4 日胸部 CT，双肺病变较前明显吸收。双肺实质尚存在磨玻璃影、多个小片状实变影及纤维条索，胸腔积液基本吸收，双侧后肋胸膜略增厚

表 4-4 新型冠状病毒核酸动态变化		
	新型冠状病毒核酸	标本类型
1 月 29 日	阴性	咽拭子
1 月 30 日	阴性	咽拭子
1 月 31 日	阴性	咽拭子
2 月 1 日	阳性	痰
2 月 5 日	阴性	痰
2 月 7 日	阳性	痰
2 月 9 日	阴性	痰
2 月 11 日	阴性	痰

典型案例。

本病例也是采用中西医结合方式成功救治的典型案例。入院时患者白细胞不高，CRP 显著升高，病程超过 3 天，结合影像学表现，首先考虑病毒性肺炎合并细菌感染。给予干扰素雾化抗病毒，因不能除外流感加用帕拉米韦，给予莫西沙星覆盖细菌谱；因考虑肝损伤，给予复方甘草酸苷、谷胱甘肽保肝抗炎治疗；同时进行中医辨证治疗，给予中药汤剂开肺、化湿、祛毒。

入院第 2 日晚间患者心率降至 45 次 / 分，监护提示窦性心动过缓，考虑不除外药物副作用，停用可疑药物帕拉米韦、干扰素、莫西沙星，抗生素调整为头孢曲松，继续复方甘草酸苷、谷胱甘肽保肝抗炎，同时中药治疗贯穿全过程，根据患者湿、热病机的演变，在开肺化湿祛毒治疗基本治疗原则不变的情况下，酌情调整用药，佐以清热透邪。经治疗，患者病情恢复顺利。虽然若以现代药理学评价中药作用机制是复杂的，但是在临床中确实可以看到中药治疗能够促进康复，我们认为中西医结合很有价值，这也是一例通过中西医结合治疗成功阻断疾病进展为危重型的案例。

出院后随访：患者于 3 月 17 日复查，无不适症状，咽拭子新型冠状病毒核酸阴性，血新型冠状病毒 IgM 阴性、IgG 阳性；胸部 CT（图 4-8）：双肺病变较前明显吸收。

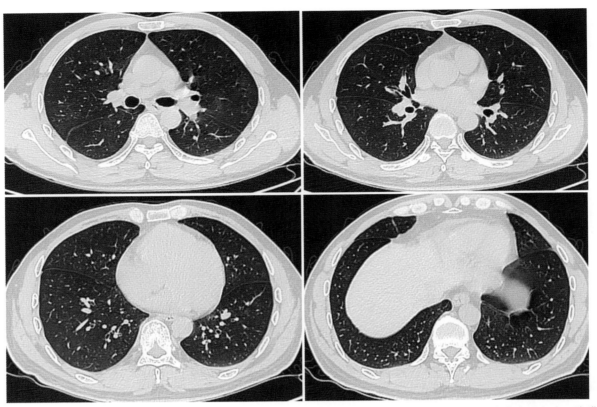

图 4-8　胸部 CT（2020 年 3 月 17）：对比 2020 年 2 月 12 日胸部 CT，双肺病变已经完全吸收。胸腔未见积液，胸膜未见明显增厚

病例 5 扭转重型趋势之战

（王琳 宋美华）

患者 Q 某，男，49 岁，主因"发热 5 天，肌肉酸痛 2 天。"急诊以新冠肺炎于 2020 年 1 月 23 日收入院。

主诉：发热 5 天，肌肉酸痛 2 天。

现病史：患者 5 天前出现发热，体温最高 38.5℃，伴有咽痛、咳嗽，无畏寒、寒战，无头痛、乏力、食欲下降，无鼻塞和流涕症状，无腹痛、腹泻，无尿频尿急，自行服用"清开灵"、阿奇霉素，仍有发热，2 日前开始出现畏寒，伴有肌肉酸痛，无乏力，仍有咳嗽，无咳痰，无胸闷憋气，就诊北京某医院（1 月 21 日）发热门诊，查甲、乙型流感病毒抗原阴性，朝阳区 CDC 新型冠状病毒核酸（痰）阳性，给予阿奇霉素抗感染，23 日北京市 CDC 复核阳性，今日为进一步诊治，经急诊按"新冠肺炎"收住院。患者自发病以来，神志清楚，精神正常，睡眠可，大小便正常。

流行病学史：患者 2020 年 1 月 13 日坐高铁到达武汉汉口站，于武汉桥口区长堤街探亲。患者于武汉停留 4 天，无华南海鲜市场接触史，无发热患者接触史，2020 年 1 月 17 日坐高铁返回北京家中。

既往史：有高血压病史 2 年，目前口服富马酸比索洛尔控制，血压控制尚可。有 2 型糖尿病病史 2 年，目前口服二甲双胍，血糖控制尚可。双下肢静脉曲张 5 年，未治疗。11 年前行下鼻甲及扁桃体切除术。

入院查体：T 37.6℃，P 94 次／分，R 20 次／分，BP 123/84 mmHg。神志清楚，正常面容，查体合作，全身皮肤黏膜颜色正常，无黄染，球结膜无充血、水肿，口唇无苍白、发绀，双肺呼吸音清，未闻及干湿啰音及胸膜摩擦音，心律齐，各瓣膜听诊区未闻及病理性杂音，腹部平坦，全腹无压痛及反跳痛，双下肢无水肿，双侧 Babinski 征阴性。

入院诊断：新冠肺炎 普通型，高血压，2 型糖尿病，双下肢静脉曲张。

入院后检查：

1. 实验室检查（表 5-1 至表 5-4）
2. 辅助检查

超声：

1 月 23 日超声心动图：静息状态下：二、三尖瓣少量反流，主动脉瓣钙化，左心室舒张功能减低，左心室射血分数 67%。

1 月 23 日腹部彩超：肝脾胰肾未见明显异常。

诊疗经过：

患者病程第 6 天入院（1 月 23 日），完善实验室检查：血象提示白细胞计数及淋巴细胞计数

表 5-1	血常规及 CRP 变化趋势								
日期	WBC（×10⁹/L）	NE%	NE（×10⁹/L）	LY%	LY（×10⁹/L）	RBC（×10¹²/L）	HGB（g/L）	PLT（×10⁹/L）	CRP（mg/L）
1 月 23 日	3.55	62.3	2.21	26.4	0.94	3.8	125	114	13.9
1 月 26 日	4.4	72.9	3.21	19.6	0.86	3.82	123	138	32.1
1 月 29 日	2.65	73.1	1.94	20.6	0.55	3.42	110	172	62.8
1 月 31 日	1.68	69.9	1.18	22.4	0.38	3.72	120	239	44.7
2 月 1 日	6.24	81.4	5.07	12.8	0.8	3.54	116	310	12.6
2 月 3 日	6.24	62.44	3.9	29.2	1.82	3.54	113	376	4.9
2 月 10 日	5.57	59.44	3.31	29.8	1.66	3.21	105	297	1.3

新冠肺炎诊疗与病例精粹

表 5-2　凝血功能

日期	PT（s）	APTT（s）	Fb（mg/dl）	INR	TT（s）
1 月 23 日	11.3	35	441	0.97	17.3
1 月 26 日	10.2	35.1	381	0.87	17.1
1 月 29 日	10.9	37.8	402	0.95	20.1
1 月 31 日	10.3	42.4	456	0.95	19.3
2 月 3 日	11.2	26.3	311	1.04	18.5
2 月 10 日	12.1	27.7	247	1.12	15.6

表 5-3　血生化变化趋势

日期	K（mmol/L）	Na（mmol/L）	Cl（mmol/L）	BUN（mmol/L）	CREA（μmol/L）	ALT（U/L）	AST（U/L）	TBIL（μmol/L）	DBIL（μmol/L）
1 月 23 日	4.0	134	99	4.06	60	12	—	—	—
1 月 26 日	4.0	132	98	4.41	57	12	—	—	—
1 月 29 日	4.2	134	97	2.54	49	25	—	—	—
1 月 31 日	4.3	137	98	2.7	44	25	—	—	—
2 月 3 日	3.65	136.9	99.4	4.48	54.5	35	35.3	9.7	3.9
2 月 10 日	4.23	139.1	105	2.76	67.8	32.2	15.3	1.8	2.4

表 5-4　血气分析

日期	pH	PO$_2$（mmHg）	PCO$_2$（mmHg）	SO$_2$（%）	BE（mmol/L）	HCO$_3$（mmol/L）	TCO$_2$（mmol/L）	氧合指数（mmHg）
1 月 26 日（吸氧 2 L/min）	7.476	95	31.6	98	0	23.3	24	328
1 月 29 日（吸氧 2 L/min）	7.455	78	32	96	－ 1	22.5	23	268
1 月 30 日（吸氧 2 L/min）	7.453	64	30.7	94	－ 2	21.5	22	221
1 月 31 日（吸氧 2 L/min）	7.424	81	33.5	96	－ 3	21.9	23	279
2 月 2 日（未吸氧）	7.458	79	38.9	96	4	27.5	29	376
2 月 5 日（未吸氧）	7.424	66	46.1	93.5	4.2	29.4	25.5	314
2 月 12 日（未吸氧）	7.415	81	43.8	96.1	2.5	27.4	24.7	386

轻度减低（见表 5-1），凝血功能检查：凝血酶时间轻度延长，纤维蛋白原轻度升高（见表 5-2）。电解质水平及肝肾功能指标无异常（见表 5-3）。胸部 CT 见双肺多发斑片影（图 5-1）。入院后给予患者洛匹那韦 / 利托那韦片 500 mg 2 次 / 日抗病毒治疗，重组人干扰素 α -2b 5 MIU 雾化吸入治疗。继续口服二甲双胍 0.5 g 3 次 / 日控制血糖。

病程一周（1 月 24 日）时，开始出现高热，体温波动于 38 ～ 40℃。并伴有活动后憋气、乏力、食欲不振等症状，并进行性加重。

病程第 9 天（1 月 26 日），患者干咳、活动后憋气进行性加重。实验室检查提示淋巴细胞减低，炎症指标（CRP）升高，氧合指数降低（328 mmHg）（见表 5-4）。复查胸部 CT 肺部感染进展（图 5-2）。考虑患者存在继发感染合并症，加用头孢曲松钠，2 g 静点，1 次 / 日。并加用丙种球蛋白 400 mg/（kg·d），静点，连用 5 天。予鼻导管吸氧，2 L/min。

病程第 12 天（1 月 29 日），患者仍高热，活动后憋气。氧合指数进一步下降< 300（268）mmHg。

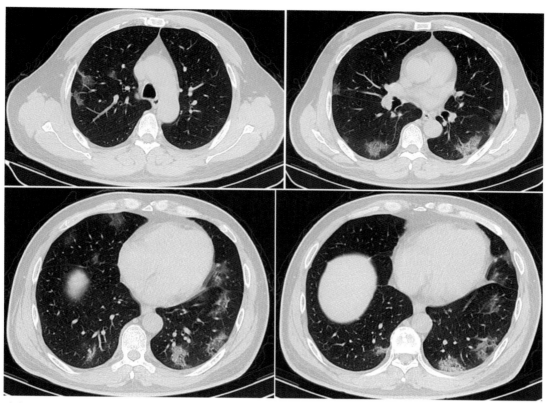

图 5-1　胸部 CT 平扫（2020 年 1 月 23 日）： 双肺胸膜下多发不规则形、类圆形磨玻璃影，病变实质内可见细网格影，病变以双下叶为著

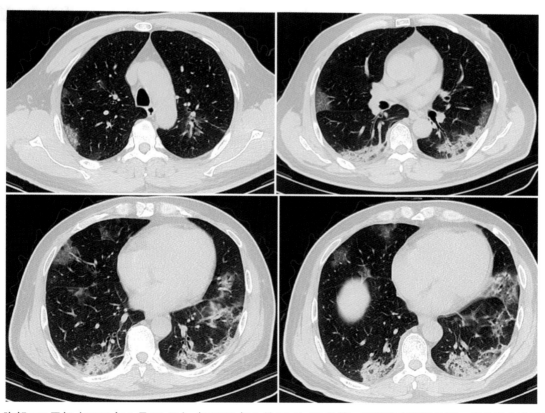

图 5-2　胸部 CT 平扫（2020 年 1 月 26 日）： 与 2020 年 1 月 23 日 CT 比较，双肺病变明显进展，部分病变进展为实变，内可见支气管气相，左下叶可见纤维条索

出现呼吸功能障碍，复查胸部 CT 较前进一步进展（见图 5-3）。按《新型冠状病毒肺炎诊疗方案（试行第五版修正版）》明确符合"新冠肺炎 重型"诊断。

病程第 13 天（1 月 30 日），白细胞及淋巴细胞计数进一步下降，氧合指数进行性下降（221 mmHg）。炎症指标（CRP）进行性升高，加用甲泼尼龙 40 mg 1 次 / 日抗炎，考虑细菌感染加重，将头孢曲松钠更换为美罗培南 0.5 g 静点每 8 h 一次，加用卡泊芬净 70 mg 首剂，后 50 mg，静脉点滴，1 次 / 日。监测血糖水平，上调鼻导管吸氧流速至 3 L/min。患者一般情况差，伴恶心、腹泻，停用洛匹那韦 / 利托那韦片。

病程 2 周时（1 月 31 日），患者体温开始恢复正常。自觉症状减轻，精神、食欲开始好转。血气分析提示低氧血症较前减轻，氧合指数有所回升（279 mmHg）。但白细胞及淋巴细胞计数进行性下降。继续甲泼尼龙抗炎 40 mg，静点，1 次 / 日。

病程第 15 天（2 月 1 日），复查胸部 CT 较前无明显进展（见图 5-4）。继续甲泼尼龙抗炎，

40 mg，静点，1 次 / 日。血糖水平控制可，空腹：6 ~ 8 mmol/L，餐后 2 h：8 ~ 10 mmol/L。

病程第 16 天（2 月 2 日），患者症状进一步减轻，氧合指数回升，> 300（376）mmHg。甲泼尼龙减量：20 mg 1 次 / 日抗炎。

病程第 18 天（2 月 4 日），患者未诉憋气，咳嗽、咳痰稍好转，精神、食欲较前恢复。复查血常规提示淋巴细胞计数恢复正常，炎症指标（CRP）恢复正常。抗感染治疗有效，将美罗培南降级为头孢曲松钠。继续卡泊芬净及原抗病毒方案治疗。继续甲泼尼龙 20 mg 1 次 / 日抗炎。

病程第 19 天（2 月 5 日），复查血气氧合指数 > 300 mmHg。患者病情稳定，停用甲泼尼龙。

病程第 3 周（2 月 7 日），患者体温持续正常，症状进一步减轻，一般情况持续好转，停用头孢曲松及卡泊芬净。

病程第 24 天（2 月 10 日），复查胸部 CT：肺部感染灶较前有所吸收（见图 5-5）。

经上述治疗后患者情况：患者体温正常，偶有咳嗽，无痰，无胸闷、憋气等不适。精神、食欲、睡眠恢复，二便正常。血常规提示白细胞及

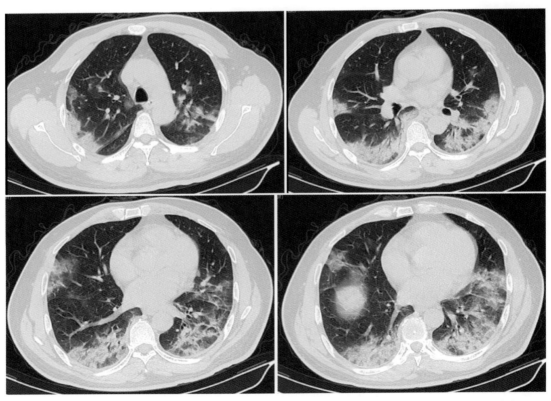

图 5-3　胸部 CT 平扫（2020 年 1 月 29 日）：与 2020 年 1 月 26 日 CT 比较双肺病变进展，纤维索条影增多

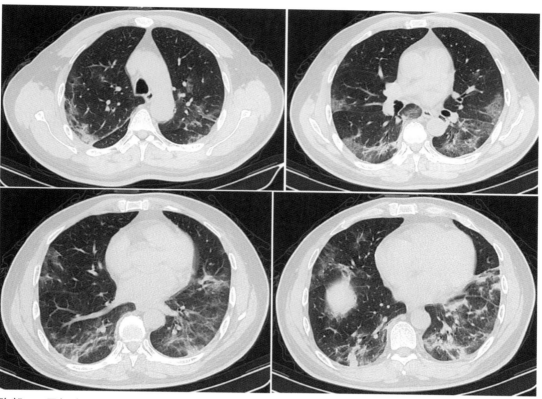

图 5-4　胸部 CT 平扫（**2020 年 2 月 1 日**）：与 2020 年 1 月 29 日 CT 比较，双肺病变有所吸收，双肺纤维化程度进一步加重

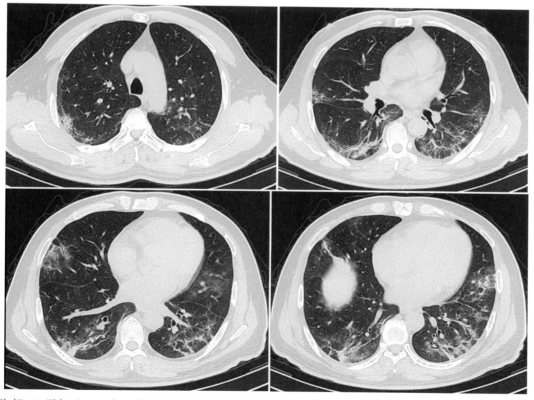

图 5-5　胸部 CT 平扫（2020 年 2 月 10 日）：与 2020 年 2 月 1 日 CT 比较，双肺病变进一步吸收。双下叶纤维条索明显

淋巴细胞计数正常，肝肾功能及电解质水平无明显异常，凝血功能指标完全恢复。复查血气分析（未吸氧）：pH 7.415，PCO_2 5.84 kPa，PO_2 10.79 kPa，HGB 121.40 g/L，HCO_3^- 27.40 mmol/L。氧合指数：385 mmHg。2月12日及2月15日两次复查痰液标本新型冠状病毒核酸检测均为阴性，拟择日出院。患者诊治过程中体温变化及主要用药情况见图5-6。

确定诊断： 新冠肺炎 重型，高血压，2型糖尿病，双下肢静脉曲张。

病例点评：

1. 病例特征：患者中年男性，急性起病，流行病学史明确，合并慢性病史。以发热、咽痛、干咳、全身肌肉酸痛起病，早期为中等程度发热。入院时诊断为"新冠肺炎 普通型"。但在病程1周时开始持续高热，并出现呼吸困难，进行性加重，逐渐出现呼吸功能障碍，氧合指数下降。患者入院时即存在白细胞及淋巴细胞计数减低，疾病加重过程中淋巴细胞计数进行性减低，APTT、TT延长，继发感染炎症指标进行性升高。胸部影像学结果提示双肺多发感染，病灶范围进行性扩大，逐渐实变。符合"新冠肺炎 重型"病例诊断。

2. 病例难点及要解决问题：患者入院一周后病情急转直下，临床表现及胸部影像学结果提示病情进行性加重，很快转为重型。对入院1周以来的治疗措施（干扰素雾化吸入、洛匹那韦/利托那韦抗病毒及丙种球蛋白静脉点滴）反应不佳。我们需尽快控制患者体温，改善呼吸困难的症状，尽快阻断患者肺部炎症的快速进展，避免病情发展为危重型病例。

3. 诊治关键措施：

（1）及时给予氧疗。

（2）短期加用小剂量糖皮质激素抗炎，甲泼尼龙40 mg静点三天，后减量至20 mg静点三天。

（3）升级抗继发感染的药物：加用美罗培南及卡泊芬净加强治疗肺部继发感染。

4. 成功经验：已有关于新冠肺炎患者的报道指出[1]，新型冠状病毒感染患者血浆中可检测出大量细胞因子——白细胞介素1B（IL1B）、干扰素-γ（IFN-γ）、炎症蛋白10（IP10）和单核细胞趋化蛋白1（MCP1），可能导致活化辅助性T细胞-1（Th1）。此外，入住重症监护治疗病房（ICU）患者比不需要入住ICU的患者具有更高的粒细胞集落刺激因子（GCSF）、IP10、MCP1、巨噬细胞炎症蛋白1a（MIP1a）和肿瘤坏死因子α（TNFα）水平，这表明细胞因子风暴与疾病严重程度有关。因此，应用糖皮质激素抑制炎症因子风暴，减轻炎症导致的肺损伤，可能使重型患者受益。短期小剂量应用也可避免延迟病毒清除等负面影响。此外报道还发现约10%患者合并继发感染，特别是重型患者，因此积极治疗肺部继发细菌及真菌感染非常重要。

本例患者对疾病初期的常规治疗反应不佳，在及时加用小剂量糖皮质激素及强效抗细菌和抗真菌药物——"组合拳出击"治疗后，患者体温快速恢复正常，呼吸困难等症状减轻，呼吸功能逐渐恢复，低氧血症得以纠正，肺部感染灶未再进展。肺部感染得到全面控制，扭转了患者向重型进展的趋势。由该例患者的诊治经验得出：抓

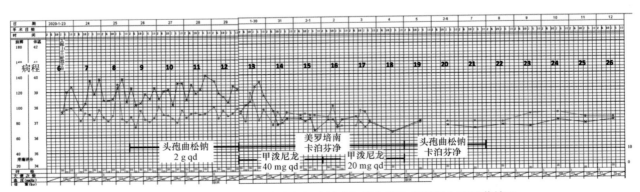

图5-6 患者入院后体温（蓝线）与脉搏（红线）变化趋势及主要用药情况

qd 每日一次

住准确时机短期加用小剂量糖皮质激素，并及时予强效抗微生物药物治疗继发感染是阻止肺部炎症进展、救治重型患者的有效治疗措施。

出院后随访： 患者于 3 月 13 日复查，无不适症状，咽拭子新型冠状病毒核酸阴性，血新型冠状病毒 IgM 阳性、IgG 弱阳性；胸部 CT（图 5-7）：与出院时 CT 比较，双肺病变进一步好转。

参考文献

[1] Chaolin Huang, Yeming Wang, Xingwang Li, et al. Clinical Features of Patients Infected With 2019 Novel Coronavirus in Wuhan, China. Lancet, 2020, 395（10223）: 497-506.

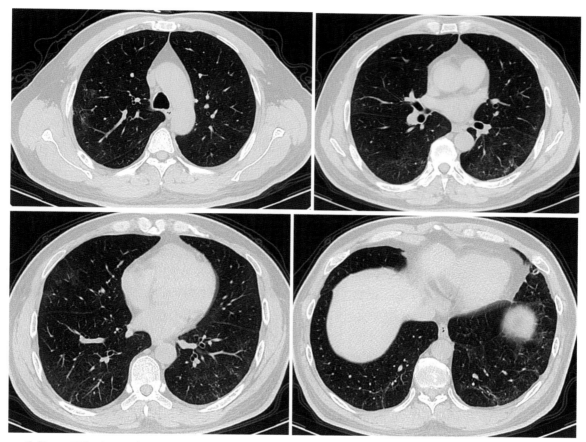

图 5-7 胸部 CT 平扫（2020 年 3 月 13 日）： 双肺散在浅淡磨玻璃影，境界模糊，双肺下叶显示部分肺纹理扭曲，局部伴纤维条索影。与出院时 CT 比较，双肺病变进一步吸收，病变密度进一步变淡，双下叶纤维条索进一步减少变细

病例6 当"心梗"遇见"新冠"

（孙乐 李新刚）

患者C某，男，62岁，主因"间断咳嗽4天"急诊以"新冠肺炎普通型"于2020年2月3日收入院。

主诉：间断咳嗽4天。

现病史：患者因头晕于2020年1月16日入某医院神经内科，入院诊断"后循环缺血"，入院后突发喘憋，完善检查诊断"急性心力衰竭、急性非ST-T段抬高型心肌梗死，冠心病"，遂于1月17日转入CCU病房，冠状动脉造影提示三支病变，左心室射血分数（LVEF）25%，建议外院行冠状动脉旁路移植术，暂予以药物保守治疗。患者1月30日偶有咳嗽，无咳痰，测体温最高37℃，查血常规：WBC 6.39×10⁹/L，NE% 70.1%，LY 0.99×10⁹/L，LY% 15.5%，CRP 3.6 mg/L，降钙素原0.03 ng/ml，肾功能、电解质未见异常。2月2日留取咽拭子和痰液标本送北京市疾病预防控制中心，2月3日回报新型冠状病毒核酸阳性，结合1月16日胸部CT提示右肺上叶炎性病灶可能，经专家组会诊，依据《新型冠状病毒感染的肺炎诊疗方案（试行第四版）》，诊断"新冠肺炎普通型"，为进一步诊治转入我科治疗。

流行病学史：否认经常外出就餐，否认输血及血制品运用史，否认疫区接触史及疫区人群接触史。患者自2020年1月17日入住某医院CCU病房，入住病房为三人间，由同一名护工护理，该护工目前诊断为新冠肺炎确诊患者，医护人员及其余患者具体情况不详，期间患者女儿、女婿、妻子曾多次探视，最近探视时间女儿1月30日，女婿1月30日，目前女儿、女婿、妻子无发热、咳嗽、咳痰等。

既往史：高血压病史10余年，目前口服厄贝沙坦片150 mg 1次/日，硝苯地平控释片30 mg 1次/日；冠心病、急性非ST段抬高型心肌梗死，目前口服药物二级预防及对症治疗。糖尿病病史10余年，目前皮下注射精蛋白生物合成人胰岛素注射液25 u早餐前30 min、20 u晚餐前30 min，口服阿卡波糖片50 mg 3次/日降糖治疗；脑外伤病史40余年，遗留左侧肢体活动不利。否认其他传染病史，否认食物、药物过敏史。

入院查体：T 36℃，P 72次/分，R 21次/分，BP 150/90 mmHg。神志清楚，正常面容，查体合作，双侧巩膜无黄染，口唇无苍白、发绀；颈软无抵抗，双肺叩诊呈清音，双肺呼吸音清，未闻及干湿啰音及胸膜摩擦音。心界不大，心率72次/分，心律齐，各瓣膜听诊区未闻及病理性杂音，腹部平坦，全腹无压痛及反跳痛，腹部未触及包块，肝、脾、胆囊未触及，双下肢无水肿。

入院诊断：1.新冠肺炎 普通型；2.冠状动脉粥样硬化性心脏病、急性非ST段抬高型心肌梗死、窦性心律、心功能Ⅱ级（Killip分级）；3.2型糖尿病；4.高血压2级 极高危。

患者入院后相关检查结果见表6-1至表6-3。

入院后，患者无发热，无咳嗽、咳痰，无胸痛、胸闷，无心悸、出汗，无腹痛、腹泻，食欲好，大便不干。不吸氧状态下，经皮指氧饱和度98%～99%。给予洛匹那韦/利托那韦500 mg 2次/日口服、重组人干扰素α-2b注射液5 MIU雾化吸入2次/日抗病毒治疗。入院当

表6-1 血常规及CRP

	WBC（×10⁹/L）	NE（×10⁹/L）	NE%	LY（×10⁹/L）	LY%	RBC（×10¹²/L）	HGB（g/L）	PLT（×10⁹/L）	CRP（mg/L）
2020年2月3日	4.50	2.91	64.84	1.10	24.40	3.96	118	168	30.3
2020年2月13日	4.71	22.79	59.3	1.39	29.5	3.52	104	275	15.3

表 6-2　生化

	K （mmol/l）	Na （mmol/l）	ALT （U/L）	AST （U/L）	CK （U/L）	ALB （g/L）	CREA （μmol/L）	GLU （mmol/L）
2020 年 2 月 3 日	3.95	139.9	34.5	32.7	64.9	34.7	116.9	4.74
2020 年 2 月 13 日	4.21	135.7	16.6	12.4	48.8	32.2	117.6	11.45

表 6-3　凝血功能

	PT（s）	INR	TT（s）	APTT（s）	Fb（mg/dl）
2020 年 2 月 3 日	11.90	1.10	17.2	33.10	376
2020 年 2 月 13 日	12.00	1.11	18.00	30.80	387

天请心内科会诊协助诊疗，依会诊意见调整心血管相关用药；完善胸部 CT（图 6-1）：左肺上叶、双肺下叶胸膜下可见磨玻璃影。

2020 年 2 月 3 日进行超声检查结果如下。

超声心动图（床旁超声，图像质量差）：1. 左心增大，余心腔内径正常；2. 左心室基底段运动尚可，余左心室壁运动普遍减低，部分运动消失，心尖圆钝，余房室壁厚度及运动正常。

3. 各瓣膜形态及结构未见明显异常，CDFI：各瓣口未见明显异常血流。4. 主、肺动脉内径正常。诊断意见：节段性室壁运动异常，左心增大，心尖部室壁瘤，左心功能减低。

全身浅表淋巴结彩超：双侧腋窝均可见多个淋巴结，左侧最大 14 mm×9 mm，右侧最大 14 mm×9 mm，皮髓分界清，内见门型血流信号。双侧颈部、腹股沟未见明显肿大淋巴结。诊

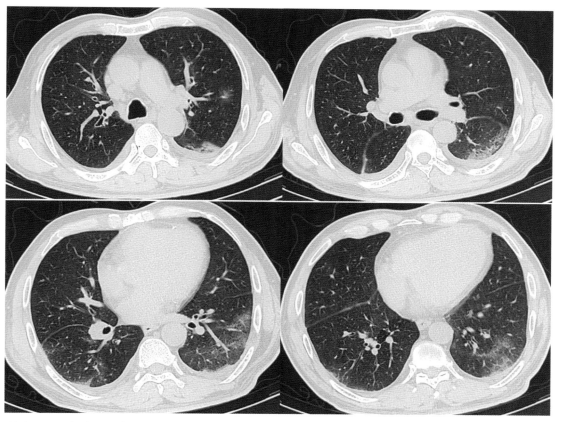

图 6-1　胸部 CT 平扫（2020 年 2 月 3 日）：左肺上叶、双肺下叶胸膜下可见边界模糊的磨玻璃影，部分病变内可见细网格影。双侧胸腔少量积液

断意见：双侧腋窝多发淋巴结，可见部分增大。

入院后患者病情相对平稳，2月7日至2月8日出现发热，体温最高37.7℃，此后未再发热，无咳嗽、咳痰，无喘憋，无胸痛、胸闷，无心悸、出汗，查体未见明显变化。2月8日咽拭子、2月9日痰、2月10日痰新型冠状病毒核酸检测均为阴性反应。2月10日复查胸部CT（图6-2）见部分病灶加重、新发，少部分病灶吸收，右侧胸腔少量积液，积液量较前减少。

目前情况：患者体温正常，无咳嗽、咳痰，无喘憋，无胸痛、胸闷，无心悸、出汗。查体：双肺呼吸音清，未闻及干湿啰音及胸膜摩擦音。腹部无紧张，双下肢无明显水肿。患者病情相对平稳，2月15日复查胸部CT（图6-3）较前明显好转，结合患者多次新型冠状病毒核酸检测均为阴性，考虑已符合《新型冠状病毒肺炎诊疗方案（试行第五版修正版）》出院标准，建议于外院继续诊疗心脏疾病并隔离观察。体温情况见图6-4。

病例点评：

1. 本病例特殊之处：本病例患者老年男性，

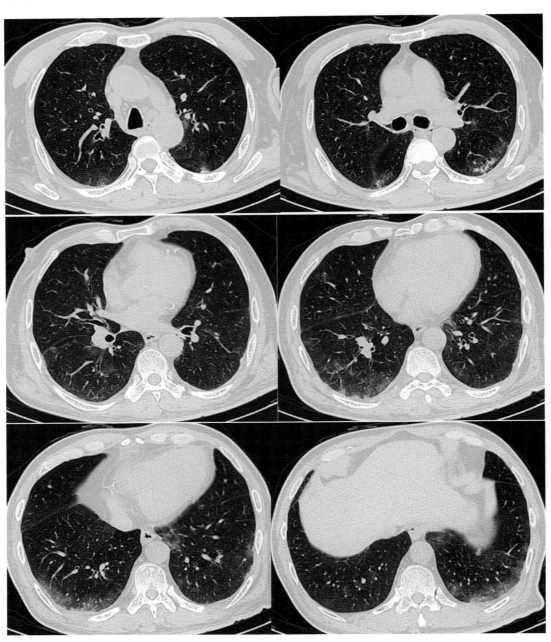

图6-2 胸部CT平扫（2020年2月10日）：与2020年2月3日CT比较左肺下叶病变有所吸收，右下叶病变有所进展，右上叶后段可见新发病灶。表现为肺内病灶既有吸收、又有新发病灶的特点

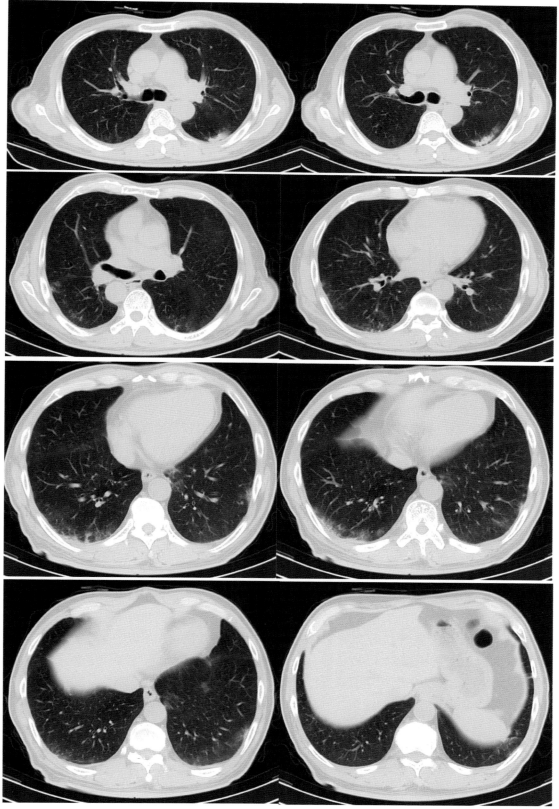

图 6-3　胸部 CT 平扫（2020 年 2 月 15 日）：与 2020 年 2 月 10 日 CT 比较双肺磨玻璃影进一步吸收好转，密度变淡，范围缩小。左下叶窄带状实变影变化不明显。病变处于吸收好转期

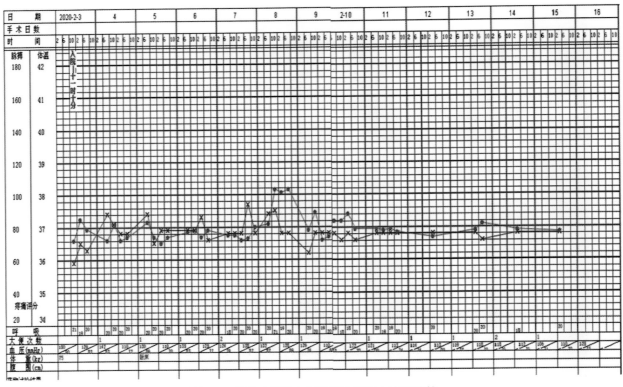

图 6-4 体温（蓝线）与脉搏（红线）变化趋势

既往有高血压、冠心病、脑外伤病史，入院前有急性非 ST 段抬高型心肌梗死、室壁瘤形成，为一例急性心肌梗死期合并新冠肺炎的特殊病例。

2. 病例特点：该患者为老年男性，新型冠状病毒核酸检测阳性，入院后体温基本正常，偶有低热，无明显咳嗽、胸闷症状，不吸氧状态下指测氧饱和度正常，胸部 CT 可见右肺中叶、左肺舌段、双肺下叶散在磨玻璃密度灶，符合新冠肺炎普通型诊断；但患者确诊时尚处于急性心肌梗死期，心脏疾病危重，随时可能有生命危险。

3. 本病例的难点在于患者新冠肺炎为普通型，而其本身同时患有急性非 ST 段抬高型心肌梗死，其心脏疾患的治疗为临床管理的难点；急性心肌梗死、室壁瘤形成，心功能较差，对肺部病变的耐受较普通患者明显减低；同时，若肺部病变控制不良将会进一步加重其心功能不全，同时面对"新冠"和"心梗"双重打击，境况凶险，治疗困难。

4. 诊治的关键及成功之处在于本例患者发现及时，诊断明确，心内科及时协助诊疗，在面对基础疾病重同时合并新冠肺炎的患者时，多学科协作，给予患者专业全面的治疗，对于挽救患者生命起到至关重要的作用，也避免了病情进一步恶化及更为被动的治疗局面。

出院后随访： 患者于 3 月 13 日复查，无不适症状，咽拭子新型冠状病毒核酸阴性，血新型冠状病毒 IgM 阴性、IgG 阳性。复查胸部 CT：双肺病变较前明显好转。

病例7　四世同堂，无一幸免

（徐艳利）

随着新冠肺炎疫情发展，家族聚集性病例愈发常见，本病例为四世同堂的家庭，人员共9个人陆续发病无一幸免，先后5人住我院治疗，故将流行病学史及患者关系在此一并叙述。

一代病例为C某父母亲，其先后（1月15日、1月19日）来京探望女儿一家人。在北京期间，C某的父母亲与C某一家共同生活，包括C某的丈夫及两个孩子、C某丈夫的父母亲、C某丈夫的外祖母。1月27日C某父母离京前已出现发热、咳嗽等症状，1月28日患者父母双方均在江西确诊"新冠肺炎"。

C某

患者C某，女，33岁，主因"发热6天"急诊以"新冠肺炎疑似病例"于2020年1月29日12：00收入院。

现病史：患者入院前6天（2020年1月23日），开始出现发热，初起体温37.5～38℃，畏寒，肌肉酸痛，轻度乏力，无头痛、鼻塞、流涕，无咳嗽、咳痰，无胸闷、气短，无恶心、呕吐，无腹痛、腹泻，无尿频、尿急、尿痛，食欲一般，自服"奥司他韦"抗流感治疗5天，曾服用"布洛芬"退热治疗，服药后体温可恢复正常，维持6～7h后再次升高，体温仍在37.5～38℃间波动，自觉乏力加重，出现咳嗽、咳少量白黏痰，无胸闷、气短。患者2020年1月29日至某医院发热门诊就诊，化验血常规：WBC 4.5×10⁹/L，LY% 21.50%，NE% 65.10%，RBC 5.07×10¹²/L，PLT 138×10⁹/L；CRP 21.3 mg/L；甲型流感/乙型流感病毒抗原均为阴性；胸部CT：左下肺磨玻璃斑片影。患者近期有明确"新冠肺炎"患者接触史，

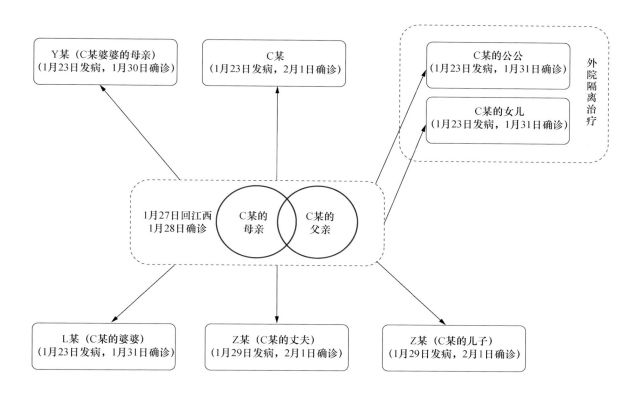

疑似"新冠肺炎"为进一步诊疗收入院。

既往史：否认高血压、冠心病、糖尿病病史，否认其他传染病史，有头孢类药物过敏史，2013年4月、2019年3月两次剖宫产手术。2017年行阑尾切除术。

体格检查：T 38.1℃，P 97次/分，R 20次/分，BP 117/78 mmHg。神志清楚，急性病容，全身皮肤黏膜颜色正常，无黄染，口唇无苍白、发绀，双肺呼吸音粗，未闻及干湿啰音及胸膜摩擦音。心律齐，各瓣膜听诊区未闻及病理性杂音，腹部平坦，无压痛及反跳痛，肝、脾、胆囊未触及，双下肢无水肿。

入院诊断：新冠肺炎 疑似病例。

治疗经过：患者疑似新冠肺炎，单间隔离，完善咽拭子新型冠状病毒核酸检查，入院后体温最高达38.8℃，咳嗽，少量白痰，胸部CT（图7-1，1月29日）：左肺下叶感染性病变；左肺上叶少许树芽征，考虑炎性病变可能。患者有确诊病例接触史，权衡利弊，予以洛匹那韦/利托那韦500 mg 2次/日口服、重组人干扰素 α2b注射液5 MIU 雾化吸入2次/日治疗。

入院第二日患者出现稀水便两次，无腹痛，考虑可能与应用洛匹那韦/利托那韦副作用有关，患者可耐受，继续应用。病原学检测：于2020年1月30日及2020年1月31日咽拭子采样，我院新型冠状病毒核酸检测均阴性，于2020年1月31日再次嘱咐患者深咳留痰送检，新型冠状病毒核酸检测阳性，遂送北京市CDC复核，2月1日回报结果为阳性。复查胸部CT（图7-2，1月31日）：左肺下叶感染性病变，对比2020年1月29日胸部CT，较前范围略增大。经北京市专家组会诊，依据《新型冠状病毒肺炎诊疗方案（试行第五版修正版）》明确诊断：新冠肺炎 普通型。

患者自入院第4日（2月2日）始至今体温正常（图7-3），咳嗽症状逐渐减轻，腹泻缓解。

患者目前无咳嗽、咳痰，无胸闷、憋气，无乏力，食欲可，睡眠尚可，大、小便正常。复查胸部CT（图7-4，2月11日）左肺下叶感染性病

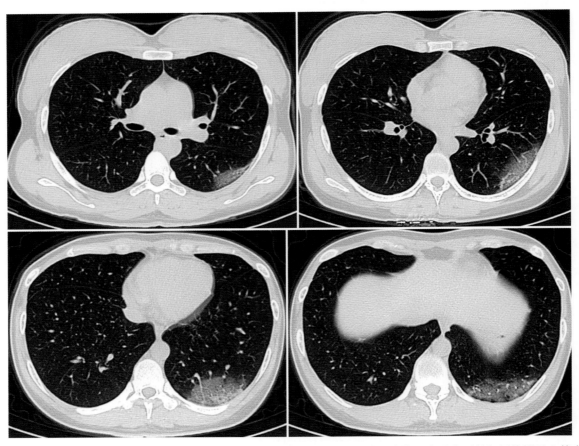

图7-1　胸部CT（2020年1月29日）平扫：左肺下叶胸膜下磨玻璃影，境界清楚，实质内可见细网格影及血管穿行，病变位于胸膜下

变，较前片左肺病灶吸收好转。（痰）新型冠状病毒核酸检测（2月14日）阳性。

入院后相关检查结果见表7-1至表7-3。

病例点评：

1. 本病例特殊点：本组病例呈高度家庭聚集性发病。该患者父母1月中旬来京探亲，与患者同住，有密切接触史，其父母最早出现症状，并于1月28日返回江西后确诊新型冠状病毒感染，家庭中已有多人相继出现类似症状，并被确诊。

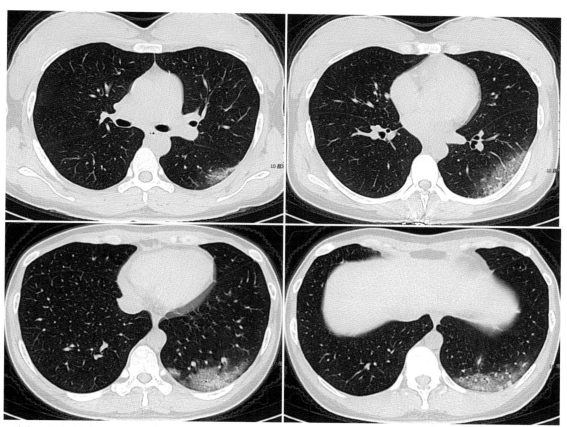

图7-2　胸部CT平扫（2020年1月31日）： 与2020年1月29日CT比较左下叶后基底段病灶略缩小，左下叶尖段病变有所增大

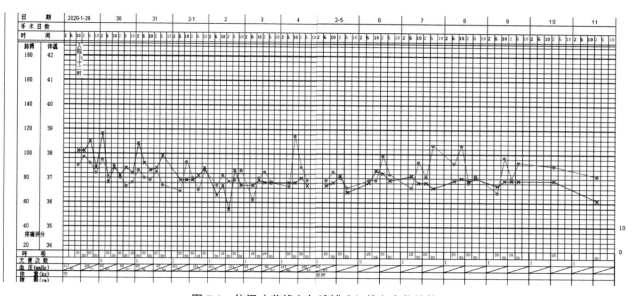

图7-3　体温（蓝线）与脉搏（红线）变化趋势

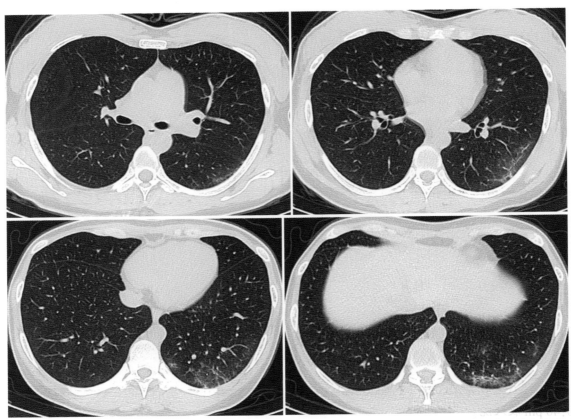

图 7-4　胸部 CT 平扫（2020 年 2 月 11 日）：与 2020 年 1 月 31 日 CT 比较，肺内病变明显吸收，尚可见少许磨玻璃影及纤维条索影

表 7-1　血常规 + CRP

日期	WBC（×10⁹/L）	NE（×10⁹/L）	NE%	LY（×10⁹/L）	LY%	HGB（g/L）	PLT（×10¹²/L）	CRP（mg/L）
1 月 29 日	4.27	2.85	66.6	2.85	25.8	129	140	32
2 月 1 日	5.35	3.63	67.9	3.63	25.5	119	206	59
2 月 5 日	5.12	3.09	60.44	3.09	30.7	102	396	19.8
2 月 11 日	6.77	5.14	75.94	1.29	19.12	102	476	14.5
2 月 17 日	5.97	3.75	62.84	1.83	30.70	102	321	11.1

表 7-2　生化

日期	ALT（U/L）	ALB（g/L）	CK（U/L）	CREA（μmol/L）	K（mmol/L）	Na（mmol/L）
1 月 29 日	17.0	46.0	61.0	55.0	4.0	140.0
2 月 1 日	17.0	40.0	42.0	63.0	3.7	140.0
2 月 5 日	12.5	35.9	46.7	68.3	3.31	140.7
2 月 11 日	15.3	37.7	39.7	64.4	4.25	139.9
2 月 17 日	13.8	10.6	36.9	64.8	4.05	139.9

表 7-3　凝血功能

日期	PT（s）	APTT（s）	TT（s）
1月29日	10	37.4	16
2月1日	12.2	39.6	18.7
2月5日	12.1	29.4	19.7
2月11日	11.1	29.4	15.6

患者入院后两次咽拭子（间隔一天）新型冠状病毒核酸检测阴性，临床表现及影像学表现高度疑似，监测胸部 CT 病变进展，再次嘱咐患者深咳留痰送检，新型冠状病毒核酸检测阳性，市 CDC 确认阳性，遂明确诊断。患者以家庭为单位相继发病，成为发病新特点，表明该病毒传染性强。

2.该病例诊治的关键点及难点在于，对于高度疑似病例，在上呼吸道标本阴性的情况下，不要轻易排除诊断，反复留取标本，留取下呼吸道标本，可增加检测阳性率。建议同时留取上、下呼吸道标本。针对于此种新的高传染性疾病，尽早隔离疑似患者，多次留取标本，及时诊断，对于阻断传播意义重大。

Y 某（C 某婆婆的母亲）

患者 Y 某，女，86 岁，主因"乏力伴喘憋 7 天"，诊断"新冠肺炎普通型"于 2020 年 1 月 30 日 10:40 pm 收入院。

主诉： 乏力伴喘憋 7 天。

现病史： 患者 7 天前（2020 年 1 月 23 日）夜间出现乏力，伴轻度喘憋，不伴发热、咳嗽、咳痰，不伴头痛、肌肉关节痛，不伴心悸、胸痛，不伴腹痛、腹泻，不伴尿频、尿急、尿痛，未予重视，喘憋进行性加重，2 天前（2020 年 1 月 28 日）就诊于某医院发热门诊，查化验提示 WBC 7.88×10^9/L，LY 2.72×10^9/L，CRP 6 mg/L，甲型和乙型流感病毒抗原检测阴性，胸部 CT 提示双肺慢性支气管炎、肺气肿，出现斑片状磨玻璃影，曾接触新冠肺炎确诊患者，考虑"新冠肺炎　疑似病例、慢性阻塞性肺疾病急性加重　流行性感冒不能除外"，经验性给予奥司他韦（75 mg 2 次 / 日）抗流感病毒、口服莫西沙星（400 mg 1 次 / 日）治疗，1 天前（2020 年 1 月 29 日）区 CDC 检测咽拭子新型冠状病毒核酸阳性，北京市 CDC 复核阳性，经过院外专家组会诊诊断"新冠肺炎"，为进一步隔离和治疗收入我科。

既往史： 20 年曾偶有黑矇等不适，休息后自行缓解。近年未再出现上述症状。腮腺瘤切除术后 18 年，慢性阻塞性肺疾病和肺源性心脏病史 10 余年，未规律治疗，控制较差；既往心房颤动

10 年余，口服倍他乐克控制心室率，12.5 mg 2 次 / 日。白内障术后多年，否认高血压、冠心病、糖尿病病史，否认其他传染病史，青霉素过敏，否认外伤史。

入院查体： T 36.2℃，P 51 次 / 分，R 20 次 / 分，BP 158/74 mmHg。神志清楚，正常面容，查体合作，双肺呼吸音粗，可闻及湿啰音和呼气相哮鸣音。心率 51 次 / 分，心律不齐，强弱不等，腹部平坦，全腹无压痛及反跳痛，腹部未触及包块，肝、脾、胆囊未触及，移动性浊音阴性。四肢、关节未见异常，活动无受限，双下肢无水肿，双侧 Babinski 征阴性。

入院诊断： 1.新冠肺炎　普通型；2.慢性阻塞性肺疾病　肺源性心脏病；3.心律失常　心房颤动。

诊疗经过： 患者入院后低热，体温最高达 37.6℃，诉喘憋，给予低流量吸氧治疗 1 ～ 2 L/min，试用洛匹那韦 / 利托那韦 500 mg 2 次 / 日口服，重组人干扰素 α2b 注射液 5 MIU 雾化吸入 2 次 / 日抗病毒治疗；患者咳嗽，咳黄黏痰，盐酸氨溴索注射液静点、予吸入用异丙托溴铵溶液及吸入用布地奈德混悬液雾化等对症支持，予盐酸莫西沙星氯化钠注射液 0.4 g 静脉滴注 1 次 / 日（1 月 30 日至 2 月 1 日）抗感染。胸部 CT（图 7-5，1 月 31 日）：左肺上叶少量磨玻璃影；右肺

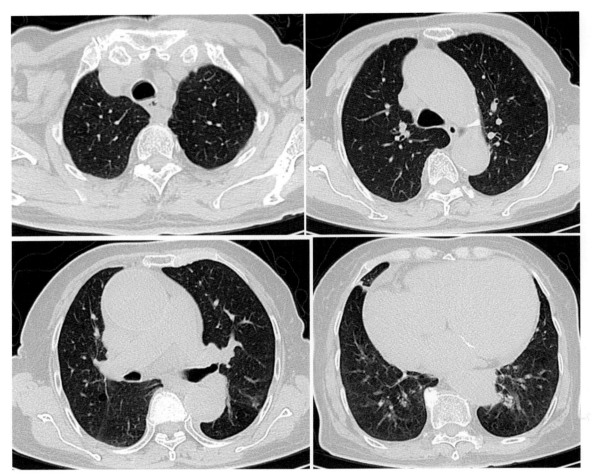

图 7-5 胸部 CT 平扫（2020 年 1 月 31 日）：左肺上叶后段少许淡片影，贴近肺野边缘。中叶局部小片状影，考虑为慢性炎症

中叶及左肺下叶炎性病变；右肺上叶、中叶肺大疱；左侧胸腔少量积液。

患者进食差，恶心，消化道症状明显，一般情况差，洛匹那韦 / 利托那韦并非特效抗病毒药物，遂于 2 月 1 日停用。同日下午患者出现一过性精神症状、幻觉，患者指测血氧饱和度 96%，行头颅 CT：多发腔隙性脑梗死及老年性脑改变，不除外药物副作用可能，而且 CRP 5.4 mg/L，基本正常，遂停用莫西沙星。

患者 2 月 3 日、2 月 4 日体温正常，胸部 CT（图 7-6，2 月 4 日）：双肺上叶感染性病变，较前明显进展；双侧胸腔积液，较前增多，伴双肺下叶膨胀不全；右肺中叶及左肺下叶炎性病变；双肺多发肺大疱。

2 月 5 日夜间体温升高达 38.2℃，复查 CRP 升高，咳嗽、咳痰明显加重，自 2 月 6 日始予头孢曲松 2.0 g 静脉滴注 1 次 / 日抗感染治疗，2 月 7 日始患者体温恢复正常（图 7-7）。复查胸部 CT（图 7-8，2 月 10 日）：双肺上叶感染性病变基本吸收；左肺下叶感染性病变较前增多；双侧胸腔积液基本吸收；右肺中叶慢性炎性病变，较前次 CT 片无显著变化；双肺多发肺大疱。患者咳嗽症状缓解，咳痰转为白黏痰，CRP 明显好转，2 月 12 日停用头孢曲松。留痰检测新型冠状病毒核酸（2 月 16 日）仍为阳性。

基础疾病治疗：患者既往慢性阻塞性肺疾病，给予低流量吸氧，雾化吸入缓解症状。患者慢性心房颤动病史，平时口服阿司匹林、酒石酸美托洛尔，入院后心电图提示慢性心房颤动＋三度房室传导阻滞，考虑病态窦房结综合征，心脏超声提示双房增大，二、三尖瓣反流（中度），肺动脉高压（中度）。2 月 5 日停用 β 受体阻滞剂后心律呈心房颤动，CHA2DS2-VASc 评分：5 分，给予达比加群酯 110 mg 2 次 / 日口服抗凝，HAS-

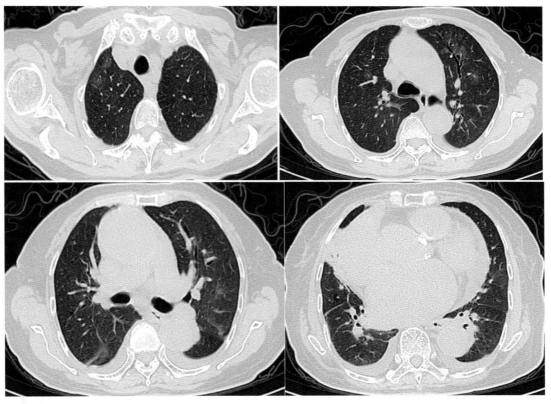

图7-6 胸部CT平扫（2020年2月4日）：与2020年1月31日胸部CT比较双肺新发散在密度浅淡磨玻璃影，境界模糊，左上叶病变处可见支气管扩张；右肺中叶炎性病变进展。双侧胸腔少量积液

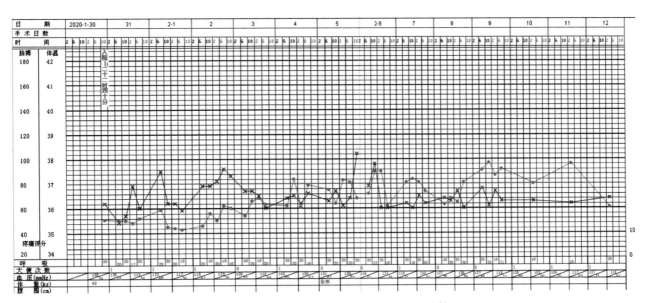

图7-7 体温（蓝线）与脉搏（红线）变化趋势

BLED评分3分，曾出现牙龈出血，停用阿司匹林，未再有出血表现，病情平稳。

入院后相关检查结果见表7-4至表7-6。

病例点评：

1.该病例诊治的关键点及难点在于，虽然患者新冠肺炎属于普通型，但患者高龄，合并慢性阻塞性肺疾病，免疫功能低下，临床上一旦发现感染迹象，及时控制感染，效果好。该患者入院后体温一度下降至正常2天，而后体温再次升高，CRP升高，呼吸道症状加重，胸部CT提示

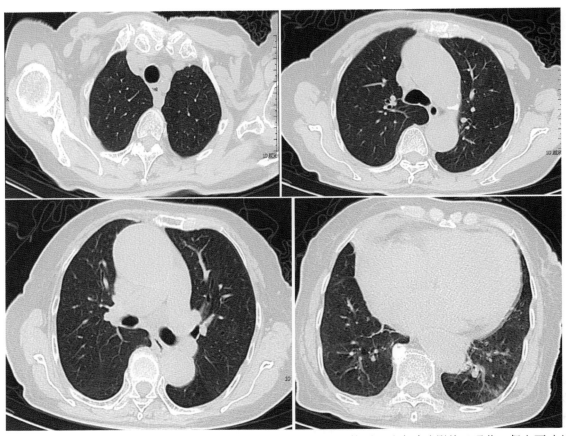

图 7-8　胸部 CT 平扫（2020 年 2 月 10 日）：与 2020 年 2 月 4 日 CT 比较原双肺磨玻璃影均已吸收，但左下叶基底段胸膜下新出现少许境界模糊的磨玻璃影

表 7-4　血常规＋CRP								
日期	WBC（×10⁹/L）	NE（×10⁹/L）	NE%	LY（×10⁹/L）	LY%	HGB（g/L）	PLT（×10¹²/L）	CRP（mg/L）
1 月 31 日	4.96	2.33	47.1	2.23	44.9	137	94	5.4
2 月 2 日	7.48	4.84	64.84	2.27	30.3	115	83	4.7
2 月 5 日	5.88	3.87	64.34	1.63	27.7	118	107	21.4
2 月 8 日	4.77	1.85	38.9	2.51	52.61	127	146	11
2 月 12 日	5.85	3.19	54.5	2.08	35.6	133	181	2.1
2 月 16 日	6.66	3.66	54.94	2.57	38.6	136	191	3.3

表 7-5　生化							
日期	K（mmol/l）	Na（mmol/l）	CREA（μmol/l）	ALT（U/L）	GLU（mmol/l）	CK（U/L）	ALB（g/L）
1 月 31 日	3.6	138	90	18	7.7	103	46
2 月 2 日	4.04	134.6	81.2	13.4	5.25	129.2	31.6
2 月 5 日	4.69	138.3	63.1	12.3	4.46	31.4	29.8
2 月 8 日	5.32	137.3	76.6	15.3	4.54	34.2	35.4
2 月 12 日	4.08	139.8	71.8	14.3	4.56	30.7	35.0
2 月 16 日	3.74	139.2	69.4	37.7	4.79	36	38.8

表 7-6　凝血组合

日期	PT（s）	APTT（s）	Fb（mg/dl）	INR	TT（s）
1月31日	14.4	59.6	204	1.27	14
2月2日	14.1	29.7	239	1.3	19.9
2月5日	12.5	32.3	350	1.16	21.1
2月12日	12.9	39.2	271	1.19	168.7

炎症改变，及时加用头孢曲松抗感染治疗，效果明显。这也是该病例成功救治的经验。

2. 关键措施：患者多年慢性阻塞性肺疾病，呼吸道存在条件致病菌，病毒感染状况下，呼吸系统局部免疫失衡，易继发感染。需综合患者基础状况，合理使用抗菌药物。

L某（C某婆婆）

患者L某，女，64岁，主因"发热3天"门诊以"新冠肺炎"于2020年1月31日13:20收入院。

主诉：发热3天。

现病史：患者3天前（1月28日）出现发热，体温38.1℃，出汗，乏力，肌肉酸痛，无咳嗽、咳痰，轻度憋气，在某医院就诊，查胸部CT提示"右肺上叶前段及左肺上叶舌段炎症感染，病毒性肺炎？右肺下叶背段磨玻璃密度结节灶"，1月29日采集咽拭子标本送区CDC测新型冠状病毒核酸阳性，北京市CDC复核阳性，入院当日体温38.9℃，口干，口苦，诊断"新冠肺炎"确诊病例，遂来我院。

既往史：否认高血压、冠心病、糖尿病病史，否认其他传染病史。羊肉过敏。否认药物过敏史。1991年行阑尾切除术，1994年左侧乳腺纤维瘤切除术，2000年行左侧乳腺乳头状瘤切除术，2006年行甲状腺结节切除术。否认外伤史。

体格检查：T 38.8℃，P 95次/分，R 21次/分，BP 140/84 mmHg。神志清楚，急性病容，查体合作，皮肤巩膜无黄染，咽部充血，两肺呼吸音粗，未闻及明显干湿啰音，心率95次/分，律齐，腹软，无压痛、反跳痛，肝脾未及。双下肢不肿。

诊断：新冠肺炎 普通型。

治疗经过：患者入院后发热，体温最高达39.6℃，诉喘憋、乏力，无咳嗽、咳痰，测指血氧饱和度96%，给予低流量吸氧治疗2 L/min，胸部CT（图7-9，1月31日）：右肺上叶见大片状高密度影，其内见支气管气相，边界不清；左肺舌段及下叶胸膜下见斑片状高密度影；右肺中叶见条索灶。给予洛匹那韦/利托那韦片500 mg 2次/日口服，重组人干扰素α2b注射液5 MIU雾化吸入2次/日抗病毒治疗。

经以上治疗，患者体温高峰较前下降，波动于38℃左右，患者仍憋气，测指血氧饱和度（未吸氧）96%，出现咳嗽，咳少量白黏痰，复查CRP无下降，复查胸部CT（图7-10，2月4日）：右肺上叶、左肺舌段及下叶见斑片影，其内小叶间隔增厚，对比2020年1月31日胸部CT，范围较前增大；左肺上叶、右肺下叶见新发斑片影。患者肺部炎症进展，加强监测，给予补液对症支持治疗，警惕普通型转为重型。

2月7日患者体温恢复正常（图7-11），憋气症状缓解，咳嗽症状消失。复查胸部CT（图7-12，2月11日）：双肺感染性病变，较2020年2月4日胸部CT两肺磨玻璃影吸收减少，条索及网格影增多，较前好转。

目前患者体温正常，偶咳嗽，为干咳，无咳痰，进食可，二便正常。（痰）新型冠状病毒核酸检测（2月16日）阳性。

入院后相关检查结果见表7-7至表7-9。

病例点评：

1. 本病例特殊点：本病例属于家庭聚集性病例，有明确确诊患者接触史，发现和诊断较及

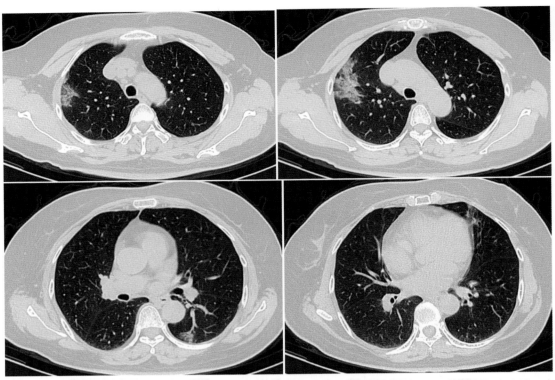

图7-9　胸部CT平扫（2020年1月31日）：右上叶腋段胸膜下可见形态不规则的磨玻璃影混杂局部实变影，磨玻璃影内可见细网格影。舌段及左下叶背段胸膜下尚可见多个磨玻璃病变，境界模糊

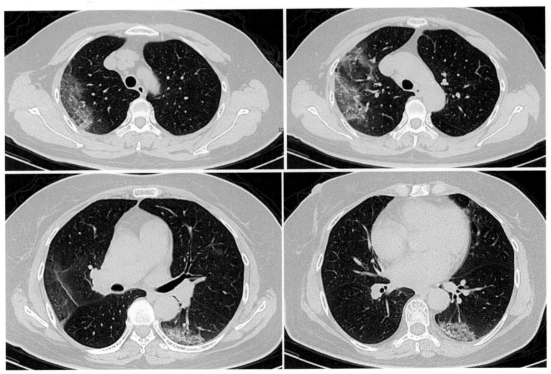

图7-10　胸部CT平扫（2020年2月4日）：与2020年1月31日胸部CT比较双肺病变进展，范围扩大，右上叶病变内可见纤维条索

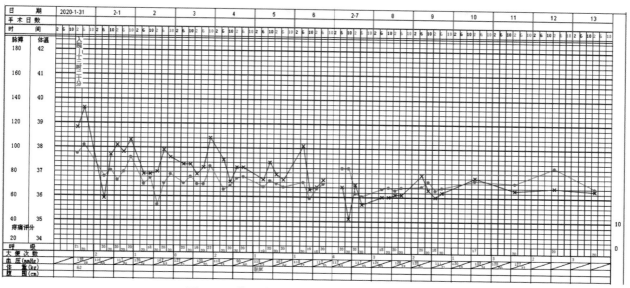

图 7-11 体温（蓝线）与脉搏（红线）变化趋势

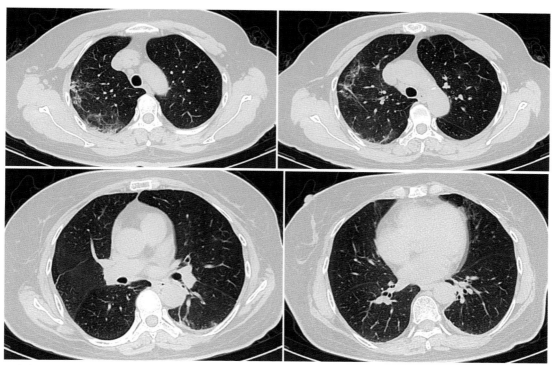

图 7-12 胸部 CT 平扫（2020 年 2 月 11 日）：与 2020 年 2 月 4 日胸部 CT 比较，双肺病变明显吸收，可见残余纤维条索影及少许磨玻璃影

时，给治疗争取了时机。

2. 该病例诊治的关键点及难点在于，患者老年女性，病程中高热，体温下降缓慢，体温下降后复升，胸部 CT 炎症进展，病情有从普通型向重型进展倾向，积极对症支持治疗，帮助患者改善一般状况，阻断病情进展。

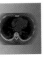
表 7-7　血常规＋CRP

日期	WBC （×10⁹/L）	NE （×10⁹/L）	NE%	LY （×10⁹/L）	LY%	HGB （g/L）	PLT （×10¹²/L）	CRP （mg/L）
1 月 31 日	5.84	77.4	4.52	0.9	15.4	134	134	23.5
2 月 2 日	5.9	71.44	4.21	1.56	26.4	140	142	43.4
2 月 4 日	4.0	71.04	67.74	1.0	25	131	149	75.1
2 月 5 日	3.99	67.74	2.7	1.13	28.34	124	163	63.3
2 月 8 日	4.36	68.4	2.98	1.15	26.4	135	277	33.9
2 月 10 日	4.27	2.16	74.14	0.93	21.84	139	312	11.4

表 7-8　生化

日期	K （mmol/L）	Na （mmol/L）	CREA （μmol/L）	ALT （U/L）	GLU （mmol/L）	CK （U/L）	ALB （g/L）
1 月 31 日	3.7	138	48	36	6.6	301	43
2 月 2 日	3.43	136.2	66.9	45.1	12.19	381.3	43.1
2 月 4 日	2.91	135.3	70.8	50.8	10.7	450.5	36.9
2 月 5 日	3.31	135.5	66.8	48.5	6.85	480.6	34.8
2 月 8 日	4.47	136.1	50.7	47.9	5.99	103.1	38.5
2 月 10 日	3.31	135.6	56.7	43.2	12.27	48.6	37.5

表 7-9　凝血组合

日期	PT（s）	APTT（s）	Fb（mg/dl）	INR	TT（s）
1 月 31 日	11.9	46.5	382	1.03	17
2 月 2 日	12.3	29.5	411	1.14	14.9
2 月 4 日	13	29.2	438	1.2	15.9
2 月 5 日	12.7	29	460	1.17	17.4
2 月 8 日	11.5	28.3	371	1.06	15.5
2 月 10 日	11.4	26.3	355	1.05	13.7

Z 某（C 某丈夫）

患者 Z 某，男，37 岁，主因"发热、咳嗽 4 天"，确诊"新冠肺炎 普通型"于 2020 年 2 月 1 日 8：20 pm 收入院。

主诉： 发热、咳嗽 4 天。

现病史： 患者于 1 月 28 日开始出现发热，体温最高 38.5℃，伴咳嗽、咳痰，少量清亮痰液，无全身肌肉关节酸痛，无鼻塞、流涕、打喷嚏，无喘息、呼吸困难，无胸闷、胸痛、咯血，无恶心、呕吐等不适，当日就诊于某医院发热门诊，化验血常规：WBC5.22×10⁹/L、NE%

70.6%、LY% 17.8%，甲型 / 乙型流感病毒快速抗原检测阴性，胸部 CT 提示双肺多发斑片影，未予特殊诊治。2 月 1 日市 CDC 回报 2019 新型冠状病毒核酸检测阳性，以"新冠肺炎 确诊病例"今日转来我院。入院时仍发热，乏力，咳嗽，少量清亮痰液，咽痒，未诉憋气。患者自发病以来，神志清楚，精神尚可，体力减退，饮食减少，二便正常。

既往史： 否认高血压、冠心病、糖尿病病史，否认其他传染病史。青霉素、头孢类药物过敏史。否认食物过敏史。否认手术外伤史。

体格检查： T 37.5℃，P 105 次/分，R 21 次/分，BP 118/92 mmHg。神志清楚，急性病容，查体合作，皮肤巩膜无黄染，周身未见皮疹，浅表淋巴结未及肿大，咽部充血，双肺呼吸音粗，未及明显干湿啰音。心率 105 次/分，律齐。腹软无压痛，双下肢不肿。

诊断： 新冠肺炎 普通型。

诊疗经过： 患者入院后对症治疗，反复发热，体温最高达 40℃，伴畏寒，咳嗽频繁，痰多，仍为清亮痰液，试用洛匹那韦/利托那韦 500 mg 2 次/日口服，重组人干扰素 α2b 注射液 5 MIU 雾化吸入 2 次/日抗病毒治疗。患者诉轻度喘憋，活动后明显，测指血氧饱和度 98%，给予鼻导管低流量吸氧治疗 2 L/min，按照《新型冠状病毒肺炎诊疗方案（试行第五版修正版）》，属于"新冠肺炎 普通型"。

患者入院后，持续发热，体温波动于 38～39.5℃，头痛、咽痛、咳嗽加重，咳嗽频，咳痰多，为清亮痰液，喘憋明显，活动后加重，进食一般，病情进展，胸部 CT（图 7-13，2 月 3 日）：双肺实质内散在磨玻璃密度灶，周围可见晕征，

血气分析（吸氧 2 L/min）：pH 7.463，PO_2 71 mmHg，PCO_2 32.4 mmHg，SO_2 95.0%，BE 1 mmol/L，HCO_3^- 23.20 mmol/L，TCO_2 24.0 mmol/L，计算氧合指数 244.8 mmHg。按照《新型冠状病毒肺炎诊疗方案（试行第五版修正版）》，属于"新冠肺炎 重型"。仔细分析病情，患者入院前一直照顾儿子，儿子曾诊断甲型流感，考虑该患者同时合并甲型流行性感冒，给予帕拉米韦氯化钠注射液治疗。同时给予甲磺酸左氧氟沙星氯化钠注射液 0.5 g 静脉滴注 1 次/日抗感染，加强对症支持治疗，给予面罩吸氧治疗 5 L/min，对症补液治疗，密切监测病情变化。

复查肺部 CT（图 7-14，2 月 5 日）：双肺肺炎，对比 2020 年 2 月 3 日胸部 CT，较前吸收。

经以上治疗，患者 2 月 6 日始体温峰值明显下降，2 月 8 日体温恢复正常（图 7-15），患者精神好转，饮食好转，咳嗽、咳痰症状逐渐好转，喘憋症状逐渐减轻，复查 CRP 逐渐下降。胸部 CT（图 7-16，2 月 11 日）：两肺感染性病变，较 2020 年 2 月 5 日病灶范围减小，网格影及条索增多。新型冠状病毒核酸检测（2 月 11 日）阳性。

入院后相关检查结果见表 7-10 至表 7-12。

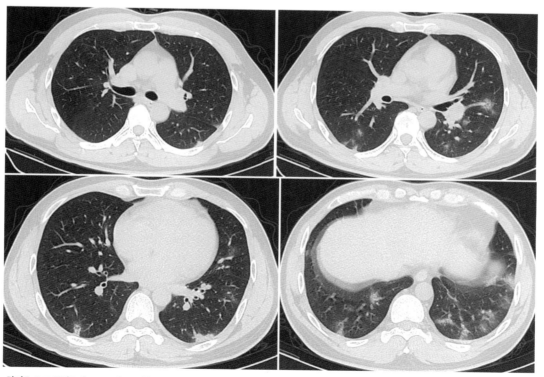

图 7-13　胸部 CT 平扫（2020 年 2 月 3 日）： 双肺散在小片磨玻璃影，部分呈小叶性肺实变影，境界均模糊，双肺下叶为著

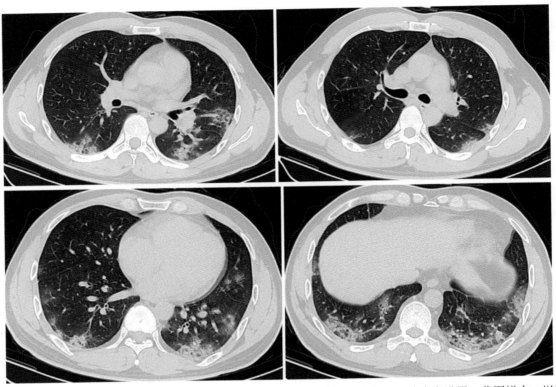

图 7-14　胸部 CT 平扫（2020 年 2 月 5 日）：与 2020 年 2 月 3 日胸部 CT 比较，双肺病变进展，范围增大，以胸膜下分布为主

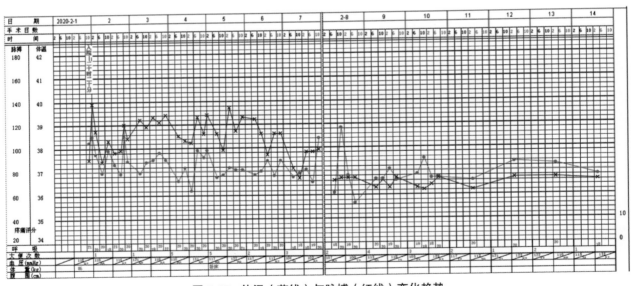

图 7-15　体温（蓝线）与脉搏（红线）变化趋势

病例点评：

1. 本病例特殊点：患者诊断新冠肺炎，属于家庭聚集性发病，青年男性，无基础性疾病，诊断就诊及时，患者由普通型进展为重型，考虑与同时合并甲型流感有关。

2. 本病例的临床要点：患者发热、咳嗽起病，呈持续性高热，较其他患者不同的是咳嗽明显、痰多，为清亮痰液，喘憋明显，憋气呈进行性加重，入院后病情继续进展，病程第 6 天依血气分析计算氧合指数（OI）＜ 300 mmHg，按照《新型冠状病毒肺炎诊疗方案（试行第七版）》，属于"新冠肺炎　重型"。患者儿子院外诊断甲型流感，有密切接触，本次同时入院，患者临床表现为明显流感样症状，推断同时感

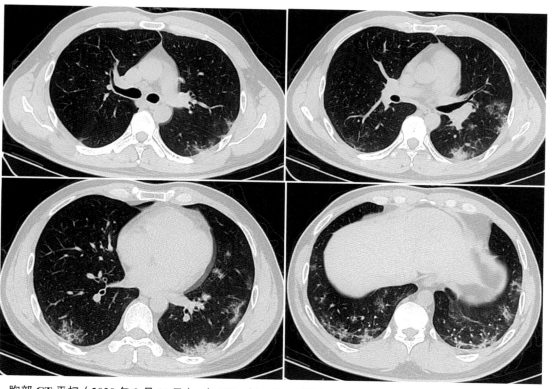

图 7-16　胸部 CT 平扫（2020 年 2 月 11 日）：与 2020 年 2 月 5 日胸部 CT 比较，双肺病变明显吸收，范围缩小，尚可见片状磨玻璃影、小实变影及纤维条索

表 7-10　血常规＋CRP

日期	WBC（×10⁹/L）	NE（×10⁹/L）	NE%	LY（×10⁹/L）	LY%	HGB（g/L）	PLT（×10¹²/L）	CRP（mg/L）
2 月 1 日	4.07	2.69	65.9	1.11	6.6	137	138	9.7
2 月 4 日	3.64	2.07	56.84	1.44	39.6	145	131	49.0
2 月 6 日	3.48	2.25	64.74	1.1	31.6	134	130	66.6
2 月 8 日	3.07	1.58	51.54	1.27	41.4	136	186	62.7
2 月 12 日	2.36	0.99	42.04	0.97	41.14	131	305	4.6
2 月 18 日	4.41	2.21	50.14	1.74	39.5	132	272	0.7

表 7-11　生化

日期	K（mmol/L）	Na（mmol/L）	CREA（μmol/L）	ALT（U/L）	GLU（mmol/L）	CK（U/L）	ALB（g/L）
2 月 1 日	3.4	137.0	61.0	22.0	6.00	255.0	47.0
2 月 4 日	3.72	138.9	79.6	16.5	5.08	202	41.5
2 月 6 日	3.99	134	73.7	16.4	5.73	221	39.8
2 月 8 日	4.02	136.1	67.9	22.3	5.41	197.8	41.7
2 月 12 日	3.89	138.9	60.2	28.4	5.06	135.4	36.6
2 月 18 日	4.46	138.8	59.5	59.1	4.91	86.8	0.7

表 7-12　凝血组合

日期	PT（s）	APTT（s）	Fb（mg/dl）	INR	TT（s）
2月1日	12.6	44.3	167	1.1	15.6
2月4日	13.3	33.3	345	1.23	16.7
2月6日	12.7	31.6	350	1.17	14.5
2月8日	12.1	30.5	399	1.12	15.2
2月12日	11.5	27.2	399	1.06	15.2

染甲型流感。

3. 该病例诊治的关键点及难点在于，目前关注的疾病为新冠肺炎，同时这个季节腺病毒、鼻病毒、流感病毒等呼吸道疾病也多发，对于每个患者详细询问病情，有条件可完善病原学检测，进行鉴别。

小 Z 某（C 某儿子）

患儿 Z 某，男，10 个月，主因"发热 4 天"，门诊以"新冠肺炎　普通型"于 2020 年 2 月 1 日 8：40 pm 收入院。

主诉： 发热 4 天。

现病史： 患儿 1 月 28 日开始出现发热，体温 37.6℃，无咳嗽、咳痰、咯血，无鼻塞、流涕、打喷嚏，无喘憋、呼吸困难，无恶心、呕吐等不适，父母自行为其服用退热药物，效果欠佳，体温达 38.5℃，遂于某医院就诊：血常规 WBC 18.46×10⁹/L、NE% 51.5%、LY% 31.7%，甲型流感病毒抗原弱阳性，乙型流感病毒抗原阴性，胸部 CT 提示双肺多发片状影，2 月 1 日市 CDC 回报 2019 新型冠状病毒核酸阳性，以"新冠肺炎　确诊病例　甲型流感"转来我院。患儿自发病以来，一般情况尚可，哭闹明显，进奶尚可，二便基本正常。

既往史： 无特殊。

体格检查： T36.2℃，P110 次 / 分，R35 次 / 分，BP80/50 mmHg。神志清楚，急性病容，查体欠合作，皮肤巩膜无黄染，未见皮疹，咽部充血，两肺呼吸音略粗，未闻及明显啰音，心率 110 次 / 分，律齐，腹软无压痛，双下肢不肿。

诊断： 1. 新冠肺炎　普通型；2. 流行性感冒 甲型　轻型。

诊治经过： 入院后患儿精神稍弱，进食可，无明显呼吸道症状，最高体温 37.8℃，胸部 CT（图 7-17，2 月 3 日）：双肺下叶散在类圆形磨玻璃影，患儿为高危人群，化验 CRP 正常，给予口服奥司他韦颗粒剂治疗，给予注射用头孢美唑钠 0.5 g 静脉滴注每 12 h 一次治疗，其余给予对症支持治疗。

经上述治疗，患儿体温有所下降，2 月 4 日体温恢复至 37.2℃，CRP 正常，遂停用头孢美唑钠。2 月 6 日患儿体温再次升至 37.8℃，无咳嗽、咳痰，给予阿奇霉素口服，2 月 8 日体温恢复正常（图 7-18）。

目前患儿病情稳定，无发热，偶尔咳嗽，少痰，无气喘及呼吸困难，生命体征平稳，症状无加重趋势。新型冠状病毒核酸检测（2 月 7 日、2 月 11 日）间隔 1 天以上，两次阴性。

病例点评：

1. 本病例特殊点：本病例属于儿童病例，普通型，该疾病流行初期，报道儿童病例数较少，随着目前家庭聚集性病例的增多，儿童病例数逐渐增多。而且该儿童病程中同时合并流行性感冒，儿童是流感重型的危险人群，两种病毒同时感染会造成病情复杂，治疗上出现困难。

2. 该病例诊治的关键点及难点在于，首先，目前对于新冠肺炎无特效药物，儿童用药更加受限。其次，患儿在入院前血象明显升高，以中性粒细胞为主，限于当时实验检查手段限制，难以明确是否合并细菌感染，考虑患儿年龄小，免疫功能低下，同时合并病毒性肺炎，易继发

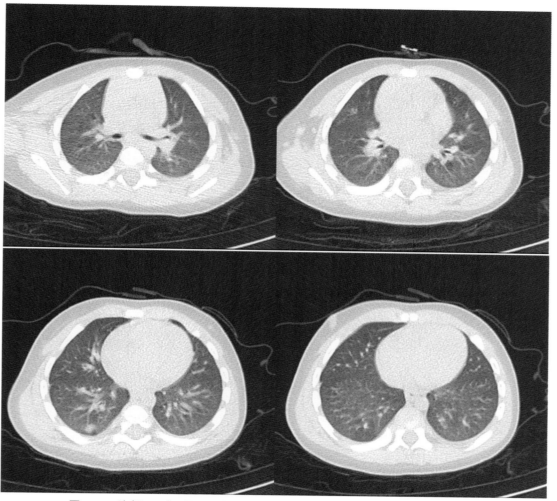

图 7-17 胸部 CT（2 月 3 日）：右肺中叶、下叶可见磨玻璃结节影，境界模糊

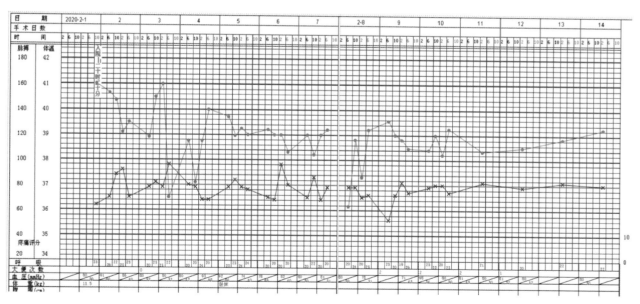

图 7-18 体温（蓝线）与脉搏（红线）变化趋势

表 7-13　血常规＋CRP

日期	WBC (×10⁹/L)	NE (×10⁹/L)	NE%	LY (×10⁹/L)	LY%	HGB (g/L)	PLT (×10¹²/L)	CRP (mg/L)
2 月 2 日	5.45	1.2	22.02	3.61	66.21	108	351	0.9
2 月 4 日	7.73	1.12	14.42	5.79	74.91	110	290	1.7
2 月 12 日	9.29	2.61	28.14	5.09	54.84	107	386	0.5

表 7-14　生化

日期	K (mmol/L)	Na (mmol/L)	CREA (μmol/L)	ALT (U/L)	GLU (mmol/L)	CK (U/L)	ALB (g/L)
2 月 2 日	4.36	137.6	28.4	14.5	4.53	67.2	40.1
2 月 4 日	4.59	139.6	28.0	35.7	4.35	14.5	42.7
2 月 12 日	4.3	136.4	25.9	19.4	5.45	74.9	40.1

表 7-15　凝血组合

日期	PT (s)	APTT (s)	Fb (mg/dl)	INR	TT (s)
2 月 2 日	12.3	32.5	183	1.14	20.7
2 月 4 日	12.6	34.7	199	1.16	22.0
2 月 12 日	12.6	30.2	218	1.16	19.7

细菌感染，故酌情给予抗生素治疗。再次，患者于病程第 9 天再次出现发热，可能为新冠肺炎加重，或其他原因，结合患儿精神、食欲状态良好，遂给予口服阿奇霉素覆盖肺炎支原体等儿童常见病原体感染，患儿体温逐渐下降，病情好转。

病例 8 "症像"不一探究竟

（李新刚　孙乐）

患者 S 某，女性，63 岁，主因"乏力 2 天，发热 1 天"急诊以"发热　新冠肺炎"疑似病例于 2020 年 1 月 27 日收入院。

主诉：乏力 2 天，发热 1 天。

现病史：患者 2020 年 1 月 26 日无明显诱因出现四肢乏力，双下肢显著，自测体温 36.5～36.8℃，无咳嗽、咳痰，无咽痛，无腹痛、腹泻，无恶心、呕吐，自行口服"感冒清热颗粒"对症治疗，2020 年 1 月 27 日晨测体温 37.3℃，仍无咳嗽、咳痰，为诊治来我院急诊，查全血细胞计数 WBC $4.16×10^9/L$，NE% 54.10%，LY $1.51×10^9/L$ L MO% 9.60%，EO% 0.00%，EO $0.00×10^9/L$，HGB 153.00 g/L，HCT 45.50%，MCH 31.10 pg，CRP 6.5 mg/L。电解质＋肾功能＋血糖（门/急）GLU 6.13 mmol/L，K 3.93 mmol/L，CREA 53.8 μmol/L，甲型/乙型流感病毒抗原检测均为阴性反应，胸部 CT 平扫诊断意见：双侧肺炎，建议治疗后复查，收入院治疗。

发病以来神志清楚，精神尚可，饮食可，二便正常，体重无动态变化。

流行病学史：1 月 19 日从武汉与丈夫乘高铁到北京西站，到京后自行于家中隔离，其丈夫、女儿、女婿无发热等不适。患者在武汉期间未接触其他发热患者，未到过医院，未到过海鲜和活禽市场。

既往史：否认高血压、冠心病、糖尿病病史，否认其他传染病史，否认食物、药物过敏史，否认手术外伤史。

个人史：否认烟酒嗜好。已婚，育有 1 女，13 岁月经初潮，50 岁绝经。

入院查体：T 36.2℃，P 116 次/分，R 20 次/分，BP 130/81 mmHg，身高 162 cm，体重 57 kg，BMI 21.7 kg/m²。神志清楚，正常面容，查体合作，口周无疱疹，双肺呼吸音粗，未闻及干湿啰音及胸膜摩擦音。心界不大，心律齐，各瓣膜听诊区未闻及病理性杂音，腹部平坦，全腹无压痛及反跳痛，腹部未触及包块，肝、脾、胆囊未触及，双下肢无水肿，双侧 Babinski 征阴性。

入院诊断：新冠肺炎　疑似病例。

实验室检查见表 8-1 至表 8-4。

诊治经过：结合患者病史，入院诊断"新冠肺炎　疑似病例"，仍感乏力，伴低热，根据《新型冠状病毒感染的肺炎诊疗方案（试行第五版）》的推荐治疗方案，予以洛匹那韦/利托那韦片 500 mg 2 次/日口服，重组人干扰素 α2b 注射液雾化吸入抗病毒治疗，入院复查（1 月 27 日）胸部 CT 提示双肺炎症（见图 8-1）。

患者入院后体温最高达 37.4℃，未予特殊处理，体温自行降至正常。患者 2010 年 1 月 28 日、2010 年 1 月 30 日两次新型冠状病毒核酸检

表 8-1　血常规＋CRP

	WBC（$×10^9/L$）	NE%	LY（$×10^9/L$）	LY%	RBC（$×10^{12}/L$）	HGB（g/L）	PLT（$×10^9/L$）	CRP（mg/L）
1 月 27 日	4.16	54.10%	1.51	36.30%	4.92	153	208	6.50
1 月 28 日	5.07	71.70%	1.13	22.30%	4.85	153	189	8.2
1 月 31 日	4.53	63.20%	1.32	29.10%	4.8	150	193	20.4
2 月 4 日	3.93	60.94%	1.18	30.04%	4.56	142	355.4	7.2
2 月 12 日	5.72	56.10%	1.62	28.30%	4.18	128	365	1.7

表 8-2　常规生化

	K （mmol/L）	Na （mmol/L）	CREA （μmol/L）	ALT （U/L）	GLU （mmol/L）	CK （U/L）	ALB （g/L）
1 月 27 日	3.93	137.6	53.8	/	6.13	/	/
1 月 28 日	3.7	140	51	41	7.8	96	47
1 月 31 日	3.2	136	55	25	7.3	159	35
2 月 4 日	3.85	138.6	61.9	29.3	5.36	74.5	41.5
2 月 12 日	4.62	140.8	56.9	26.6	4.7	42.7	37.3

表 8-3　凝血组合

	PT（s）	INR	TT（s）	APTT（s）	Fb（mg/dl）
1 月 28 日	13.8	1.2	17.1	43.4	167
1 月 31 日	14.9	1.3	17.6	48	320
2 月 4 日	10.4	0.96	17	23.9	399
2 月 12 日	10.9	1.01	16.6	30.1	350

表 8-4　新型冠状病毒核酸检测

	1 月 28 日	1 月 29 日	2 月 5 日	2 月 7 日	2 月 9 日	2 月 11 日	2 月 12 日
标本类型	痰	痰	痰	痰	痰	痰	痰
检测结果	＋	＋	＋	＋	－	＋	±

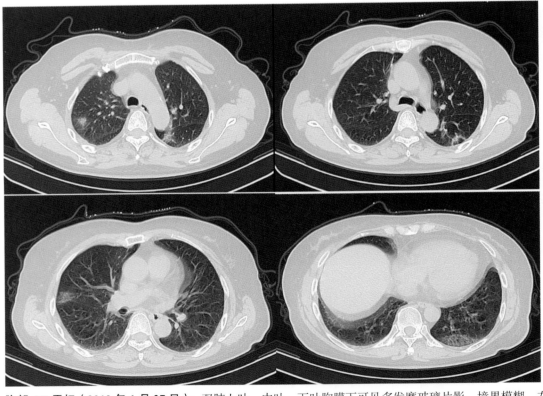

图 8-1　胸部 CT 平扫（2010 年 1 月 27 日）：双肺上叶、中叶、下叶胸膜下可见多发磨玻璃片影，境界模糊，左下病变内可见细网格状影

测回报阳性，根据《新型冠状病毒感染的肺炎诊疗方案（试行第五版）》诊断"新冠肺炎 普通型"，2010年1月31日复查胸部CT较前进展（见图8-2）。

患者入院第四天出现腹泻，无腹痛，考虑洛匹那韦/利托那韦片胃肠道反应，予以乳酶生对症治疗，此外患者入院第五天查血钾3.2 mmol/L，予以氯化钾缓释片1 g 2次/日补钾治疗，治疗后血钾恢复正常。

患者自入院后第6天临床症状完全缓解，未诉不适，无乏力、发热，无咳嗽、咳痰，无喘憋。

患者肺部影像学在发病的第十天出现好转，进入吸收期（图8-3），此后患者肺部病变逐步吸收（图8-4）。

患者多次复查新型冠状病毒核酸，阴性与阳性交替出现，且出现单倍基因阳性，考虑与患者体内新型冠状病毒载量变化有关，患者目前无不适主诉，拟择日再复查新型冠状病毒核酸。入院体温变化见图8-5。

病例点评

1. 患者女性，63岁，诊断"新冠肺炎 普通型"，入院后予以洛匹那韦/利托那韦片、重组人干扰素 α-2b 注射液抗病毒治疗及补钾对症治疗。

2. 治疗后患者乏力、发热症状逐步改善，但复查胸部CT提示双肺病变明显进展，病变范围扩大，呈现临床症状与影像学不平行，肺部病变在发病的第10天才出现好转，提示肺部病变影像学的好转要落后于临床症状，即"症像不一"，而且患者复查新型冠状病毒核酸在发病的第15天才出现第一次阴性，但继而再次出现阳性及可疑阳性，提示病毒的载量可能有波动。

3. 该患者的诊治过程提醒我们对于新冠肺炎的普通型患者，特别是临床症状轻微的患者，我们需要关注患者肺部影像学变化，虽然患者的临床症状很快缓解，但患者肺部影像学的变化过程才能够真正体现患者的实际病程，这也和《新型冠状病毒肺炎诊疗方案（试行第七版）》推荐的解除隔离和出院标准中要求肺部影像学显示炎症明显吸收相一致。此外在诊治过程中患者通常会存在焦虑、恐惧情绪，应当加强心理疏导。

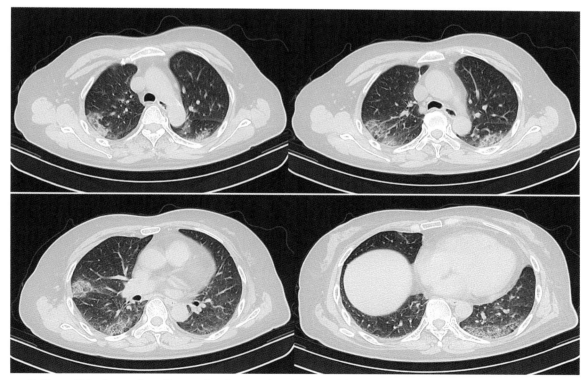

图8-2 胸部CT平扫（2010年1月31日）：与2010年1月27日胸部CT比较双肺病变明显进展，病变范围扩大，病变仍然表现为磨玻璃影为主，右上叶出现局部亚段性实变

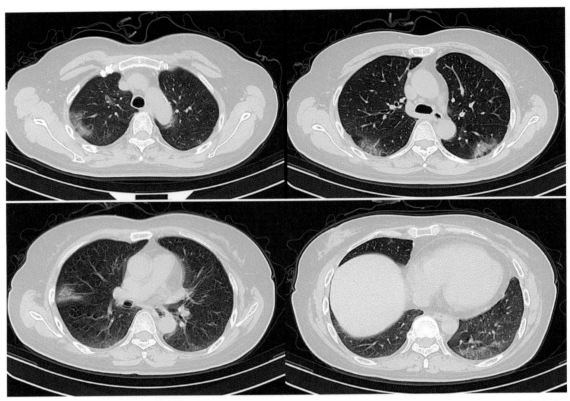

图 8-3 胸部 CT 平扫（**2020 年 2 月 5 日**）：与 2020 年 1 月 31 日胸部 CT 比较双肺病变均有所吸收，病变缩小，密度变淡

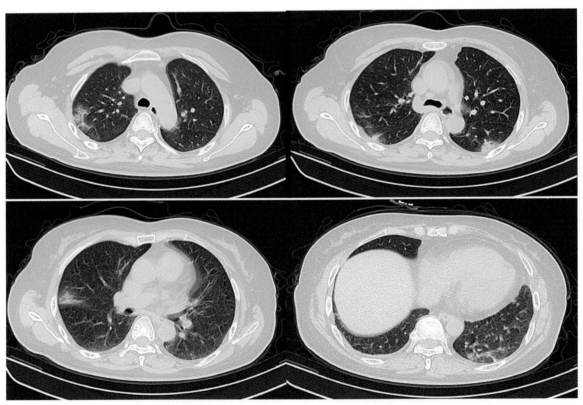

图 8-4 胸部 CT 平扫（**2020 年 2 月 11 日**）：与 2020 年 2 月 5 日胸部 CT 比较双肺病变进一步吸收好转，部分病变缩小变为小片状实变影

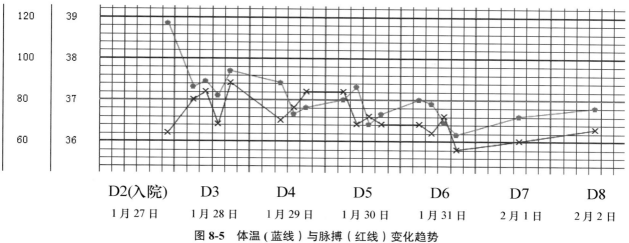

图 8-5　体温（蓝线）与脉搏（红线）变化趋势

病例 9　关键的流行病学史

（谭大伟　钱芳）

患者 X 某，男 63 岁，主因"发热 3 天"急诊以"发热、新冠肺炎　普通型"于 2020 年 1 月 24 日收入院。

主诉：发热 3 天。

现病史：患者入院前 3 天自觉发热，伴畏寒，无明显寒战，伴头胀，无头晕，无咳嗽、咳痰、憋气，无鼻塞和流涕症状。入院前 2 天就诊于湖北省某医院，测最高体温 38.7℃，查血 WBC $4.16×10^9$/L，LY $1.01×10^9$/L，CRP 6.71 mg/L。肺炎衣原体 IgM、肺炎支原体 IgM、EB 病毒 IgM、甲型流感病毒 IgM、乙型流感病毒 IgM、副流感病毒 IgM、腺病毒 IgM、呼吸道合胞病毒 IgM、柯萨奇病毒 IgM 均阴性。胸部 CT：双肺下叶及左肺上叶斑片状感染灶。给予奥司他韦及头孢地尼治疗。入院前 1 天患者由武汉回京，就诊于北京某医院发热门诊，测体温 37.8℃，后给予甲泼尼龙 4 mg 1 次 / 日、莫西沙星 0.4 g 1 次 / 日及"连花清瘟胶囊"对症治疗。经朝阳疾病预防控制中心筛查及北京市疾病预防控制中心复核咽拭子及鼻拭子新型冠状病毒核酸检测阳性，院内专家会诊诊断为新冠肺炎，为进一步治疗转我院，以"新冠肺炎"收入院。

流行病史：患者长期居住在北京市朝阳区，2020 年 1 月 12 日到武汉探亲，2020 年 1 月 12 日至 2020 年 1 月 18 日多次到武汉某医院。2020 年 1 月 22 日因发热曾到湖北省某医院就诊。2020 年 1 月 23 日乘高铁返京。患者在武汉期间未接触其他发热患者，未到过海鲜和活禽市场。

既往史：5 年前因左肩关节粘连在北京某医院行关节镜剥离手术。

入院查体：T 36.8℃，P 80 次 / 分，R 20 次 / 分，BP 126/93 mmHg。神志清楚，正常面容，全身皮肤黏膜颜色正常，无黄染，咽部充血，双肺呼吸音清，未闻及干湿啰音。心率 80 次 / 分，心律齐，未闻及病理性杂音，腹部平坦，全腹无压痛及反跳痛，肝、脾、胆囊未触及，双下肢无水肿。

入院诊断：新冠肺炎　普通型。

实验室检查见表 9-1 至表 9-3。

诊治经过

结合患者病史、辅助检查，入院诊断"新冠肺炎　普通型"，根据《新型冠状病毒肺炎诊疗方

表 9-1　血常规及 CRP 变化趋势								
	WBC（$×10^9$/L）	NE%	LY（$×10^9$/L）	LY%	RBC（$×10^{12}$/L）	HGB（g/L）	PLT（$×10^9$/L）	CRP（mg/L）
1 月 26 日	4.46	82.3%	0.54	12%	4.49	137	134	4.50
1 月 29 日	3.79	63.3%	1.03	27.3%	4.14	128	138	31.9
2 月 3 日	3.61	65.1%	0.92	23.5%	4.15	126	230	/

表 9-2　血生化变化趋势							
	K（mmol/L）	Na（mmol/L）	CREA（μmol/L）	ALT（U/L）	GLU（mmol/L）	CK（U/L）	ALB（g/L）
1 月 26 日	4.2	142	69	18	6.3	135	39
1 月 29 日	3.5	139	69	16	8.0	105	33
2 月 3 日	4.1	138	76	16.4	5.6	/	34.9

表 9-3 凝血功能

	PT（s）	INR	TT（s）	APTT（s）	Fb（mg/dl）
1 月 26 日	11.6	1.0	16.0	45.8	200
1 月 29 日	10.1	0.86	17.1	50.8	167
2 月 3 日	12.1	1.12	15.9	32.4	418

案（试行第五版 修正版）》的推荐治疗方案，予以洛匹那韦/利托那韦片 500 mg 2 次/日口服，重组人干扰素 α-2b 注射液雾化吸入抗病毒治疗。入院查胸部 CT（2020 年 1 月 26 日）：两肺内间质性炎症，建议抗炎治疗后复查（图 9-1）。

2020 年 1 月 30 日复查胸部 CT，两肺炎症，与 2020 年 1 月 26 日胸部 CT 比较：两肺病变范围增大，病灶增多（图 9-2），虽然胸部 CT 较前加重，但患者咳嗽、咳痰明显缓解，体温最高 37.4℃，体温稳步下降，继续原方案治疗。

2020 年 2 月 3 日复查胸部 CT：两肺炎症，较 2020 年 1 月 30 日胸部 CT 有所吸收（图 9-3），患者无咳嗽、咳痰，体温恢复正常。

经治疗，患者体温逐渐下降直至恢复正常（图 9-4），咳嗽、咳痰逐渐好转，考虑治疗有效。

病例点评

1. 患者发热，血常规淋巴细胞及百分比降低，白细胞总数正常，符合新冠肺炎的实验室特点，新型冠状病毒核酸检测回报阳性，诊断明确。

2. 该患者临床症状轻，辗转多家医院，积极进行了检查及检验，胸部 CT 提示肺部感染，除外了肺炎衣原体、肺炎支原体、EB 病毒抗体、甲型流感病毒、乙型流感病毒、副流感病毒、腺病毒、呼吸道合胞病毒、柯萨奇病毒感染，虽经抗生素及激素治疗，未能明显改善临床症状，未明确诊治。考虑患者曾停留武汉疫区，存在明确流行病学史，完善新型冠状病毒核酸检测阳性，给予相应治疗后，明显好转。

3. 在新冠肺炎的诊治过程中，我们要严格遵循指南的推荐意见，结合患者的临床症状、实验室检查、影像学综合分析病情，尤其是关键的流行病学史在诊疗中起举足轻重的作用。

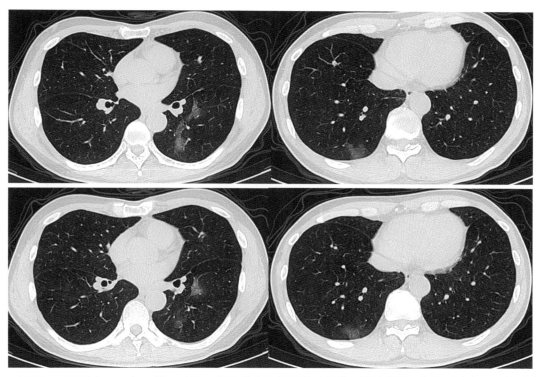

图 9-1 胸部 CT 平扫（2020 年 1 月 26 日）： 双肺散在小片状磨玻璃影，境界模糊，胸膜下分布，双肺下叶为著

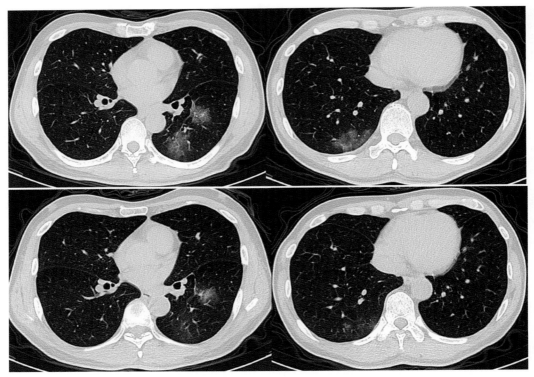

图 9-2　胸部 CT 平扫（2020 年 1 月 30 日）： 与 2020 年 1 月 26 日胸部 CT 比较病变进展，病灶增多、范围增大，仍然表现为磨玻璃影为主

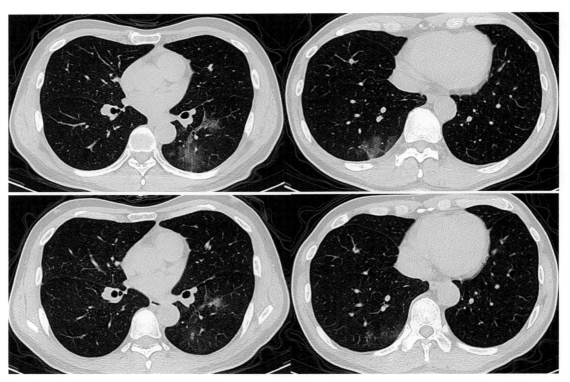

图 9-3　胸部 CT 平扫（2020 年 2 月 3 日）： 两肺多发磨玻璃斑片影，胸膜下分布为著。与 2020 年 1 月 30 日胸部 CT 比较有所吸收

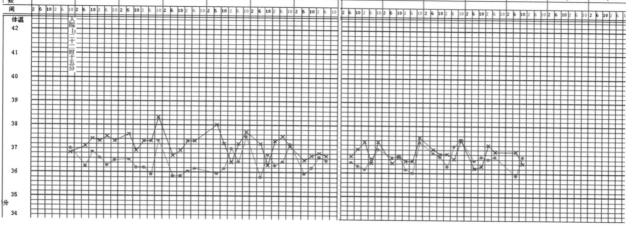

图 9-4　体温（蓝线）与脉搏（红线）变化趋势

病例 10 "上下"分泌物，阴阳两重天

（韩冰　钱芳）

患者 W 某，女，31 岁，急性起病。于 2020 年 1 月 21 日以"新冠肺炎　普通型"收入我科。

主诉：发热伴周身不适 5 天。

现病史：患者 5 天前自述发热，未测体温，伴周身不适，不伴干咳，不伴咳嗽，不伴周身肌肉关节痛，不伴心悸、胸痛，不伴腹痛、腹泻，不伴尿频、尿急、尿痛，于武汉某诊所输液（具体不详），病情未见缓解，3 天前乘坐 G80 次列车来北京，仍感觉不适，测体温最高 37.5℃，今日就诊于某医院，未诊治，为系统诊治来我院，急诊以发热待查收入我科。患者自发病来，精神可，食欲可，饮食及二便正常，体重未明显减轻。

流行病学史：患者 2020 年 1 月 18 日乘坐 G80 次高铁来北京，今日于某医院就诊，未诊治，建议来我院。患者丈夫和孩子近期无发热。患者在武汉期间未接触其他发热患者，未到过海鲜和活禽市场。

既往史：平素体健。

入院查体：T 36.5℃，P 77 次 / 分，R 20 次 / 分，BP 102/86 mmHg。神志清楚，正常面容，查体合作，双肺呼吸音清，未闻及干湿啰音及胸膜摩擦音。心界不大，心率 77 次 / 分，心律齐，各瓣膜听诊区未闻及病理性杂音，腹部平坦，肝脾未及，移动性浊音阴性，双下肢无水肿。

辅助检查：

血常规 WBC $5.06×10^9$/L，NE% 66.80%，NE $3.38×10^9$/L，LY% 25.40%，LY $1.29×10^9$/L，MO% 7.80%，MO $0.39×10^9$/L，HGB 146.00 g/L，PLT $222×10^9$/L。

凝血组合四项 PT 14.20 s，INR 1.25 s，APTT 39.00 s。

生化组合 K 3.10 mmol/L。血钾低。

CRP 0.0 mg/L。

北京市疾病预防控制中心（2020 年 1 月 21 日）咽拭子新型冠状病毒核酸阳性。

超声心动图：静息状态下心脏结构及血流未见明显异常。

床旁彩色多普勒超声检查（单系统）：可见双侧颈部多发淋巴结。

床旁彩超（肝、胆、胰、脾、肾、输尿管、腹腔淋巴结）：左肾实质多发高回声（错构瘤？）。

血型检测 ABO-RH B 型。

2020 年 1 月 21 日胸部 CT：双肺炎症（图 10-1）。

入院诊断：新冠肺炎　普通型。

诊疗经过：给予洛匹那韦 / 利托那韦片（500 mg 2 次 / 日）抗病毒、干扰素雾化吸入和对症治疗。体温 2020 年 1 月 23 日转为正常（图 10-2），症状好转，影像学和化验指标变化见图 10-3，表 10-1 和表 10-2。

病例点评：本病例从武汉来北京、有呼吸道症状，北京市疾病预防控制中心查鼻拭子新型冠状病毒核酸阳性，胸部 CT 提示双肺下叶病变，

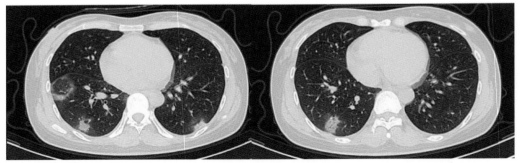

图 10-1　2020 年 1 月 21 日胸部 CT：双肺下叶可见磨玻璃样改变和实变影，位于肺外带，右下叶局部病变为"反晕征"

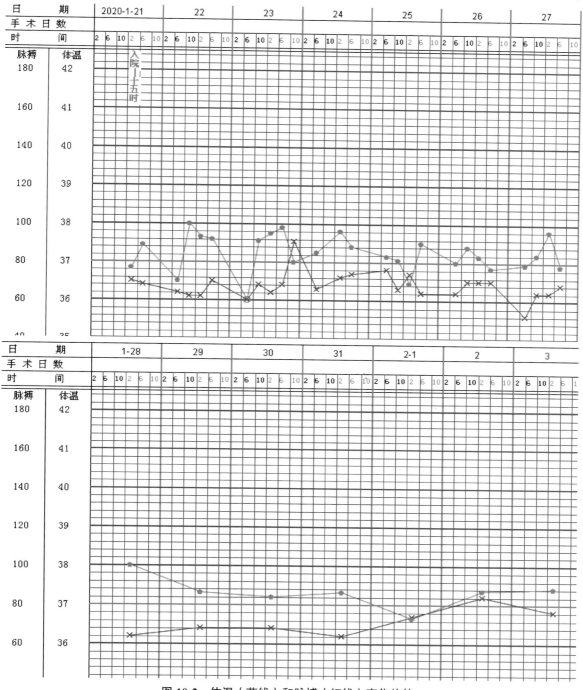

图 10-2 体温（蓝线）和脉搏（红线）变化趋势

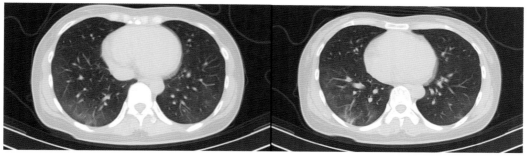

图 10-3 2020 年 1 月 28 日复查胸部 CT：双肺下叶感染性病变，对比 2020 年 1 月 21 日胸部 CT，较前吸收

新冠肺炎诊疗与病例精粹

表 10-1　化验指标变化

项目	WBC (×10⁹/L)	NE (×10⁹/L)	LY (×10⁹/L)	MO (×10⁹/L)	HGB (g/L)	PLT (×10⁹/L)	CRP (mg/L)	ALT (U/L)	CREA (μmol/L)	CK (U/L)	ALB (g/L)	PT (s)	APTT (s)
1月21日	5.06	3.38	1.29	0.39	146	222	0.0	25	30	58	49	14.2	39.0
1月27日	4.13	2.13	1.69	0.26	145	264	12.3	16	28	37	44	11.1	37.6
1月29日	3.87	1.59	1.85	0.33	145	291	3.4	28	42	36	47	13.8	41.5

表 10-2　冠状病毒核酸检测结果

时间	1月21日	1月26日	1月28日	1月30日	2月1日	2月7日	2月9日	2月12日	2月15日
标本类型	咽拭子	咽拭子	咽拭子	深部痰	深部痰	深部痰	深部痰	深部痰	深部痰
核酸结果	阳性	阳性	阴性	阳性	阳性	阳性	阳性	阴性	阳性

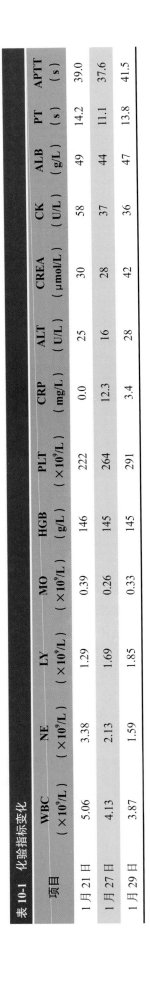

根据《新型冠状病毒肺炎诊疗方案（试行第七版）》，"新冠肺炎 普通型"诊断明确。治疗措施采取国家诊疗方案推荐，给予洛匹那韦/利托那韦片抗病毒、干扰素雾化吸入治疗，过程顺利，临床症状很快消失。

但是在完善新型冠状病毒核酸检测结果检查，准备解除隔离时，出现了不同取样部位检测结果的阴性和阳性不一致的情况。鼻拭子转阴，但是深部痰核酸阳性，且持续很长时间，分析原因为鼻拭子为上呼吸道标本，核酸转阴早，深部痰为下呼吸道标本，核酸存在时间长，但新型冠状病毒核酸在上下呼吸道标本中出现时间和持续时间还不清楚，需要进一步研究。

病例 11　一天差旅惹的祸

（杨莉　王琳）

患者 Z 某，男，41 岁，主因"发热 2 天"急诊以"新冠肺炎"于 2020 年 1 月 24 日收入院。

主诉：发热 2 天。

现病史：患者 2 天前（1 月 22 日）傍晚出现畏寒发热，无寒战，无咽痛，无咳嗽、咳痰、憋气，伴有轻度乏力，无鼻塞和流涕症状，自行服用"连花清瘟颗粒"一次，测量体温 39.2℃，2020 年 1 月 23 日患者自觉咽干，偶尔咳嗽，无痰，就诊于北京某医院发热门诊，胸片提示：双肺纹理重，CRP 17 mg/L，WBC 6.47×10^9/L，余血象正常。甲乙型流感病毒抗原检测阴性。朝阳 CDC 查咽部新型冠状病毒核酸阳性，为进一步治疗经"120"转来我院就诊，感染急诊以"新冠肺炎"收住我科。患者发病以来，神志清楚，精神不振，食欲一般，二便正常。

流行病学史：患者辽宁省大连市人，长期居住北京生活工作。2020 年 1 月 15 日离京，去往武汉出差，乘坐国航 8208 到达武汉，开会 2 小时，会中邻座为武汉当地人。住宿武汉某酒店，1 月 16 日乘坐国航 8209 返回北京。家中独居无类似患者。患者在武汉期间未接触其他发热患者，未到过医院，未到过海鲜和活禽市场。

既往史：有轻度脂肪肝多年。2018 年 10 月于北京安贞医院诊断"哮喘"，主要症状为间断喘息哮鸣音发作，多于遇冷空气后发作，吸入平喘药可缓解，具体不详。否认高血压、冠心病、糖尿病病史，否认其他传染病史，有鱿鱼过敏史，主要表现为荨麻疹。否认药物过敏史，否认手术外伤史。

个人史：否认长期吸烟及大量饮酒史。

入院查体：T 36.6℃，P 63 次/分，R 18 次/分，BP 140/90 mmHg。身高：178 cm，体重 105 kg。神志清楚，急性病容，查体合作，周身未见皮疹，未见瘀点、瘀斑及皮下出血，全身浅表淋巴结未及异常肿大。口唇无苍白、发绀，口周无疱疹，双肺呼吸音粗，未闻及干湿啰音及胸膜摩擦音，心律齐，腹部平坦，全腹无压痛及反跳痛，腹部未触及包块，肝、脾、胆囊未触及，Murphy 征阴性，双下肢无水肿，扑翼样震颤阴性。

入院后，完善咽拭子新型冠状病毒核酸检查，监测体温。患者仍有明显发热，体温最高 38.8℃，活动后轻度喘憋，予低流量鼻导管吸氧。1 月 24 日入院起即开始口服洛匹那韦/利托那韦片 500 mg 2 次/日抗病毒治疗，重组人干扰素 α-2b 注射液 5 MIU 2 次/日雾化。蓝芩口服液对症治疗咽干不适。结合临床表现，发热，乏力，纳差，咳嗽，舌红体略胖，苔白腻略黄，脉濡。中医治疗以化湿解毒，宣肺透邪为主，处方如下：

藿香 15 g	佩兰 10 g	法半夏 9 g	茯苓 15 g
炙麻黄 6 g	苦杏仁 10 g	滑石 30 g	苍术 10 g
厚朴 10 g	牛蒡子 15 g	蝉蜕 6 g	甘草 6 g

入院后相关检查结果见表 11-1 至表 11-4。

入院后完善胸部 CT 检查提示双肺感染性病变，纵隔内小淋巴结（见图 11-1）。

腹部超声提示：肝形态饱满，肝表面尚光滑，肝内回声弥漫性增强，密集，后方 1/3 回声衰减，

表 11-1　血常规＋CRP

日期	WBC （×10^9/L）	NE%	NE （×10^9/L）	LY%	LY （×10^9/L）	RBC （×10^{12}/L）	HGB （g/L）	PLT （×10^9/L）	CRP （mg/L）
1 月 24 日	5.60	62.80	3.51	29.50	1.65	5.38	159	160	22.7
2 月 1 日	4.52	57.90	2.62	30.60	1.38	5.31	157	274	34.3
2 月 5 日	7.69	61.24	4.71	29.40	2.26	4.91	143	251	8.3

表 11-2 生化					
日期	ALT（U/L）	ALB（g/L）	CK（U/L）	CREA（μmol/L）	K（mmol/L）	Na（mmol/L）
1月24日	25	48	232	64	4.2	140
2月1日	21	48	117	69	3.7	142
2月5日	18.5	39.9	92.6	76.9	4.6	140

表 11-3 凝血功能				
日期	PT（s）	APTT（s）	Fb（mg/dl）	TT（s）
1月24日	13.00	49.40	214	16.2
2月1日	11.30	40.80	340	14.7
2月5日	12.30	29.80	350	17.1

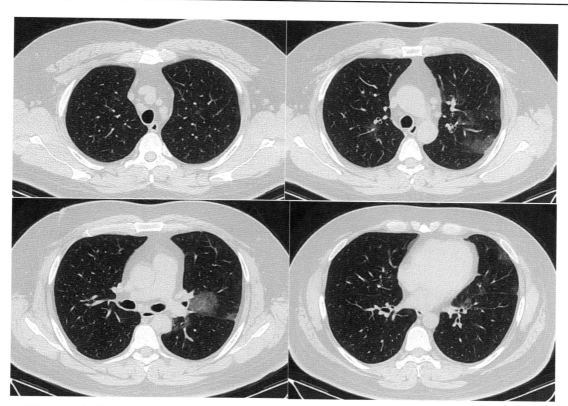

图 11-1 胸部 CT 平扫（2020 年 1 月 25 日）：双肺散在磨玻璃影，境界模糊，胸膜下分布为主。纵隔 5 区可见小淋巴结

分布欠均质，诊断：轻度脂肪肝。

2020 年 1 月 30 日北京市 CDC 咽拭子新型冠状病毒核酸检查回报：阳性。复查胸部 CT（图 11-2）对比 2020 年 1 月 25 日胸部 CT，双肺胸膜下散在斑片状磨玻璃影，较前增多。经北京市专家组会诊，依据《新型冠状病毒感染的肺炎诊疗方案（试行第五版）》明确"新冠肺炎"诊断，患者有临床症状，胸部 CT 提示两肺炎症表现（图 11-2），不吸氧状态下经皮指氧饱和度 >

95%，属于普通型。

患者诊断明确，患者 1 月 26 日后体温高峰明显下降，喘憋症状消失。1 月 30 日起咳嗽咳痰明显好转，精神食欲好，二便正常。不吸氧状态下经皮测指氧饱和度 95% ～ 99%。继续予洛匹那韦/利托那韦片 2 片，2 次/日口服，重组人干扰素 α-2b 注射液 5 MIU 雾化吸入，2 次/日抗病毒治疗。患者经治疗病情明显缓解，阻断疾病恶化进展，体温变化见图 11-3。

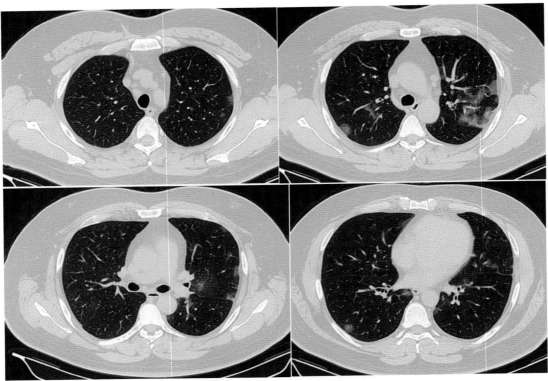

图 11-2　胸部 CT 平扫（2020 年 1 月 30 日）：与 2020 年 1 月 25 日 CT 比较左上叶磨玻璃影增多，右上叶及右下叶肺边缘新发类圆形磨玻璃病变；左上叶肺门旁磨玻璃影较上次 CT 明显吸收变淡。影像表现出病变吸收过程中可以出现新发病灶

图 11-3　体温（蓝线）与脉搏（红线）变化趋势

142

患者入院治疗9天后（2月1日）复查咽拭子新型冠状病毒核酸转阴。2月6日复查胸部CT对比2020年1月30日胸部CT，双肺胸膜下散在斑片状磨玻璃影，较前范围吸收缩小（图11-4）。

目前情况：2月6日胸部CT炎症明显吸收。2月1日及2月7日两日新型冠状病毒核酸检测阴性，2月8日痊愈出院。

确定诊断：新冠肺炎 普通型，脂肪肝，哮喘。

病例点评：

1.本病例特殊点：新型冠肺炎为新发、突发传染病，随着收治患者的增多，对该病的认知逐渐深入。该病例的特点在于：此类患者为新型冠状病毒感染发病后最常见类型，流行病学史及症状、胸部CT特点均有典型表现。早发现、早隔离，对于阻断疾病的传染流行具有重要意义，临床一定要重视。

2.本病例的临床要点：患者起病初期高热、乏力、咳嗽为主要表现，一般在发病10天左右影像学表现相对较重，属于疾病的高峰期，但影像学变化相对滞后于临床症状的消失。所以，对患者的诊断、病情的评估，需结合临床表现、影像学变化等综合判断，以免漏诊、误治。

3.该病例诊治的关键点在于：发病后及时就诊，早期休息，氧疗，抗病毒治疗，可以阻断病情进展恶化，缩短病程。

4.关键措施：病程早期积极抗病毒治疗，患者体温很快恢复正常。

出院后随访：患者于3月6日复查，无不适症状，咽拭子新型冠状病毒核酸阳性，血新型冠状病毒IgM阴性、IgG阳性。胸部CT两肺大部分磨玻璃影吸收，仅两肺残留少许磨玻璃密度。于复查当日再次收入院，给予重组人干扰素 α-2b 注射液5 MIU雾化吸入2次/日、中药辨证治疗。3月10日、3月13日、3月15日复查痰新型冠状病毒核酸均为阴性。于3月16日出院。

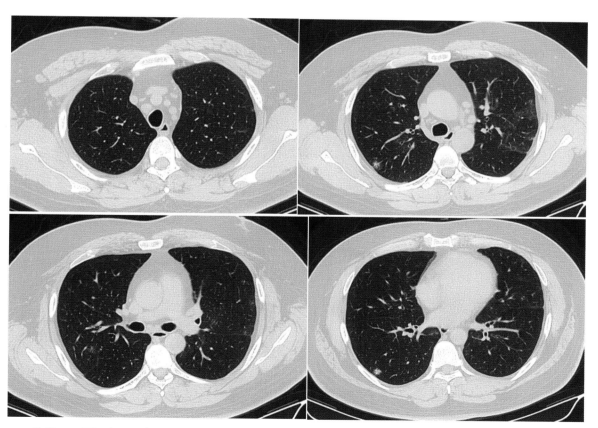

图11-4 胸部CT平扫（2020年2月6日）：与2020年1月30日CT比较病变有吸收、缩小，少数磨玻璃影病变吸收但中心密度略显增高，呈小叶性实变影。纵隔淋巴结均未见明显改变

病例 12　中断的赴美之行

（周洋　张素娟）

（周洋　张素娟）

患者 W 某，男，42 岁，主因"畏寒、发热 3 天"急诊以"发热、新冠肺炎　疑似轻症"于 2020 年 1 月 23 日收入院。

主诉：畏寒、发热 3 天。

现病史：3 天前，患者无明显诱因出现畏寒、发热，轻度乏力，无明显肌肉酸痛，自测体温 37.6 ℃，无咽痛、咽干，无咳嗽、咳痰，无鼻塞、流涕，无头晕、头痛，无纳差，无腹痛、腹泻，无尿频、尿急、尿痛等，未重视，未诊治。入院当日患者复测体温 38 ℃，自服"清热解毒胶囊"3 粒，3 次 / 日治疗。2020 年 1 月 23 日中午患者于北京首都机场出关时测体温异常，被送往我院感染急诊，查血常规 WBC 7.09×10⁹/L，NE% 71.50%，LY% 17.32%，RBC 5.21×10¹²/L，HGB 154.00 g/L，PLT 141.00×10⁹/L。

心肌酶谱 HBDH 194 U/L。CRP 33.9 mg/L。肾功能、电解质、血糖：UREA 455.0 μmol/L，GLU 6.39 mmol/L。凝血组合 PT 12.70 s，APTT 38.50 s，PTA 79.00%。胸部 CT 平扫：右肺中叶可见斑片状实变影，考虑右肺肺炎，建议抗炎治疗后复查（图 12-1）。患者疑似"新冠肺炎"，为进一步诊治入院。

流行病学史：患者久居武汉，未到过海鲜市场，未接触过发热患者。2020 年 1 月 23 日 6：30 am 乘坐高铁 Z38 由武汉来北京，后乘朋友私家车至北京首都国际机场准备乘机去美国。患者朋友自机场返回后居家隔离 14 天，无不适症状。患者妻子及孩子 2020 年 1 月 21 日自武汉到北京，无不适症状。

既往史：高血压病史 5 年，血压最高 220/

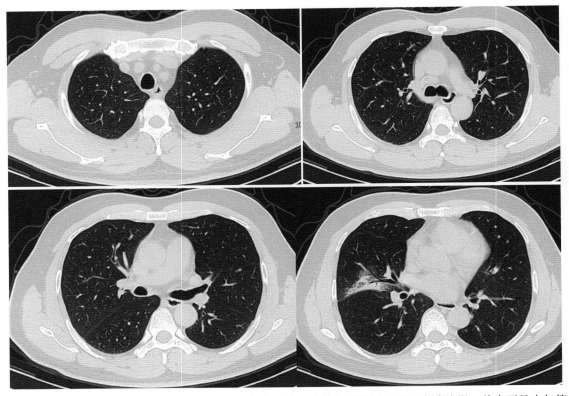

图 12-1　胸部 CT 平扫（2020 年 1 月 23 日）：右肺中叶可见斑片状实变并混合部分磨玻璃影，其内可见支气管气相，边界稍模糊

160 mmHg，现服用苯磺酸氨氯地平片、替米沙坦片、琥珀酸美托洛尔缓释片控制血压，未监测血压。否认冠心病、糖尿病病史，否认其他传染病史，否认食物、药物过敏史，否认手术外伤史。

入院查体： T 37.6℃，P 88 次/分，R 20 次/分，BP 150/101 mmHg。神志清楚，急性病容，表情焦虑，查体合作，未见皮疹，皮肤温度偏高，皮肤弹性正常，双侧巩膜无黄染，口唇无苍白、发绀。全腹无压痛及反跳痛，肝、脾、胆囊未触及，双下肢无水肿。

入院诊断： 新冠肺炎 疑似病例；高血压病3级高危组。

入院后，完善咽拭子新型冠状病毒核酸检查，监测体温。口服苯磺酸氨氯地平片1片1次/日、琥珀酸美托洛尔片1片1次/日、替米沙坦片1片1次/日口服控制血压，血压较稳定。入院后第2天，患者乏力仍有，畏寒减轻，体温较前下降，恢复正常体温，咳嗽、咳痰不明显。不吸氧状态下经皮指氧饱和度95%～98%。

入院后相关检查结果见表12-1至表12-3。

腹部超声提示：（轻-中）度脂肪肝。浅表淋巴结超声：双侧颈部可及数个淋巴结，左侧较大者31 mm×8 mm，右侧较大者14 mm×7 mm，皮质稍增厚，血流未见异常。

2020年1月26日北京市CDC咽拭子新型冠状病毒核酸检测回报阳性。复查胸部CT（图12-2）两肺较前新增多发磨玻璃影。依据《新型冠状病毒感染的肺炎诊疗方案（试行第五版）》明确"新冠肺炎"诊断，患者有临床症状，胸部CT提示两肺炎症表现（图12-2），不吸氧状态下经皮指氧饱和度＞95%，属于普通型。

确定诊断：新冠肺炎 普通型；高血压病3级高危组。

患者确诊后，予洛匹那韦/利托那韦片500 mg，2次/日口服，重组人干扰素α-2b注射液5 MIU雾化吸入，2次/日抗病毒治疗。

用药后，患者再次出现发热，体温波动于36～38.9℃，咳嗽，有少量白痰，痰中无血丝。活动后气短，无胸闷，鼻导管吸氧4 L/min，经皮指氧饱和度93%～95%（条件所限制，未能查血气分析）。患者经皮血氧饱和度下降至93%，有活动后气短症状，疾病有向重型发展倾向。2020年1月30日加用头孢曲松静脉点滴抗感染治疗。患者体温逐渐恢复正常，自觉症状好转，无明显咳嗽、喘憋。不吸氧状态下经皮指氧饱和度95%。2020年2月1日不吸氧状态下查血气分析提示：pH 7.399，PCO_2 38.3 mmHg，PO_2 72 mmHg，BE −1 mmol/L，HCO_3 23.7 mmol/L，TCO_2 25 mmol/L，SO_2 94%，Lac 1.1 mmol/L，氧合指数347 mmHg，病情缓解，阻断疾病向重型

表 12-1 血常规＋CRP

日期	WBC（×10⁹/L）	NE%	NE（×10⁹/L）	LY%	LY（×10⁹/L）	RBC（×10¹²/L）	HGB（g/L）	PLT（×10⁹/L）	CRP（mg/L）
1月23日	6.85	74	5.07	17.8	1.22	5.07	150	136	33.8
1月27日	3.75	61.8	2.31	27.9	1.05	5.05	150	134	27.1
1月30日	5.28	70.6	3.72	22.1	1.17	1.92	148	146	32.3
2月1日	5.55	65.1	3.61	25.1	1.4	4.73	142	184	14.6
2月5日	5.87	68.6	4.03	26.2	1.54	4.87	144	356	14.7

表 12-2 生化

日期	ALT（U/L）	ALB（g/L）	CK（U/L）	CREA（μmol/L）	K（mmol/L）	Na（mmol/L）
1月23日	43	51	139	60	3.3	135
1月30日	29	43	68	71	3.5	132
2月1日	23	43	63	74	3.9	138

表 12-3　凝血功能

日期	PT（s）	APTT（s）	TT（s）
1月23日	13	41.9	15.6
1月30日	11.1	54.1	17.4
2月1日	12	44.9	18.4

发展。体温变化见图12-3。

患者体温正常后，临床症状好转，2020年2月1日复查胸部CT，患者肺内病灶仍继续进展（图12-4）。

患者影像学虽有进展，但考虑到临床症状明显改善，治疗未调整。

2020年2月5日复查胸部CT：对比2020年2月1日胸部CT两肺病灶吸收减少、密度变淡，建议继续治疗后复查（图12-5）。

治疗期间，复查新型冠状病毒核酸情况见表12-4。

患者临床症状消失，肺内炎症明显吸收，连

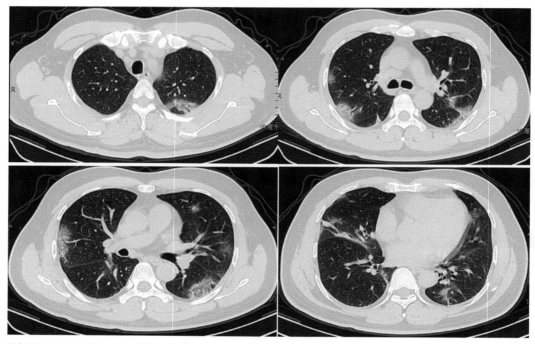

图 12-2　胸部 CT（2020 年 1 月 26 日）：对比 2020 年 1 月 23 日胸部 CT，病变明显进展。表现为两肺上叶及下叶新出现多发团片状磨玻璃影及条索影，边缘模糊，以双肺胸膜下为主；前片所示右肺中叶病变范围较前增大，局部见条形实变

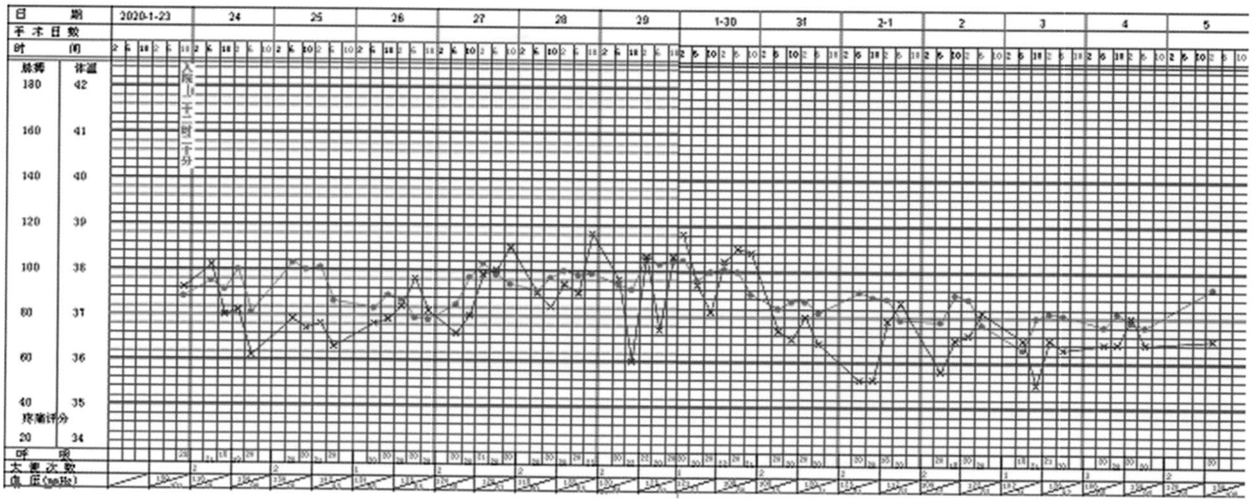

图 12-3　体温（蓝线）和 脉搏（红线）变化趋势

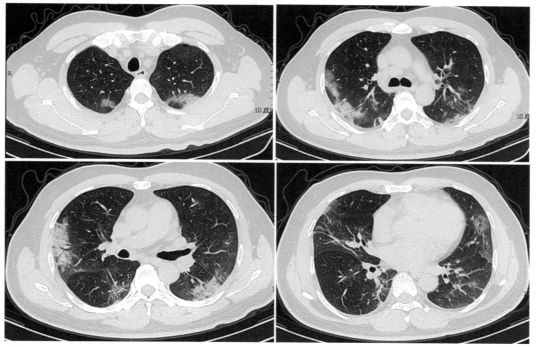

图 12-4 胸部 CT 平扫（**2020 年 2 月 1 日**）：两肺上叶及下叶新出现多发团片状磨玻璃影、斑片实变影及条索影，边缘模糊，以双肺胸膜下为主病变进展

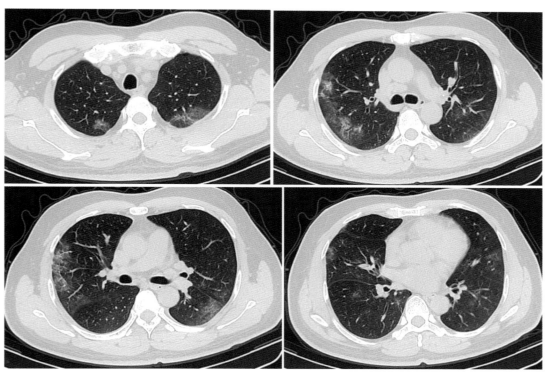

图 12-5 胸部 CT 平扫（**2020 年 2 月 5 日**）：与 2020 年 2 月 1 日 CT 比较双肺病变明显吸收，尚剩余部分磨玻璃影及条索影

续两次新型冠状病毒核酸检测（至少间隔 1 天）均为阴性，达到出院标准，于 2020 年 2 月 18 日出院。

病例点评：

1. 本病例特殊点：传染病流行期间，对于有明确流行病学史的发热患者需高度警惕。该患

表 12-4　新型冠状病毒核酸情况		
时间	新型冠状病毒核酸	标本类型
1 月 26 日	阳性	咽拭子
2 月 6 日	阳性	痰
2 月 12 日	阴性（单基因阳性）	痰
2 月 14 日	阴性	痰
2 月 16 日	阴性	痰

者原计划乘机赴美国，但由于发热在出关时被拦截，中断旅程，避免了新冠肺炎向世界其他国家和地区传播，体现了我国在本次疫情中对国际社会高度负责的态度。

2. 本病例的临床要点：患者的疾病进展速度较本病其他患者无明显特殊性，起病初期以低热、周身不适为主要表现，一般在发病 7 ～ 10 天左右影像学表现相对较重，属于疾病的高峰期。

3. 该病例诊治的关键点在于，患者入院第 2 天、第 3 天曾连续超过 48 h 未发热，加用干扰素、洛匹那韦 / 利托那韦后体温再次升高且超过 4 天体温峰值均在 38.5℃以上。对于患者发热的原因，考虑原有疾病进展，同时不除外药物热、干扰素反应、合并其他感染等因素。患者经皮指氧饱和度明显下降，疾病有向重型发展趋势，此为关键转折点，如患者氧饱和度不能维持，将面临呼吸衰竭风险。

4. 关键措施：结合患者 CRP 持续偏高，不除外同时合并细菌感染，加用头孢曲松后，患者体温逐渐恢复正常。

5. 成功经验：对于反复发热、病情加重、氧合下降的患者，需警惕同时合并肺内有细菌或真菌感染。所以对病例是否需用抗生素，要具体问题具体分析。

出院后随访：患者于 3 月 5 日复查，无不适症状，咽拭子新型冠状病毒核酸阴性。复查胸部 CT 两肺病变较前明显好转。

病例 13　新冠肺炎母女

　　祖孙三代一家七口（祖母1人、外祖父母2人、父母2人及孩子2人），因父亲L某于2020年1月中旬到武汉出差感染新型冠状病毒，返回北京后密切接触导致母亲R某、两个孩子及外祖父母感染新型冠状病毒，最终共6人确诊为新冠肺炎。祖母无相关临床症状，且行两次咽拭子新型冠状病毒核酸检测均阴性后除外新型冠状病毒感染。

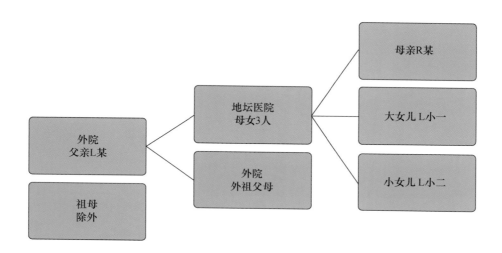

母亲：R某

　　R某（母亲），女，32岁，主因"头痛2天"门诊以"新冠肺炎疑似病例"于2020年1月31日收入院。

　　主诉：头痛2天。

　　现病史：患者2天前（2020年1月29日）自觉受凉后出现头痛，为持续性全头痛，自觉程度较轻，无头晕，无视物旋转，伴食欲下降，无发热，无畏寒、寒战，无鼻塞、流涕，无咽痛、咳嗽，无周身乏力及关节酸痛等，患者当时未就诊。今日（2020年1月31日）患者仍感头痛，较前无缓解，食欲较前无明显好转，仍无发热、咳嗽等不适，后就诊于首都医科大学附属北京地坛医院感染急诊科，行胸部CT检查（图13-1）提示：两肺下叶炎症，急诊以"病毒性肺炎"收入院。

　　患者自发病以来，精神紧张，食欲欠佳，睡眠差。二便正常。

　　流行病史：患者丈夫L某于2020年1月14日乘飞机到达武汉出差开会，在武汉停留3天，于2020年1月16日乘坐动车返回北京，2020年1月22日开始发热，2020年1月29日于外院确诊为新冠肺炎住院治疗；患者婆婆于2020年1月16日至19日与患者一家4人有密切接触史，于2020年1月19日离京返回外地，返回后于外地两次查新型冠状病毒核酸检测阴性除外新型冠状病毒感染；患者父母于2020年1月19日与患者丈夫开始密切接触，患者父亲于2020年1月27日出现咳嗽症状，2020年1月31日于外院确诊新冠肺炎并住院治疗，患者母亲2020年1月23日开始出现乏力，2020年1月29日出现发热，2020年2月1日于外院确诊新冠肺炎并住院治疗；患者2个女儿（L小一及L小二）于2020

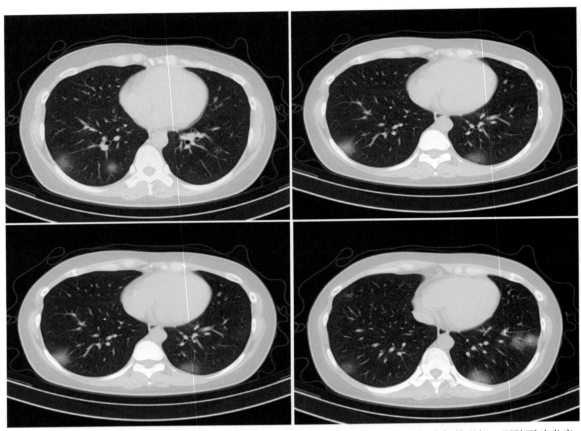

图 13-1 2020 年 1 月 31 日胸部 CT 示两肺下叶胸膜下多发磨玻璃斑片影，两侧支气管通畅。两肺下叶炎症

年 1 月 16 日与父亲 L 某密切接触后，均于 2020 年 1 月 22 日出现咳嗽，无发热，姐妹 2 人于 2020 年 2 月 2 日经北京 CDC 检测新型冠状病毒核酸均阳性，诊断为新冠肺炎确诊病例收入北京地坛医院。

既往史： 既往体健。否认高血压、冠心病、糖尿病病史，否认其他传染病史，否认食物、药物过敏史，否认手术外伤史。

入院查体： T 36.4℃，P 99 次 / 分，R20 次 / 分，BP 115/81 mmHg。神志清楚，口唇无发绀，双肺呼吸音清，未闻及干湿啰音。心率 99 次 / 分，心律齐，未闻及病理性杂音，腹部平坦，全腹无压痛及反跳痛，腹部未触及包块，肝、脾、胆囊未触及，Murphy 征阴性。移动性浊音阴性。双下肢无水肿。

入院诊断： 新冠肺炎 疑似病例。

诊治经过： 入院后完善咽拭子新型冠状病毒核酸检测，监测体温。给予干扰素 α -2b 5 MIU

2 次 / 日雾化抗病毒治疗。入院第一天（2020 年 1 月 31 日）出现一过性发热，体温最高 38.7℃，伴干咳，无痰，伴腹泻，排 5 ～ 6 次黄稀便，无明显腹痛，给予蒙脱石散口服止泻，后患者体温自行下降至正常，腹泻减轻。

入院第 4 天（2020 年 2 月 3 日）北京市 CDC 检测咽拭子新型冠状病毒核酸阳性。胸部 CT（2020 年 1 月 31，图 13-1）两肺多发磨玻璃影。依据《新型冠状病毒感染的肺炎诊疗方案（第四版）》诊断"新冠肺炎确诊病例"。患者有发热，胸部 CT 提示两肺炎症表现（图 13-1），不吸氧状态 $SpO_2 > 95\%$，属于普通型。

确定诊断： 新冠肺炎 普通型。

后加用洛匹那韦 / 利托那韦片 500 mg 2 次 / 日口服联合干扰素 α -2b 5 MIU 2 次 / 日雾化抗病毒治疗。患者入院后监测不吸氧状态 SpO_2 95% ～ 98%。

入院后相关检查结果见表 13-1 至表 13-3。

表 13-1　血常规＋CRP

日期	WBC (×10⁹/L)	NE%	NE (×10⁹/L)	LY%	LY (×10⁹/L)	HGB (g/L)	PLT (×10⁹/L)	CRP (mg/L)	PCT (ng/ml)
2月2日	5.03	62.04	3.12	29.8	1.5	145.0	270.0	32.6	< 0.05
2月9日	4.74	67.64	3.20	23.0	1.09	124.0	338.0	3.6	< 0.05

表 13-2　生化

日期	ALT (U/L)	ALB (g/L)	CK (U/L)	CREA (μmol/L)	K (mmol/L)	Na (mmol/L)
2月2日	11.5	47.0	49.9	63.1	3.45	137.5
2月9日	29.7	40.4	50.6	48.8	4.19	140.8

表 13-3　新型冠状病毒核酸检测

日期	新型冠状病毒核酸检测结果	标本类型	检测单位
1月31日	阴性	咽拭子	北京地坛医院
2月1日	可疑阳性	咽拭子	北京地坛医院
2月3日	阳性	咽拭子	北京市 CDC
2月9日	阳性	痰液	北京地坛医院
2月11日	阳性	痰液	北京地坛医院
2月16日	阴性	痰液	北京地坛医院
2月18日	阴性	痰液	北京地坛医院

超声：

2020 年 2 月 4 日

全身浅表淋巴结超声：双侧颈部均可见多个淋巴结，最大 25 mm×8 mm，位于右侧，皮髓分界清，内见门型血流信号。双侧腋窝、腹股沟未见明显肿大淋巴结。诊断意见：双侧颈部多发淋巴结可见部分增大。

腹部超声：肝形态、大小正常，肝表面尚光滑，肝内回声较增强，分布尚均质，肝内胆管未见扩张，肝外胆管宽 3 mm，门静脉主干宽 10 mm。脾大小正常，回声均匀。胰腺大小正常，内回声尚均匀，胰管未见扩张。双肾大小正常，皮、髓质界限清，集合系统未见扩张。双侧输尿管未见扩张。未及腹水、胸腔积液。腹腔未见明显肿大淋巴结。诊断意见：肝脾胰肾未见明显异常。

患者体温正常后，临床症状好转，入院第 6 天（2020 年 2 月 5 日）复查胸部 CT，患者肺内病灶仍继续进展（图 13-2）。患者影像学虽有进展，但考虑到临床症状明显改善，影像学存在滞后反应，治疗未调整。入院第 7 天（2020 年 2 月 6 日）患者体温正常，无明显咳嗽、咳痰，仍排稀便，考虑为洛匹那韦/利托那韦的副作用，后停用此药。

患者经治疗体温持续正常，头痛缓解，入院第 9 天（2020 年 2 月 8 日）开始偶有咳嗽，咳少量白色痰，后继续干扰素雾化治疗，未再加用其他药物。入院第 14 天（2020 年 2 月 13 日）再次复查胸部 CT（图 13-3）提示两肺内病变较前吸收。患者体温变化见图 13-4。

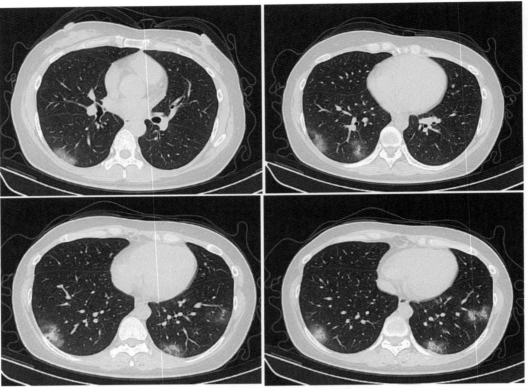

图 13-2 **2020 年 2 月 5 日胸部 CT** 示两肺下叶胸膜下多发磨玻璃影及条片状实变影，边界模糊。两肺下叶感染性病变，考虑病毒性肺炎，较 2020 年 1 月 31 日胸部 CT 右肺下叶背段病灶范围增大、密度增高，余两肺下叶病灶形态较前不规则，条片状实变影增多

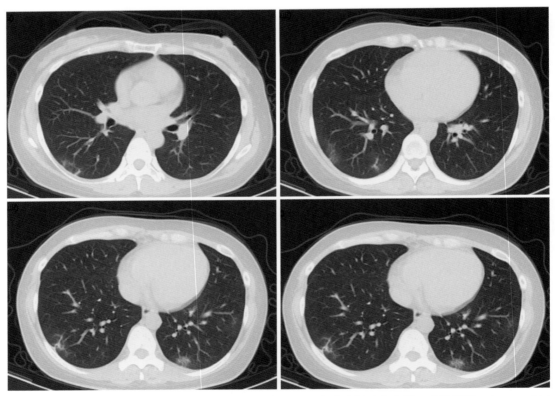

图 13-3 **2020 年 2 月 13 日胸部 CT** 示两肺下叶胸膜下见多发斑片磨玻璃影及条索影，边界模糊，与 2020 年 2 月 5 日胸部 CT 比较，两肺内病变较前吸收

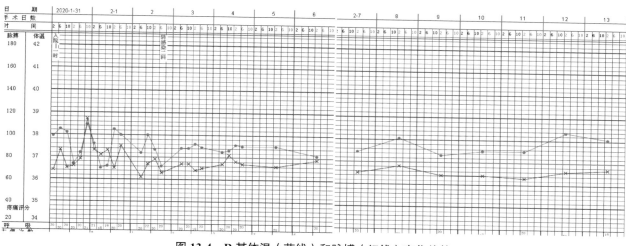

图 13-4　R 某体温（蓝线）和脉搏（红线）变化趋势

大女儿：患儿 L 小一

女，5 岁 8 月，主因"咳嗽 11 天"急诊以"新型冠状病毒感染"于 2020 年 2 月 2 日收入北京地坛医院。

主诉：咳嗽 11 天。

现病史：患儿 11 天前（2020 年 1 月 22 日）开始出现咳嗽，无咳痰、流涕、发热、胸闷、胸痛、憋气、恶心、呕吐、腹泻、腹痛等不适，无畏寒、寒战、肌肉酸痛等不适，患儿家长未带患儿就诊。今日（2020 年 2 月 2 日）北京市 CDC检测咽拭子新型冠状病毒核酸阳性，以"新型冠状病毒感染"收入北京地坛医院。

流行病史：详见母亲病例。

查体：T 36.6 ℃，P 88 次 / 分，R 20 次 / 分，BP 94/55 mmHg。神志清楚，正常面容，查体合作，双肺呼吸音清，未闻及干湿啰音。心率 88 次 /分，心律齐，各瓣膜听诊区未闻及病理性杂音，腹部平坦，全腹无压痛及反跳痛，双下肢无水肿。

辅助检查：

2020 年 2 月 3 日

全血细胞分析：WBC 5.36×10^9/L，NE%38.90%，LY% 50.00%，RBC 5.23×10^{12}/L，HGB145.00 g/L，PLT 225.00×10^9/L。

CRP 0.4 mg/L。

电解质＋肾功能＋血糖：K 3.73 mmol/L，Na 139.7 mmol/L，UREA 4.29 mmol/L，CREA37.1 μmol/L。

心肌酶谱：CK 115.5 U/L，CK-MB 25.6 U/L，HBDH 210 U/L，LDH 227.0 U/L。

肝功能：ALT 12.0 U/L，AST 28.1 U/L，TBIL6.1 μmol/L，ALB 51.0 g/L。

凝血组合六项：TT 18.0 s，Fb 195.00 mg/dl，PTA 99.00%，DD 0.28 mg/L。

胸部 CT 平扫未见异常。新型冠状病毒核酸检测结果见表 13-4。

表 13-4　L 小一新型冠状病毒核酸检测

日期	新型冠状病毒核酸检测结果	标本类型	检测单位
2 月 2 日	阳性	咽拭子	北京市 CDC
2 月 7 日	阳性	咽拭子	北京市 CDC
2 月 9 日	阳性	咽拭子	北京地坛医院
2 月 10 日	阳性	咽拭子	北京地坛医院
2 月 11 日	阳性	咽拭子	北京地坛医院
2 月 14 日	阳性	咽拭子	北京地坛医院
2 月 16 日	阳性	咽拭子	北京地坛医院

入院诊断： 新冠肺炎 轻型。

诊治经过： 给予干扰素 α-2b 3 MIU 2 次／日雾化治疗。患儿入院后第 2 天夜间受凉后出现一过性发热，体温最高 39℃，给予布洛芬混悬液口服对症退热后体温恢复正常，其后患儿体温持续正常（图 13-5），继续干扰素 α-2b 雾化治疗。动态监测患儿咽拭子核酸情况。

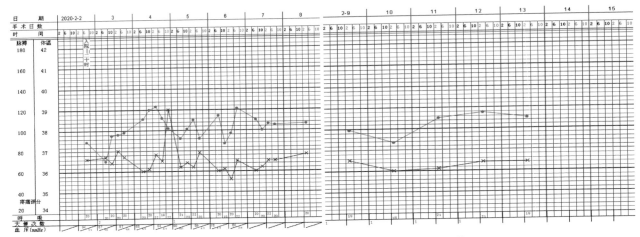

图 13-5　L 小一体温（蓝线）和脉搏（红线）变化趋势

二女儿：患者 L 小二

女，3 岁 2 月，主因"咳嗽 11 天"急诊以"新型冠状病毒感染"于 2020 年 2 月 2 日收入北京地坛医院。

主诉： 咳嗽 11 天。

现病史： 患儿 11 天前（2020 年 1 月 22 日）开始出现咳嗽，无咳痰、流涕、发热、胸闷、胸痛、憋气、恶心、呕吐、腹泻、腹痛等不适，无畏寒、寒战、肌肉酸痛等不适，患儿家长未带患儿就诊。今日（2020 年 2 月 2 日）北京市 CDC 检测咽拭子新型冠状病毒核酸阳性，以"新冠肺炎"收入北京地坛医院。

流行病史： 详见母亲病例。

查体： T 36.6℃，P 96 次／分，R 20 次／分，BP 94/66 mmHg。神志清楚，正常面容，查体合作，双肺呼吸音清，未闻及干湿啰音。心率 96 次／分，心律齐，各瓣膜听诊区未闻及病理性杂音，腹部平坦，全腹无压痛及反跳痛，双下肢无水肿。

辅助检查：

2020 年 2 月 3 日

全血细胞分析：WBC 7.92×10^9/L，NE% 22.82%，LY% 70.61%，RBC 5.20×10^{12}/L，HGB 139.00 g/L，PLT 406.10×10^9/L。

CRP 0.5 mg/L。

电解质＋肾功能＋血糖：K 4.65 mmol/L，Na 141.2 mmol/L，UREA 4.91 mmol/L，CREA 26.1 μmol/L。

心肌酶谱：CK 131 U/L，CK-MB 25.0 U/L，LDH 262.5 U/L，HBDH 250 U/L。

肝功能：ALT 13.0 U/L，AST 28.7 U/L，TBIL 6.5 μmol/L，ALB 51.1 g/L。

凝血组合六项：TT 18.6 s，PTA 100.00%，DD 0.29 mg/L。

胸部 CT 平扫未见异常。

核酸检测系列结果见表 13-5。

入院诊断： 新冠肺炎 轻型。

给予干扰素 α-2b 3 MIU 2 次／日雾化治疗，给予氨溴特罗化痰治疗。患儿入院后体温持续正常（图 13-6），咳嗽减轻。动态监测患儿咽拭子核酸情况。

病例点评：

1. 本组病例流行病学特点：新冠肺炎为新发、突发传染病，现将流行病学史及发病顺序总结如下，详见表 13-6：

表 13-5 新型冠状病毒核酸检测

日期	新型冠状病毒核酸检测结果	标本类型	检测单位
2 月 2 日	阳性	咽拭子	北京市 CDC
2 月 7 日	阳性	咽拭子	北京市 CDC
2 月 9 日	阴性	咽拭子	北京地坛医院
2 月 10 日	阴性	咽拭子	北京地坛医院
2 月 12 日	阳性	咽拭子	北京地坛医院
2 月 14 日	阴性	咽拭子	北京地坛医院
2 月 16 日	阴性	咽拭子	北京地坛医院

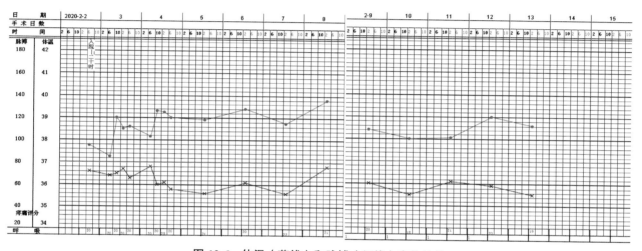

图 13-6 体温（蓝线）和脉搏（红线）变化趋势

表 13-6 R 某家庭流行病学史及发病时间顺序表

家庭成员	流行病史	出现症状时间	入院时间	确诊时间
父亲 L 某	2020 年 1 月 14 日至 2020 年 1 月 16 日到武汉出差	2020 年 1 月 22 日	2020 年 1 月 29 日以"确诊病例"入外院	2020 年 1 月 29 日
母亲 R 某	2020 年 1 月 16 日与 L 某密切接触	2020 年 1 月 29 日	2020 年 1 月 31 日以"疑似病例"入北京地坛医院	2020 年 2 月 3 日
大女儿（L 小一）	2020 年 1 月 16 日与 L 某密切接触	2020 年 1 月 22 日	2020 年 1 月 31 日以"密切接触者"于北京地坛医院隔离观察，2020 年 2 月 2 日以"确诊病例"入北京地坛医院病房	2020 年 2 月 2 日
小女儿（L 小二）	2020 年 1 月 16 日与 L 某密切接触	2020 年 1 月 22 日	2020 年 1 月 31 日以"密切接触者"于北京地坛医院隔离观察，2020 年 2 月 2 日以"确诊病例"入北京地坛医院病房	2020 年 2 月 2 日
外祖父	2020 年 1 月 19 日与 L 某密切接触	2020 年 1 月 27 日	2020 年 1 月 31 日以"确诊病例"于外院住院	2020 年 1 月 31 日
外祖母	2020 年 1 月 19 日与 L 某密切接触	2020 年 1 月 23 日	2020 年 2 月 1 日以"确诊病例"于外院住院	2020 年 2 月 1 日
祖母	2020 年 1 月 16 日至 2020 年 1 月 19 日与 L 某密切接触	无症状	2020 年 1 月 19 日返回外地进行新型冠状病毒核酸检测 2 次均阴性	排除新型冠状病毒感染

结合表 13-6 分析本组病例流行病学特点：患者丈夫 L 某于 2020 年 1 月 14 日至 2020 年 1 月 16 日到武汉出差，后确诊新冠肺炎，为一代病例；患者 R 某及其两个女儿于 2020 年 1 月 16 日开始与 L 某密切接触后确诊新冠肺炎，为二代病例。患者 R 某父母于 2020 年 1 月 19 日开始与 L 某密切接触后确诊新型冠状病毒肺炎，亦为二代病例。本组病例从流行病学史及发病先后顺序分析为家族聚集性病例。

2. 本组病例的临床特点：

（1）诊断角度：患者 R 某首发症状为头痛（2020 年 1 月 29 日），发病 2 日后出现发热，入院当天（首次）胸部 CT 检查（2020 年 1 月 31 日）即可见典型双肺外带多发磨玻璃影表现，但当日新型冠状病毒核酸检测为阴性，仅能诊断疑似病例。但结合患者流行病学史，依然需高度怀疑新型冠状病毒感染，采取积极隔离措施。随后多次复查新型冠状病毒核酸检测，2020 年 2 月 3 日核酸检测结果阳性，明确诊断为新冠肺炎确诊病例。从患者诊断角度分析，患者发病时无咽拭子核酸阳性结果支持的情况下，胸部 CT 呈典型表现，流行病学及影像学对于新冠肺炎患者的诊断非常重要，临床一定要重视，特别是由于条件所限，不能及时行核酸检测的医院。

（2）治疗角度：患者 R 某在临床症状好转情况下，2020 年 2 月 5 日胸部 CT 提示肺内病变较入院时仍有进展，考虑影像学表现相对滞后于临床症状的好转。临床医生需重视对于患者症状的观察，以及体温、呼吸频率、肺部体征及指尖血氧饱和度等临床参数的监测，加强临床基本功的训练，影像学检查变化需结合临床实际情况综合分析。

3. 关键措施：结合患者 R 某入院查 CRP 升高，但 PCT 正常，无明显咳嗽，结合临床考虑合并细菌感染可能性小，虽单独应用抗病毒药物，但患者体温逐渐下降，CRP 恢复正常，病情好转。患者两个女儿，虽新型冠状病毒核酸检测阳性，但临床症状轻，胸部 CT 均正常，单用干扰素雾化及对症治疗效果较好。

4. 成功经验：对于肺部感染患者，应警惕同时合并其他病原体感染可能，但需结合临床，是否加用抗生素，还要具体问题具体分析。

出院后随访：大女儿 L 小一于 3 月 12 日复查，无不适症状，咽拭子新型冠状病毒核酸阳性，查体无异常。于 3 月 13 日凌晨收入院，给予沐舒坦雾化治疗，给予中药辨证治疗，3 月 13 日下午、3 月 16 日复查咽拭子新型冠状病毒核酸阴性。于 3 月 17 日出院。

小女儿 L 小二于 3 月 12 日复查，无不适症状，咽拭子新型冠状病毒核酸阴性。

病例 14　新冠肺炎之抗生素应用

患者 H 某，男，34 岁，主因"发热 5 天"门诊以"新冠肺炎"于 2020 年 1 月 20 日收入院。

主诉： 发热 5 天。

现病史： 患者 5 天（1 月 15 日）前发热，体温最高 38.8℃，伴有畏寒、寒战，自觉乏力、肌肉酸痛，无明显咳嗽、咳痰，无咽痛、鼻塞、流涕，无腹痛、腹泻，无尿急、尿痛，无皮疹、关节痛。4 天前（1 月 16 日）于某医院化验 WBC 4.73×10⁹/L，NE% 42.7% LY% 35.1%，CRP 2.4 mg/L。甲、乙型流感病毒抗原阴性，胸部 X 线检查提示右下肺纹理增多模糊，予对症退热治疗，患者体温高峰下降至 37.5℃左右。2 天前（1 月 18 日）患者北京市 CDC 采集咽拭子新型冠状病毒核酸检测结果阳性，通知患者开始自行隔离。今日（1 月 20 日）患者咳嗽加重，少量白痰，腹泻 1 次。

流行病学史： 患者北京昌平人，1 月 7 日因工作原因至武汉洪山区光谷地区出差，住酒店，未到过武汉市华南海鲜市场。1 月 9 日乘坐高铁回北京，同车厢有类似发热患者已被确诊并隔离。回京后住自己住房，并继续自驾车往返北京公司工作，期间接触父母、爱人、孩子及公司同事，1 月 10 日患者孩子发热具体不详，目前体温已正常，目前其他接触者无发热等症状。

既往史： 否认高血压、糖尿病病史，否认手术外伤史，否认食物药物过敏史，否认传染病史。

个人史： 否认长期大量吸烟、饮酒史，已婚，育一子，爱人孩子体健。

家族史： 否认家族中有类似病患者。

查体： T 38.1℃，P 112 次 / 分，R 20 次 / 分，BP 114/78 mmhg，SpO_2 97%。神志清楚，双肺呼吸音清，未闻及干湿啰音及胸膜摩擦音。心律齐，各瓣膜听诊区未闻及病理性杂音，腹部平坦，全腹无压痛及反跳痛，肝、脾、胆囊未触及。移动性浊音阴性。四肢、关节未见异常，活动无受限，双下肢无水肿。

入院诊断： 新冠肺炎 普通型。

诊疗经过： 入院后患者持续发热，体温 37.5 ~ 39℃，伴畏寒、寒战，咳嗽少痰，无憋气，稀便 1 ~ 2 次 / 日，完善血常规、肝肾功能、凝血正常、CRP 均正常（表 14-1，表 14-2），心脏超声未见异常，腹部超声未见异常，胸部 CT：双肺下叶感染性病变（图 14-1）。给予对乙酰氨基酚对症治疗。

1 月 21 日上午患者出现双上肢斑丘疹伴瘙痒，考虑药物过敏。给予维生素 C、葡萄糖酸钙

表 14-1　血常规 + CRP + PCT

	WBC（×10⁹/L）	NE（×10⁹/L）	LY（×10⁹/L）	HGB（g/L）	PLT（×10⁹/L）	CRP（mg/L）	PCT（ng/ml）
1 月 20 日	4.21	2.12	1.71	164	204	5	
1 月 22 日	3.77	2.12	1.39	151	193	11.1	
1 月 25 日	3.51	2.19	1.02	146	226	42	
1 月 27 日	4.37	2.74	1.19	142	262	47.2	
1 月 29 日	8.08	6.65	1.07	144	343	66.2	
2 月 2 日	4.05	1.87	1.78	142	564	29.6	
2 月 5 日	4.96	1.92	2.33	134	536	2.4	< 0.05
2 月 10 日	6.31	3.13	2.46	136	372	1.8	< 0.05

新冠肺炎诊疗与病例精粹

表 14-2 实验室检查							
	ALT（U/L）	CK（U/L）	FDP（mg/dl）	PT（s）	APTT（s）	PO₂（mmHg）	咽拭子病毒核酸
1 月 20 日	19	36	214	12.4	45.5		阳性
1 月 22 日	16	56	119	12	45		
1 月 25 日	12	71	319	11.2	46.5	72	
1 月 27 日	14	54	569	12.2	40.2		
1 月 29 日	12	76	569	11.2	44.7	79	
2 月 2 日	11	48	431	12.5	33.7	51	阴性
2 月 5 日	12	59	371	12.1	32.7	86	阴性
2 月 10 日	13.4	42.5	229	12	32		阴性

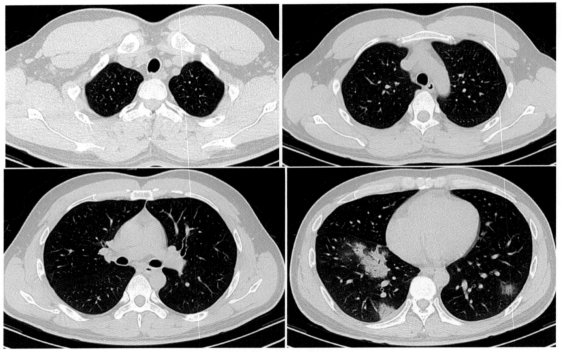

图 14-1　胸部 CT 平扫（2020 年 1 月 20 日）：双肺下叶可见多发斑片状实变影，病变内可见支气管气相，病变周围尚可见少许磨玻璃影

治疗，减少解热镇痛药使用。1 月 21 日夜间经专家会诊，考虑"新冠肺炎 普通型"明确，给予洛匹那韦 / 利托那韦片口服 500 mg 2 次 / 日联合重组人干扰素 α-2b 500 MIU 2 次 / 日雾化治疗。

1 月 22 日患者仍发热，最高体温 39℃，稀水便 1 次，皮疹较前减轻，复查胸部 CT 平扫：左肺上叶、双肺下叶感染性病变，较前进展（图14-2）。监测血常规、肝肾功能、凝血正常，CRP正常。

1 月 23 日患者神志清，食欲欠佳，体温高峰无下降，皮疹较前减轻，双肺未闻及干湿啰音。考虑患者发热原因为病毒性肺炎，并不除外继发其他病原感染，给予莫西沙星片口服 400 mg 1次 / 日治疗。

1 月 23 日至 25 日患者皮疹消退，经莫西沙星治疗 3 天，患者持续发热无好转，给予退热药物效果欠佳（图 14-3），监测血常规同前，CRP 42 mg/L 较前升高，血气（未吸氧）分析：PO₂ 72 mmHg，提示低氧血症，吸氧后测指血氧饱和度达 100%，复查肺部 CT 示病变进行性加重

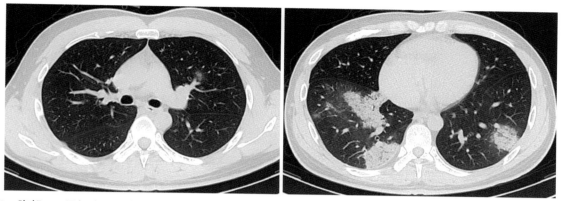

图 14-2 胸部 CT 平扫（2020 年 1 月 22 日）：肺内病变进展，以实变为主，实质内可见支气管气相，左上叶新出现小磨玻璃影

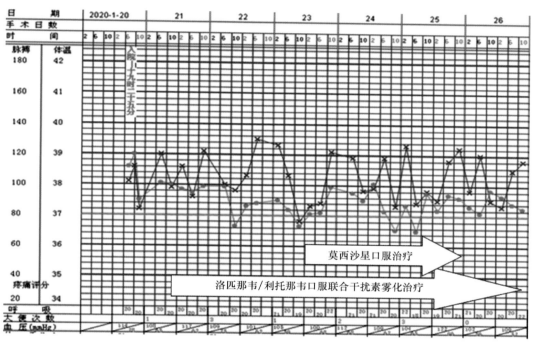

图 14-3 体温（蓝线）与用药关系

（图 14-4）。考虑莫西沙星治疗效果不佳，受当时检查项目限制，无明确细菌感染表现，停用莫西沙星，继续监测病情变化。

1 月 26 日至 28 日期间，患者发热体温高峰无下降（图 14-3），咳嗽、咳痰加重，少量黄痰，憋气加重，监测 CRP 升高至 66.2 mg/L，PO_2 79 mmHg（未吸氧），复查胸部 CT 提示病变范围增大（图 14-5），病情加重。患者持续高热，CRP 进行性升高，咳嗽、咳痰等症状加重，考虑患者病毒性肺炎基础，住院期间病情持续进展，现有检查手段无法完全排除合并细菌感染可能，自 28 日开始给予美罗培南 0.5 g 静脉滴注每

8 h 一次经验性抗感染治疗，加强监护，必要时转 ICU 呼吸支持治疗。

1 月 29 日至 2 月 1 日，患者体温高峰明显下降（图 14-6），咳嗽、咳痰、憋气较前变化不大，监测 CRP 降至 29.6 mg/dl，PO_2 最低至 51 mmHg（未吸氧），氧合指数（OI）小于 243 mmHg，胸部 CT 提示肺部炎症病变较前好转（图 14-7）。专家会诊考虑：诊断新冠肺炎　重型。患者体温趋于正常，但胸部 CT、CRP 无好转，未吸氧条件下提示 I 型呼吸衰竭，给予面罩吸氧治疗，指测 SpO_2 96% 以上，并加强生命体征监测。

2 月 3 日后，患者咳嗽、咳痰好转，憋气好

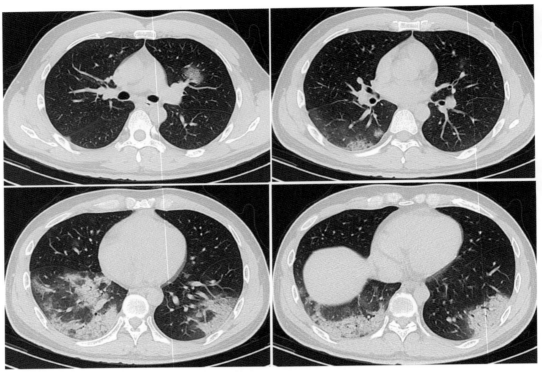

图 14-4　胸部 CT 平扫（2020 年 1 月 25 日）： 与 2020 年 1 月 22 日 CT 比较原有病变范围增多、增大，局部出现纤维条索影

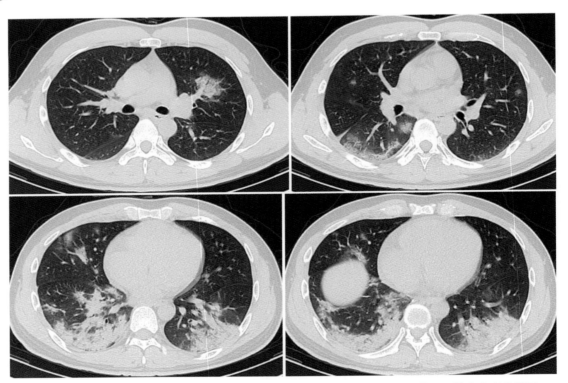

图 14-5　胸部 CT 平扫（2020 年 1 月 29 日）： 与 2020 年 1 月 25 日 CT 比较，双肺实变病变进展

转，精神及食欲好转。体温持续正常 3 天（图 14-6），胸部 CT 提示炎症逐渐好转（图 14-8，图 14-9）。监测血常规、肝肾功能正常，CRP、PCT 正常。

确定诊断： 新冠肺炎　重型　细菌性肺炎　Ⅰ 型呼吸衰竭

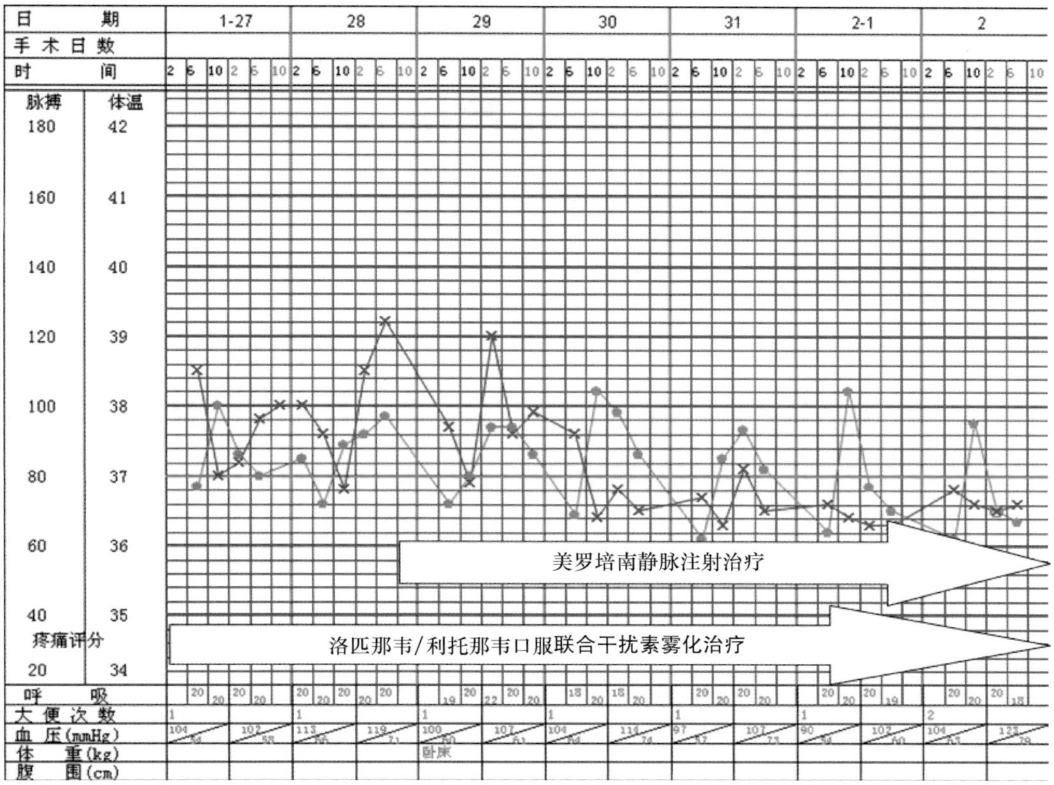
日 期
1-27
28
29
30
31
2-1
2
手术日数
时 间
脉搏
体温
180
42
160
41
140
40
120
39
100
38
80
37
60
36
40
35
疼痛评分
20
34
美罗培南静脉注射治疗
洛匹那韦/利托那韦口服联合干扰素雾化治疗
呼 吸
大便次数
血 压(mmHg)
体 重(kg)
腹 围(cm)

图 14-6 体温（蓝线）与用药关系

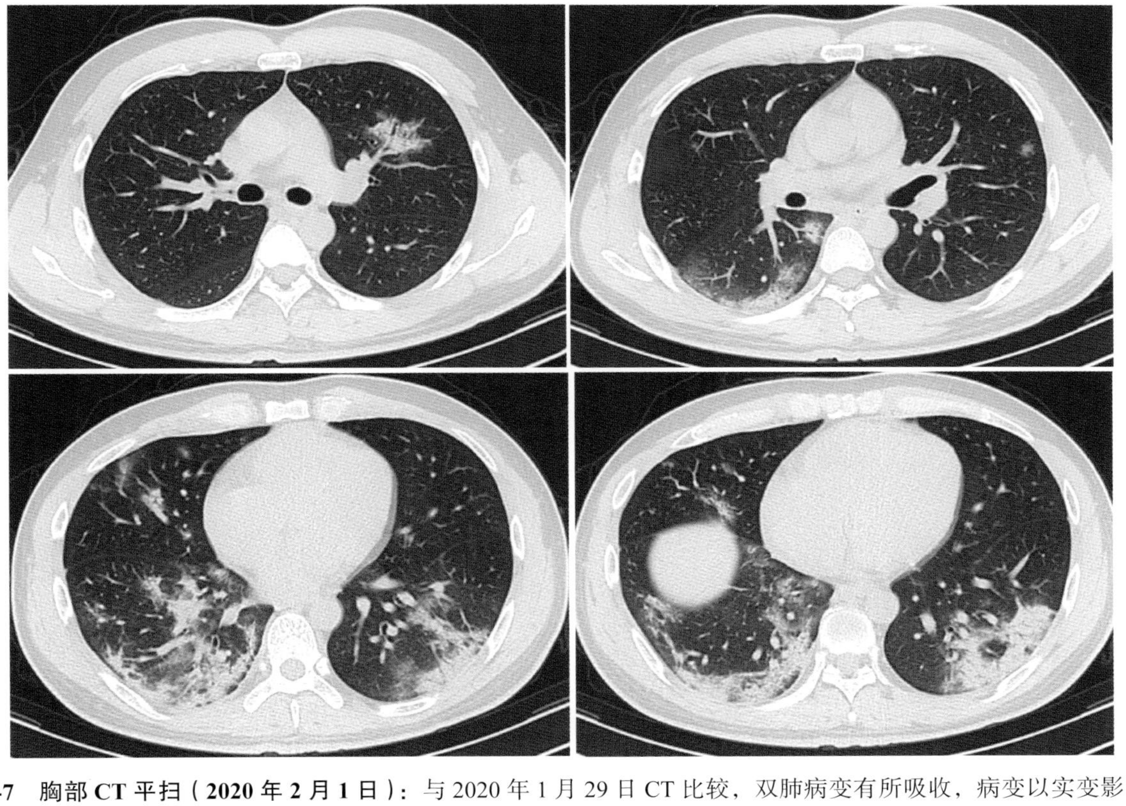

图 14-7 胸部 CT 平扫（2020 年 2 月 1 日）：与 2020 年 1 月 29 日 CT 比较，双肺病变有所吸收，病变以实变影为主，胸膜下分布，局部纤维化改变

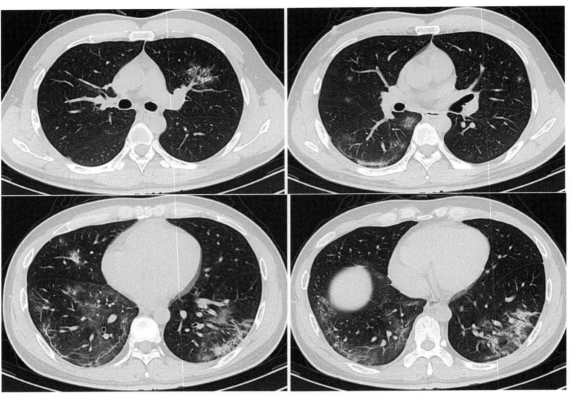

图 14-8 胸部 CT（2020 年 2 月 5 日）：与 2020 年 2 月 1 日 CT 比较病变进一步吸收，尚可见磨玻璃影、小实变影及纤维条索影

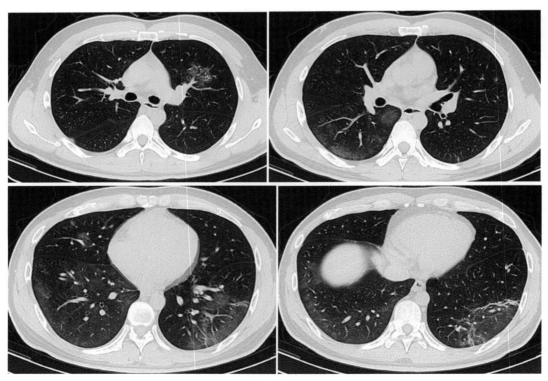

图 14-9 胸部 CT 平扫（2020 年 2 月 10 日）：双肺病变明显吸收好转，残余部分磨玻璃影及纤维条索影

病例点评：

1. 病例特点：本例患者为我科第一批确诊患者，入院后症状、流行病学史及实验室指标，支持新冠肺炎 普通型诊断。入院后患者持续高热，根据指南意见，试用洛匹那韦/利托那韦、干扰素 α-2a 雾化等抗病毒治疗，但效果不佳，患者临床症状及肺部病变进行性加重，限于当时实验室检查手段，难以明确肺部是否合并细菌感染。根据我科长期治疗感染性疾病经验，故 1 月 28 日果断给予强效广谱抗生素治疗，经治疗 2 月 2 日患者体温正常，支持经验判断，此为关键转折点。患者体温正常后，肺部病变进展，至 2 月 2 日出现 I 型呼吸衰竭，考虑疾病进展至重型，给予面罩吸氧治疗，虽然体温已经正常，仍应警惕继续进展为危重型，临床上加强监测，继续内科抗感染治疗，暂未转 ICU。总体恢复良好，后续取得良好效果，避免了患者气管插管等损伤。

2. 关键措施：基于对病情变化观察准确，适时果断采取了强有效的抗菌药物。

3. 成功经验：新冠肺炎为新发、突发传染病，对其认识和治疗经验有限，但万变不离其宗，掌握疾病规律，既往治疗经验对新发疾病的治疗具有重要指导意义。

出院后随访：患者于 3 月 4 日复查，咽拭子新型冠状病毒核酸阴性。复查胸部 CT 对比出院前 CT，两肺病变吸收好转。

病例 15 家庭内是否传播，口罩做主

（孟培培 杨莉）

爸爸 P 某，原籍湖北省，与妻女长期居住于北京。2020 年 1 月 19 日离京自驾至湖北省大悟探亲，与侄子同行。P 某在湖北大悟期间接触其弟弟，弟弟当时有发热并于 1 月 29 日确诊新冠肺炎，弟弟女儿亦为新冠肺炎确诊病例。1 月 21 日 P 某自驾回京。回家后与妻子女儿接触，妻子自 P 某返家后一直佩戴口罩与其接触，并分房居住，女儿年幼，未能佩戴口罩。女儿于 2 月 2 日确诊新型冠状病毒感染。妻子于 2 月 3 日被诊为新冠肺炎疑似病例。P 某一家三口发病前未到过医院，未到过海鲜和活禽市场。

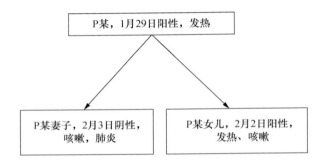

爸爸——P 某病例

患者 P 某，男，52 岁，主因"发热 11 天，咳嗽咳痰 4 天"急诊以"新冠肺炎"于 2020 月 2 月 5 日收入院。

主诉：发热 11 天，咳嗽咳痰 4 天。

现病史：患者 11 天前（2020 年 1 月 25 日）无明显诱因出现畏寒低热，体温高峰 37.5℃左右，无寒战，无咽痛，无咳嗽、咳痰、憋气，伴有轻度乏力，无鼻塞和流涕症状。10 天前（1 月 26 日）患者体温高峰 38.3℃，自行服用奥司他韦治疗。9 天前起（1 月 27 日）体温基本维持 37.3℃左右，无其他特殊不适。患者于武汉的弟弟 1 月 29 日确诊新冠肺炎（目前病情平稳）。患者为密切接触者，1 月 30 日朝阳 CDC 行新型冠状病毒核酸检测阳性，诊断"新冠肺炎"，至新冠肺炎定点医院住院隔离。患者近 4 日（2 月 1 日至 2 月 5 日）体温波动于 37.7 ～ 38.2℃，伴有咳嗽，少量棕褐色黏痰，不易咳出，间断轻度头痛，口服泰诺对症治疗。患者自觉症状加重，且患者妻儿均住我院，要求转入我院治疗，今日

（2 月 5 日）为进一步治疗经"120"转来我院就诊，感染急诊以"新冠肺炎，肺部感染"收住我科。

既往史：有高血压病史 12 年，血压最高 160/110 mmHg，目前口服氨氯地平 5 mg/d，血压控制良好，处于 130 ～ 140/80 mmHg。否认冠心病、糖尿病病史，否认遗传病史、其他传染病史、肿瘤史，否认食物、药物过敏史。2004 年行甲状腺囊肿手术，2019 年行泌尿系结石超声碎石治疗。患者无长期大量饮酒史。

入院查体：T 37.7℃，P 69 次 / 分，R 20 次 / 分，BP 140/90 mmHg。神志清楚，正常面容，查体合作，全身皮肤黏膜颜色正常，无黄染，皮肤弹性正常，周身未见皮疹，未见瘀点、瘀斑及皮下出血，双侧巩膜无黄染，心律齐，腹部平坦，全腹无压痛及反跳痛，腹部未触及包块，肝、脾、胆囊未触及，Murphy 征阴性，肝区叩痛阴性，双下肢无水肿，扑翼样震颤阴性。

入院诊断：1.新冠肺炎 普通型；2.肺部感

染；3. 高血压；4. 甲状腺囊肿术后；5. 泌尿系结石

诊疗经过： 患者入院后有中度发热，体温38.1℃，咳嗽明显，咳痰，为白色黏痰，无喘憋不适，新型冠状病毒核酸检测阳性。入院当天完善胸部 CT 见图 15-1。

彩色超声（2020 年 2 月 5 日）：双侧颈部、腋窝淋巴结可见。轻度脂肪肝，左肾囊肿。

患者流行病学史、发热、呼吸道症状及胸部 CT 结果，符合国家卫生健康委员会发布的《新型冠状病毒肺炎诊疗方案（试行第五版修正版）》确诊病例的诊断标准。患者无呼吸窘迫、严重低氧血症等，为普通型病例。根据诊疗方案予干扰素 α-2b 5 MIU 雾化吸入 2 次 / 日，并予洛匹那韦 / 利托那韦 500 mg 2 次 / 日治疗。入院后患者仍有发热，化验感染指标升高（见表 15-1），考虑继发细菌感染，予头孢曲松 2 g 静点 1 次 / 日抗感染治疗共 7 天。入院第 2 天（2 月 6 日）起体温恢复正常（图 15-2），咳嗽、咳痰症状改善，不吸氧监测 SpO$_2$100%。实验室检查见表 15-1 至表 15-4。

2 月 11 日行胸部 CT 平扫见图 15-3。

目前患者体温正常，无咳嗽、咳痰等，胸部 CT 示病灶较前明显吸收，病情好转。

确定诊断： 1. 新冠肺炎 普通型；2. 肺部感染；3. 高血压；4. 甲状腺囊肿术后；5. 泌尿系结石

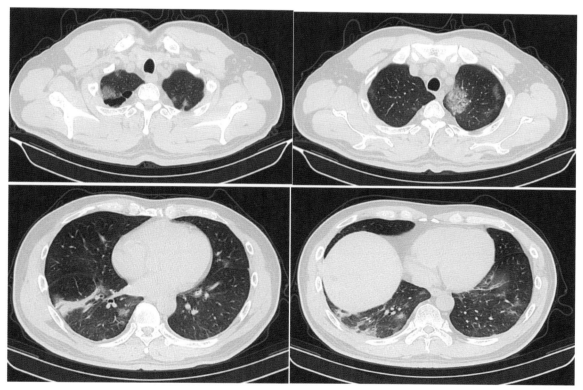

图 15-1 胸部 CT 平扫（2020 年 2 月 5 日）： 双肺多发团片状磨玻璃影，右肺下叶可见节段性实变及条索影，边界模糊，以双侧胸膜下为著

表 15-1 血常规及感染指标

日期	WBC（×10^9/L）	NE（%）	NE（×10^9/L）	LY%（%）	LY（×10^9/L）	CRP（mg/L）	PCT（ng/ml）	SSA（mg/L）	ESR（mm/h）
2 月 5 日	4.12	63.64	2.62	30.1	1.24	39.6	< 0.05	311.6	69
2 月 8 日	4.56	61.64	2.81	29.6	1.35	24	< 0.05	203.6	
2 月 12 日	3.8	47.9	1.82	37.1	1.41	3.5	< 0.05	45.5	

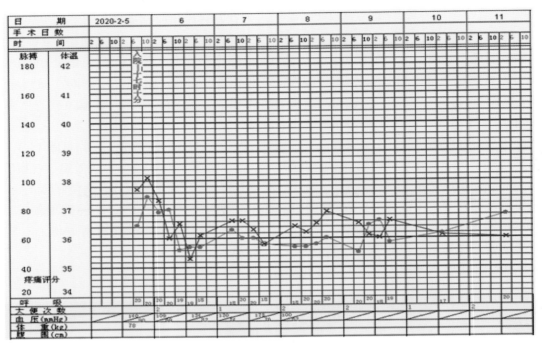

图 15-2 体温（蓝线）与脉搏（红线）变化趋势

表 15-2 血生化变化趋势									
日期	ALT（U/L）	AST（U/L）	LDH（U/L）	HBDH（U/L）	CK（U/L）	CK-MB（U/L）	Lac（mmol/L）	UREA（mmol/L）	CREA（μmol/L）
2 月 5 日	24.3	25.5	236.3	193	79.1	17.5	1.9	2.37	76.8
2 月 8 日			265.2	273	87	19.4		2.91	77.3
2 月 12 日	22.7	21.8	155.1	140	81.9	24		4.49	71.2

表 15-3 凝血功能						
日期	PT（s）	APTT（s）	PTA（%）	INR	Fb（mg/dl）	D- 二聚体（mg/L）	TT（s）
2 月 5 日	11.6	31.3	90	1.07	453	0.37	16.8
2 月 7 日	12	30.4	86	1.9	405	0.33	15.3

表 15-4 新型冠状病毒核酸检测					
日期	1 月 30 日	2 月 9 日	2 月 12 日	2 月 13 日	2 月 16 日
结果	阳性（痰）	阳性（痰）	单基因阳性（咽）	单基因阳性（咽）	阳性（痰）

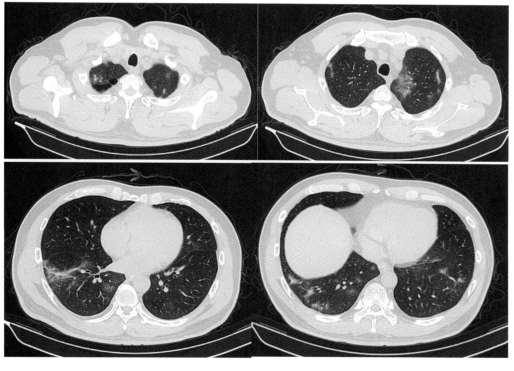

图 15-3 胸部 CT 平扫（2020 年 2 月 11 日）：双肺散在淡片状磨玻璃影，较 2020 年 2 月 6 日胸部 CT 比较两肺病灶吸收好转，右下斑片影明显吸收，密度变淡

妈妈——P 某妻子病例

患者 P 某妻子，女，46 岁，主因"咳嗽 1 天"急诊以"新型冠状病毒感染　疑似病例"于 2020 年 2 月 3 日收入院。

主诉：咳嗽 1 天。

现病史：患者 1 天前（2 月 2 日）开始出现咳嗽，无咳痰、发热、胸闷、胸痛、头晕、恶心、呕吐、腹痛等不适，无畏寒、寒战等不适，自诉曾 2 次外院就诊新型冠状病毒核酸检测结果阴性，为进一步诊治来我院。

个人史：无特殊。

入院查体：T 36.3℃，P 96 次 / 分，R 18 次 / 分，BP 106/77 mmHg。神志清楚，正常面容，查体合作，双肺呼吸音清，未闻及干湿啰音及胸膜摩擦音。心界不大，心率 96 次 / 分，心律齐，各瓣膜听诊区未闻及病理性杂音，腹部平坦，全腹无压痛及反跳痛，双下肢无水肿。

入院诊断：新冠肺炎 疑似病例

诊疗经过：患者入院后无发热、喘憋，少量咳嗽、咳痰，为白黏痰。实验室检查见表 15-5 至表 15-6。2 月 3 日凝血功能：PT 11.9 s，APTT 29.9 s，PTA 87%，INR 1.1，Fb 229 mg/dl，D- 二聚体 0.28 mg/L，TT 17.2 s。

入院当日完善胸部 CT 检查见图 15-4。

患者密切接触新型冠状病毒确诊患者（其丈

表 15-5　血常规及感染指标

日期	WBC（×10⁹/L）	NE（%）	NE（×10⁹/L）	LY%（%）	LY（×10⁹/L）	CRP（mg/L）	PCT（ng/ml）
2 月 3 日	10.55	71.84	7.57	22.7	2.4		
2 月 9 日	10.01	79.11	7.94	16.62	1.67	0	＜ 0.05

表 15-6　血生化变化趋势

日期	ALT（U/L）	AST（U/L）	LDH（U/L）	HBDH（U/L）	CK（U/L）	CK-MB（U/L）	UREA（mmol/L）	CREA（μmol/L）
2 月 3 日	10.8	19.1					2.66	62.9
2 月 9 日	15.6	15.6	171.5	166	82.1	15.9	2.12	65.9

夫 P 某），有咳嗽等呼吸道症状，胸部 CT 提示双肺炎症表现，符合国家卫生健康委员会《新型冠状病毒肺炎诊疗方案（试行第五版修正版）》疑似病例的诊断标准。入院后予以医学观察，并辅以止咳化痰中药治疗，患者咳嗽、咳痰症状逐渐改善。2月7日，患者出现低热，体温 37.5℃，咳嗽、咳痰症状不明显，两次复查新型冠状病毒核酸检测均阴性。

2月8日复查胸部 CT 平扫见图 15-5。

患者胸部 CT 无进展，口服莫西沙星治疗，并继续监测新型冠状病毒核酸。入院后共 4 次复查新型冠状病毒核酸均阴性（表 15-7），体温一直不超过 37.5℃（图 15-6），无咳嗽、咳痰等不适，2月10日除外新冠肺炎出院。

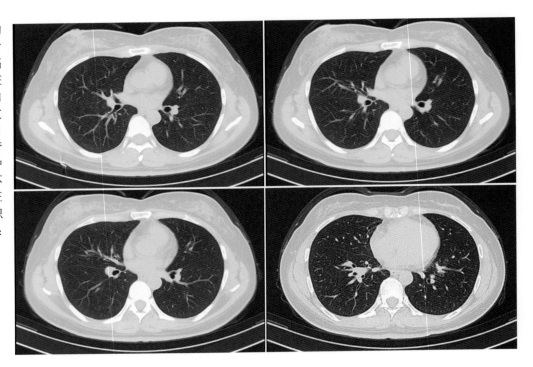

图 15-4　2月3日胸部 CT 示胸廓两侧对称，气管居中，纵隔无移位。右肺中叶斑片影，余双肺实质内未见异常密度灶。支气管血管束走行自然，段及以上支气管通畅。纵隔内未见肿大淋巴结，心脏不大，未见心包积液征象。双侧胸腔未见积液征象。检查意见：右肺中叶慢性炎症

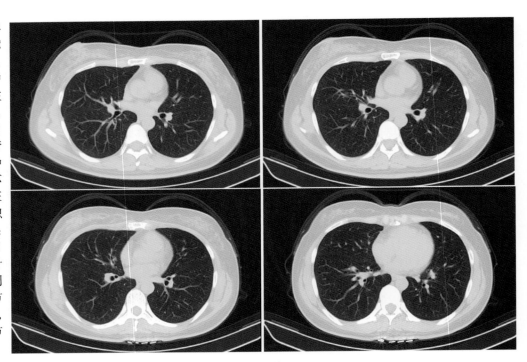

图 15-5　胸部 CT 平扫（2月8日）：胸廓两侧对称，气管居中，纵隔无移位。右肺中叶斑片及条索影，左肺下叶可见微结节灶，支气管血管束走行自然，段及以上支气管通畅。纵隔内未见肿大淋巴结；心脏不大，未见心包积液征象。双侧胸腔未见积液征象。诊断意见：对比 2020 年 2 月 3 日胸部 CT：右肺中叶慢性炎症，大致同前。左肺下叶微结节灶，较前无显著改变，考虑炎性肉芽肿结节可能，必要时复查

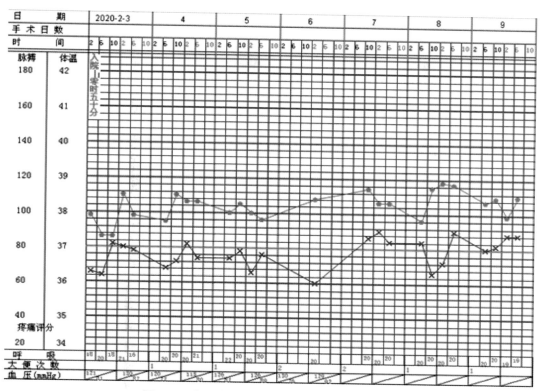

图 15-6 体温（蓝线）与脉搏（红线）变化趋势

表 15-7 新型冠状病毒核酸检测			
日期	2月3日	2月5日	2月8日	2月9日
结果	阴性	阴性（痰）	阴性	阴性（痰）

女儿——P某女儿病例

患者P某女儿，女，2岁2个月，主因"发热1天"门诊以"新冠肺炎"于2020年2月3日收入院。

主诉：发热1天。

现病史：患儿1天前（2月2日）出现发热，体温最高38.2℃，无畏寒、寒战，无咳嗽、咳痰，无鼻塞、流涕，无恶心、呕吐，无腹痛、腹泻等，就诊外院送检新型冠状病毒核酸阳性，今就诊我院，为进一步诊治收入院。

既往史：既往体健，按计划免疫接种。

入院查体：T 36.8℃，P 130次/分，R 25次/分，BP 87/53 mmHg。神志清楚，急性病容，双肺呼吸音清，未闻及干湿啰音及胸膜摩擦音。心律齐，各瓣膜听诊区未闻及病理性杂音，腹部平坦，全腹无压痛及反跳痛。四肢、关节未见异

常，活动无受限，双下肢无水肿。

入院诊断：新冠肺炎 轻型。

诊疗经过：患儿入院后仍有发热，体温38.2℃，无咳嗽、咳痰等，完善检查（表15-8，表15-9），并行胸部CT检查（图15-7）。

2月3日胸部CT平扫见图15-7。

患儿有发热，密切接触新冠肺炎确诊患者（爸爸P某），外院送检新型冠状病毒核酸检测结果阳性，符合国家卫生健康委员会2020年《新型冠状病毒肺炎诊疗方案（试行第五版修正版）》确诊病例的诊断标准。患者胸部CT（图15-7）无肺炎表现，考虑为轻型。

患者入院后偶有咳嗽、咳痰，为白黏痰，无喘憋。予α-2b干扰素5 MIU雾化，后因患儿不能耐受，雾化1天停用，此后予中药口服。因无

表 15-8　血常规及感染指标

日期	WBC （×10⁹/L）	NE （%）	NE% （×10⁹/L）	LY% （%）	LY （×10⁹/L）	CRP （mg/L）	PCT （ng/ml）	ESR （mm/h）
2月3日	9.9	30.62	3.03	55.11	5.45	1.5	< 0.05	4
2月6日	6.69	20.52	1.37	72.61	4.86	0.5		

表 15-9　血生化变化趋势

日期	ALT （U/L）	AST （U/L）	LDH （U/L）	HBDH （U/L）	CK （U/L）	CK-MB （U/L）	UREA （mmol/L）	CREA （μmol/L）
2月3日			298.9	279	88.2	62.2	6.59	30.7
2月6日	16.6	31.5	250.9	245	62.3	34.4	4.82	28.6

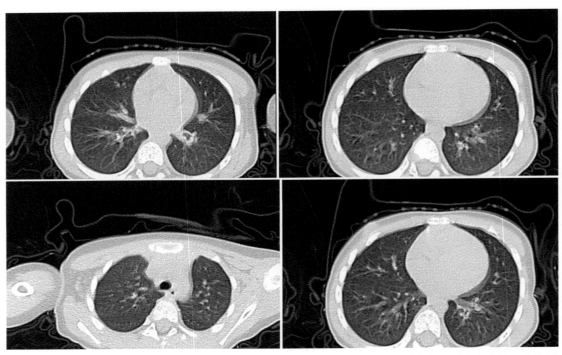

图 15-7　2月3日胸部 CT 平扫示胸廓两侧对称，气管居中，纵隔无移位。双肺实质内未见异常密度灶，支气管血管束走行自然，段及以上支气管通畅。纵隔内未见肿大淋巴结；心脏不大，未见心包积液征象。双侧胸腔未见积液征象。诊断意见：胸部 CT 平扫未见异常

儿童患者中用药经验，未给予洛匹那韦 / 利托那韦口服。患儿体温自入院第三天（2月5日）恢复正常（图 15-8）。2月9日监测新型冠状病毒核酸检测仍为阳性（表 15-10）。咳嗽症状改善，无咳痰，病情好转。

病例点评：

1. 此三个病例为一典型的家族聚集性病例，由爸爸至湖北省探亲，其湖北省的亲属均为确诊患者，爸爸由此感染，继而感染女儿。这个三口之家中同样密切接触初始感染者的妈妈未曾感染新型冠状病毒。2020 年 2 月 2 日国家卫生健康委员会发布的《新型冠状病毒肺炎防控指南（第一版）》建议居家隔离可疑症状者需住在通风良好的单人房间，家庭成员与可疑症状者在同一房间时，都应该佩戴与面部严密贴合的医用外科口罩。妈妈很好地做到了这一点，从而避免了新型冠状病毒的感染。女儿虽然与爸爸分房间居住，但因年纪较小，难以有效佩戴口罩，最终被感

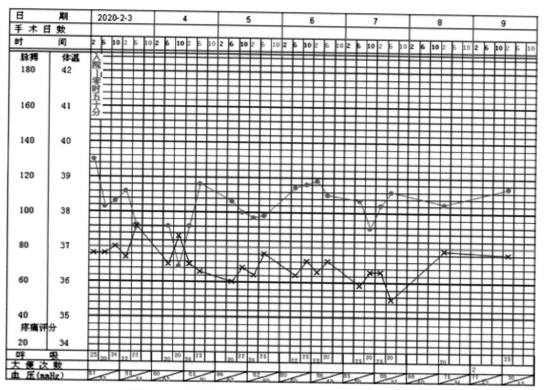

图 15-8　患儿体温（蓝线）与脉搏（红线）变化趋势

表 15-10	新型冠状病毒核酸检测			
日期	2月2日	2月8日	2月9日	2月14日
结果	阳性	阴性	弱阳性	阴性

染，可见外科口罩的正确佩戴对于新型冠状病毒的防护非常重要。

2. 两位确诊患者感染同样病毒，成年男性为普通型病例，儿童病例为轻型病例，与《新型冠状病毒肺炎诊疗方案（试行第七版）》中描述的儿童病例症状较轻是相符的。

3. 爸爸影像学表现提示多肺叶、多肺段病变，易发展为重型及危重型，但患者无糖尿病、恶性肿瘤等致免疫功能下降的基础疾病，且诊断、治疗及时、正确，病情较迅速地得到控制，未进一步加重。

出院后随访： P 某女儿于 3 月 4 日复查，无不适症状，咽拭子新型冠状病毒核酸阳性，于当日收入院。入院给予重组人干扰素 α-2b 注射液 3 MIU 雾化吸入 2 次 / 日。3 月 5 日、3 月 8 日、3 月 10 日复查咽拭子新型冠状病毒核酸阴性。3 月 10 日查血新型冠状病毒 IgM 阴性、IgG 阳性。3 月 11 日出院。

病例 16　有惊无险的痰中带血

（田地　孙乐）

患者 Z 某，女性，39 岁，主因"发热、咳嗽 7 天"急诊以"发热、新冠肺炎普通型"于 2020 年 1 月 24 日收入院。

主诉：发热、咳嗽 7 天。

现病史：患者入院前 7 天开始出现发热，体温最高 39.1℃，伴畏寒，咳嗽，有痰不易咳出，乏力、纳差明显，无头痛、肌肉酸痛，无恶心、呕吐，无腹痛、腹泻等，自服阿莫西林等效果不佳，入院前 5 天就诊当地医院予以奥司他韦口服仍效果不佳，入院前 1 天就诊外院，查白细胞低、胸部 CT 提示感染（具体不详），今日朝阳区 CDC 提示呼吸道标本新型冠状病毒核酸阳性，考虑新冠肺炎收入院。患者起病以来神志清楚，精神可，进食欠佳，二便正常。

流行病史：患者 2020 年 1 月 14 日早乘公交车从湖北孝昌县至武汉，1 月 14 日晚间返回，期间前往武汉当地医院。1 月 19 日乘 K22 次火车从湖北来京。患者在武汉期间未到过海鲜和活禽市场。

既往史：无特殊。

入院查体：T 37.7℃，P 116 次 / 分，R 20 次 / 分，BP 109/90 mmHg。神志清楚，双肺呼吸音粗，未闻及干湿啰音及胸膜摩擦音。心律齐，各瓣膜听诊区未闻及病理性杂音，腹部平坦，全腹无压痛及反跳痛，四肢肌力、肌张力正常。

入院诊断：新冠肺炎　普通型

实验室检查见表 16-1 至表 16-3。

影像学检查：

超声：

1 月 25 日浅表淋巴结超声：双侧颈部、腋窝、腹股沟区淋巴结可见。

1 月 25 日腹部超声：肝、胆、胰、脾、双肾未见异常。

1 月 25 日超声心动图：左心室舒张功能减低，左心室射血分数 60%。

诊治经过：

表 16-1	血常规及 CRP 变化趋势						
日期	WBC（×10⁹/L）	NE（%）	LY（×10⁹/L）	LY（%）	HGB（g/L）	PLT（×10⁹/L）	CRP（mg/L）
1 月 24 日	2.90	81.5%	0.41	14.3%	118	155	39.5
1 月 26 日	2.65	69.9%	0.60	22.7%	108	195	56.6
1 月 27 日	2.92	74.2%	0.51	17.5%	109	197	60.5
1 月 29 日	3.45	58.6%	0.96	27.9%	108	329	23.9
2 月 5 日	9.15	75.04%	1.85	20.2%	98	438	3.6
2 月 12 日	6.79	69.5%	1.45	21.4%	100	250	3.1

表 16-2	常规生化变化趋势					
日期	K（mmol/L）	Na（mmol/L）	CREA（μmol/L）	ALT（U/L）	CK（U/L）	ALB（g/L）
1 月 24 日	3.7	140	39	14	122	42
1 月 26 日	3.2	139	38	13	81	38
1 月 27 日	3.3	140	44	11	63	39
1 月 29 日	4.3	139	38	25	70	40
2 月 5 日	4.17	139.7	59.4	19	44	35.5
2 月 12 日	4.13	138.4	50	22.4	41	36.4

表 16-3　凝血功能

日期	PT（s）	TT（s）	APTT（s）	Fb（mg/dl）
1月24日	13.4	18.0	37.4	448
1月26日	10.5	19.7	42.1	559
1月27日	13.1	17.6	32.5	444
1月29日	10.8	17.4	48.1	475
2月5日	11.4	21.6	33.9	299
2月12日	11.6	16.6	30.3	323

入院后给予洛匹那韦/利托那韦 500 mg 2 次/日口服抗病毒治疗，给予干扰素 α-2b 500 MIU 2 次/日雾化抗病毒治疗。患者仍发热，体温最高 38.5℃（图 16-1），仍咳嗽、咳痰。1 月 25 日胸部 CT 回报双肺感染性病变（图 16-2）。

1 月 26 日患者咳嗽加重，咳痰，痰中带血丝，复查 HGB 较前稍下降，予以病重通知，密切监测生命体征。患者 CRP 同时升高，加用头孢曲松抗感染治疗。1 月 30 日复查胸部 CT 示两肺炎症，与 2020 年 1 月 25 日 CT 比较，两肺病灶趋于实变，病变范围未见变化（图 16-3）。患者咳嗽、咳痰、痰中带血症状缓解，体温逐渐恢复，继续原方案抗病毒治疗。

2 月 5 日复查胸部 CT 示两肺感染性病变，考虑病毒性肺炎可能，较 2020 年 1 月 30 日胸部

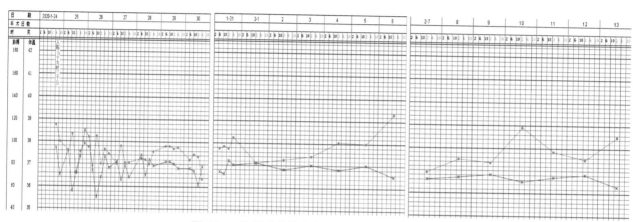

图 16-1　体温（蓝线）与脉搏（红线）变化趋势

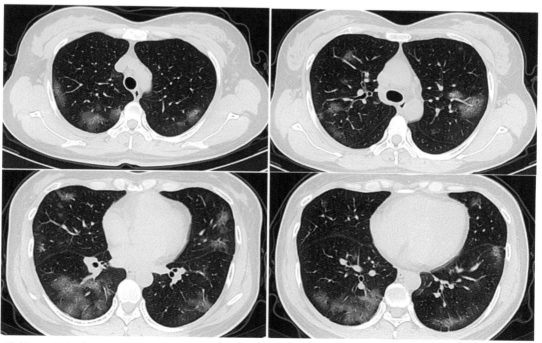

图 16-2　胸部 CT 平扫（2020 年 1 月 25 日）：双肺散在斑片状磨玻璃影，其内可见细网格影，胸膜下分布为主，双下叶为著

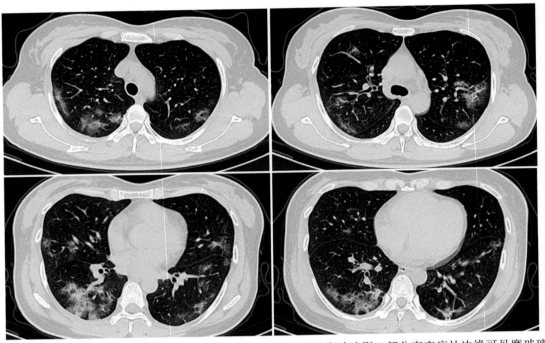

图16-3　胸部CT平扫（2020年1月30日）示两肺多发实性斑片及磨玻璃影，部分实变病灶边缘可见磨玻璃影。与2020年1月25日CT比较右上叶后段病变缩小实变，其余病变范围变化不大，但密度均有增高

CT两肺病灶明显吸收减少（图16-4）。患者无咳嗽、咳痰，体温恢复正常，胸部CT炎症较前好转，病情好转。

2月9日患者痰新型冠状病毒核酸检测仍阳性（表16-4），2月12日复查胸部CT：两肺感染性病变，考虑符合病毒性肺炎吸收期改变，对

比2020年2月5日胸部CT，双肺病变较前吸收变淡（图16-5）。

目前患者体温正常，精神、食欲正常，无咳嗽、咳痰、喘憋等症状。

病例点评

1.患者症状典型，流行病学史明确，新型冠

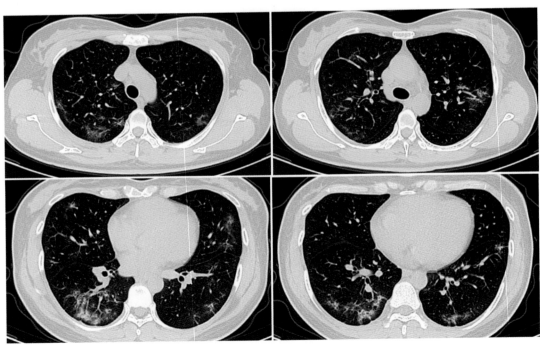

图16-4　胸部CT平扫（2020年2月5日）：与2020年1月30日胸部CT比较双肺病变明显吸收缩小。局部可见纤维条索

表 16-4	新型冠状病毒核酸检测结果					
日期	1月30日	2月4日	2月9日	2月12日	2月14日	2月16日
核酸结果	阳性	阳性	弱阳性	单基因阳性	阳性	单基因阳性

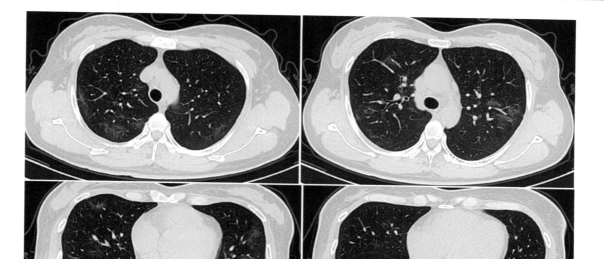

图 16-5　胸部 CT 平扫（2020 年 2 月 12 日）：两肺多发实性斑片及条索影，病灶边缘不清，对比 2020 年 2 月 5 日胸部 CT，双肺病变较前吸收变淡

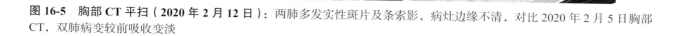

状病毒核酸检测回报阳性，诊断明确。

2. 血常规淋巴细胞及百分比降低，白细胞总数正常，符合新冠肺炎的实验室特点。

3. 入院后胸部 CT 双肺散在斑片状磨玻璃影，影像学表现典型。患者病程中咳嗽、咳痰症状重，出现痰中带血丝，病情加重，给予抗病毒及抗感染治疗后，患者体温逐渐恢复正常，咳嗽、咳痰明显好转，未再出现出血症状，

复查胸部 CT 提示两肺炎症较前吸收，考虑治疗有效。

4. 多数患者有咳嗽、咳痰症状，但痰中带血属少见病例，患者多次行胸部 CT 均未见结核、肿瘤、支气管扩张等其他可引起呼吸道出血的疾病，因此考虑本病肺部病变引起剧烈咳嗽、咳痰，出现支气管黏膜破损出血可能性大，应引起注意。

病例 17　夫妻患病孰先孰后

（张素娟　周洋）

妻子先发病，丈夫后发病，丈夫先确诊，妻子后确诊，到底是丈夫传染妻子还是妻子传染丈夫？

丈夫：2020 年 1 月 28 日咳嗽，2 月 1 日发热，2 月 6 日确诊新冠肺炎。

妻子：2020 年 1 月 24 日发热，2 月 2 日好转，2 月 9 日确诊新冠肺炎。

丈夫 L 某病例

患者 L 某，男，60 岁，主因"咳嗽 1 周，发热 3 天"以"发热待查、新冠肺炎疑似病例"于 2020 年 2 月 4 日收入院。

主诉：咳嗽 1 周，发热 3 天。

现病史：1 周前无明显诱因出现咳嗽，咳少量白痰，无发热、胸闷、憋气、恶心、呕吐等症状，未诊治。3 天前出现发热，体温最高达 38.5℃，伴流涕，仍咳嗽、痰少，无畏寒、寒战，无肌肉酸痛、头痛、食欲下降、胸闷、憋气，自服阿莫西林 2 天。今日（2020 年 2 月 4 日）来我院感染急诊就诊，测体温 37.2℃，急查血常规：WBC $5.04×10^9$/L，NE% 71.04%，LY% 26.00%，LY $1.31×10^9$/L；CRP 39.9 mg/L，CK 979.2 U/L，CK-MB 26.3 U/L；甲型／乙型流感病毒抗原检测阴性反应；胸部 CT 平扫提示两肺胸膜下见淡片状磨玻璃影，两肺炎症（图 17-1）。感染急诊以"新冠肺炎疑似病例"收入院。

患者自发病以来，精神可，食欲可，睡眠可，二便正常，体重无明显变化。

流行病学史：患者未去过武汉及周边地区。患者自诉其同事于 18 天前由武汉回京，均无发热，15 天前患者与同事一起开会。另外，患者妻子 11 天前（2020 年 1 月 24 日）出现低热、咳嗽，1 周前（2020 年 1 月 28 日）患者陪妻子于某医院就诊，外院胸部 CT 提示患者妻子为"肺炎"，诊断"病毒性肺炎"，给予药物治疗，具体不详，2 天前妻子症状已明显好转。

既往史：患者有躁狂抑郁性精神病史数年。高尿酸血症 3 年。否认高血压、冠心病、糖尿病史，否认其他传染病史，否认手术外伤史。否认食物过敏史，对磺胺过敏。

个人史：间断少量吸烟，近一年半未吸烟。偶有少量饮酒。

家族史：否认家族中有类似病患者，否认遗传病史、传染病史。

入院查体：T 37.2℃，P 96 次／分，R 20 次／分，BP 129/74 mmHg。神志清楚，双肺呼吸音粗，未闻及干湿啰音及胸膜摩擦音，心律齐，各瓣膜听诊区未闻及病理性杂音，腹部平坦，全腹无压痛及反跳痛，双下肢无水肿。

入院诊断：新冠肺炎　疑似病例。

诊疗经过：血常规与炎症指标见表 17-1，生化检查见表 17-2，凝血指标见表 17-3，血气分析见表 17-4。

患者无武汉出差或旅行史，但其同事从武汉回来，患者曾与其一起开会。其家人 20 天前曾出现低热、咳嗽，诊断"病毒性肺炎"，患者与之密切接触。临床表现：咳嗽 1 周伴发热 3 天。胸部 CT 平扫（2020 年 2 月 4 日，图 17-1）提示两肺胸膜下见淡片状磨玻璃影，两肺炎症。符合国家卫生健康委 2020 年《新型冠状病毒肺炎诊疗方案（试行第五版修正版）》疑似病例的诊断标准，诊断明确。患者血常规提示白细胞处于正常范围、淋巴细胞百分比降低，中性粒细胞百分比升高，考虑与病毒感染有关。治疗给予一级护理，严密隔离，呼吸道隔离。入院后给予患者洛匹那韦／利托那韦片 500 mg 2 次／日口服抗病毒治疗，干扰素 α-2b 5 MIU 对症雾化治疗。

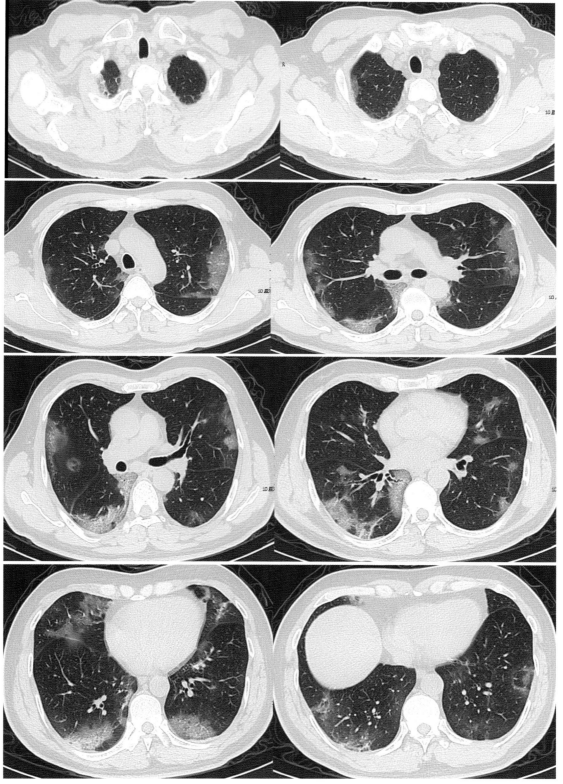

图 17-1　胸部 CT 平扫（2020 年 2 月 4 日）：双肺上叶、中叶、下叶散在分布磨玻璃影，病变实质内可见细网格影，以胸膜下分布为主

表 17-1　血常规＋炎症指标

	WBC（×10⁹/L）	NE%	LY（×10⁹/L）	LY%	RBC（×10¹²/L）	HGB（g/L）	PLT（×10⁹/L）	CRP（mg/L）	PCT（ng/ml）
2 月 5 日	5.87	77.64	1.16	19.84	4.24	129.00	120.40	44.1	0.09
2 月 7 日	8.18	83.14	1.25	15.34	4.73	143.00	179.40	149.1	0.32
2 月 9 日	9.93	86.04	1.15	11.60	4.30	130.00	294.40	50.9	0.13
2 月 12 日	10.83	8.05	1.74	16.12	4.32	130.00	427.10	7.2	＜ 0.05
2 月 17 日	8.33	61.14	2.87	34.50	4.53	140.00	392.00	2.8	—

表 17-2　生化检查

	K（mmol/L）	Na（mmol/L）	CR（μmol/L）	ALT（U/L）	GLU（mmol/L）	CK（U/L）	CK-MB（U/L）	ALB（g/L）
2 月 5 日	4.94	133.4	92.5	20.4	6.31	930.7	18.2	35.4
2 月 7 日	4.55	130.8	87.3	38.6	6.12	882.6	23.7	43.1
2 月 9 日	4.20	135.6	73.4	36.0	7.94	231.6	24.6	—
2 月 12 日	3.46	137.4	64.7	108.1	9.12	58.1	22.5	29.2
2 月 17 日	4.48	137.2	72.3	52.9	5.90	46.1	18.2	33.7

表 17-3　凝血组合

	PT（s）	INR	TT（s）	APTT（s）	Fb（mg/dl）	D- 二聚体（mg/L）
2 月 5 日	12.00	1.11	18.3	31.9	405	0.59
2 月 9 日	12.5	1.16	18.1	26.9	405	0.97

表 17-4　血气分析

	pH	PCO₂（mmHg）	PO₂（mmHg）	BE	HCO₃（mmol/L）	SO₂	氧合指数（mmHg）	Lac（mmol/L）
2 月 5 日（未吸氧）	7.447	31.7	78	－ 2.0	21.9	96%	371	0.8
2 月 6 日（脱离吸氧后 5 min）	7.447	32.0	58.0	－ 2.0	22.1	91%	276	—
2 月 7 日（吸氧 5 L/min）	7.456	27.3	75.9	－ 4.2	18.8	95.5%	185	2.81
2 月 8 日（脱离吸氧后 5 min）	7.413	33	57.9	－ 4.0	20.6	89.4%	275	—
2 月 9 日（脱离吸氧后 5 min）	7.451	32.4	61.9	－ 1.3	23.3	92.2%	295	2.08
2 月 10 日（脱离吸氧后 5 min）	7.418	39.1	63.2	0.2	24.7	91.9%	301	—
2 月 16 日（脱离吸氧后 5 min）	7.413	44.5	78.1	2.70	27.8	95.8%	371	—

2020 年 2 月 5 日诊断新冠肺炎疑似病例。

2020 年 2 月 5 日 20:24 我院化验室回报：痰新型冠状病毒核酸检测阳性，等待北京市 CDC 确认结果。2020 年 2 月 6 日上午北京市 CDC 痰新型冠状病毒核酸检测回报阳性，诊断"新冠肺炎 确诊病例"。2020 年 2 月 6 日血气分析（停吸氧 5 min）：pH 7.447，PCO_2 32 mmHg，PO_2 58 mmHg，HCO_3 22.1 mmol/L，SO_2 91%。氧合指数 276 mmHg，＜ 300 mmHg，属于重型。确诊新冠肺炎，重型。

2020 年 2 月 6 日体温再次达 39.2℃，予以布洛芬退热。持续吸氧，根据氧合情况调整吸氧浓度。患者咳嗽、咳痰、发热，中性粒细胞水平及 CRP 升高，不除外同时合并细菌性肺炎。加用莫西沙星 0.4 g 静脉点滴，1 次 / 日，抗感染治疗。

2020 年 2 月 7 日患者病情加重：发热，间断咳嗽，偶有少量白痰，痰黏不易咳出，今日开始出现活动后气短。鼻导管吸氧 5 L/min，经皮指氧饱和度 95%。查体：口唇、指端无发绀。血常规白细胞及中性粒细胞比例、CRP 较前明显升高，胸部 CT（2020 年 2 月 7 日，图 17-2）肺多发实性团片、磨玻璃斑片，局部呈"铺路石"征，病变边界模糊，两肺胸膜下分布为著。双肺多发感染，氧合低，血气分析提示Ⅰ型呼吸衰竭，给予鼻导管吸氧，低氧血症有改善。患者反复高热，一般状况差，予丙种球蛋白 400 mg/（kg·d），静脉点滴，连用 5 天调节免疫治疗，并予甲泼尼龙（甲强龙）40 mg 静点，1 次 / 日，减少肺内渗出，缓解低氧状态。患者血常规白细胞、中性粒细胞百分比、CRP 明显升高，降钙素原（PCT）水平升高，反复高热，提示细菌性感染控制不理想，将莫西沙星更换为美罗培南 0.5 g 静脉点滴每 8 h 一次。

2020 年 2 月 8 日患者仍有活动后憋气，咳嗽，干咳为主，乏力减轻。查体：T 37.2℃，P 89 次 / 分，P 22 次 / 分，BP 139/86 mmHg。血气分析（脱离吸氧后 5 min）：pH 7.413，PCO_2 33 mmHg，PO_2 57.9 mmHg，SO_2 89.4%，HCO_3 20.60 mmol/L。氧合指数 276 mmHg。患者仍存在呼吸衰竭，改面罩吸氧，氧流量提高至 6 L/min，密切监测指氧饱和度。患者肺部病变重，继续使用甲强龙 40 mg/d 减少炎症渗出。目前使用强效抗生素及激素，结合胸部 CT（图 17-2）表现不能除外合并真菌感染，加用卡泊芬净 70 mg 首剂，后 50 mg，静脉点滴，1 次 / 日抗真菌治疗。

2020 年 2 月 9 日及 2 月 10 日患者体温正常，自觉乏力减退、食欲好转。仍间断有干咳，少量白痰，痰中无血丝。早晨不吸氧状态下经皮指氧饱和度 89%，面罩吸氧 6 L/min，经皮指氧饱和度 97%。复查 CRP 及降钙素原（PCT）较前下降，复查胸部 CT（图 17-3）炎症较前有所吸收。至 2 月 10 日体温正常 3 天，甲强龙 40 mg/d 应用 3 天后减量至 20 mg/d，继续应用 3 天后停用。

2020 年 2 月 12 日患者体温正常，情绪稳定，乏力改善，咳嗽减轻，痰极少。憋气不明显，面罩吸氧 4 L/min，经皮指氧饱和度 98%。患者经皮指氧饱和度正常，改鼻导管吸氧 3 ～ 4 L/min。丙种球蛋白应用 5 天停用。2020 年 2 月 14 日美罗培南应用 1 周后停用。复查胸部 CT（2020 年 2 月 15 日，图 17-4）病变范围进一步吸收缩小。2020 年 2 月 15 日痰新型冠状病毒核酸检测转为阴性。2020 年 2 月 17 日患者复查白细胞、中性粒细胞、CRP、PCT 均正常，卡泊芬净应用 10 天停用。

2020 年 2 月 7 日后监测血压，收缩压均在 140 ～ 150 mmHg 波动，舒张压 80 ～ 90 mmHg 间波动，考虑与应用糖皮质激素治疗有关，给予厄贝沙坦片 75 mg 1 次 / 日口服控制血压，监测血压变化。血钾偏低，予口服氯化钾缓释片补钾治疗。转氨酶轻度升高，给予保肝治疗。患者入院后体温变化见图 17-5。

新冠肺炎诊疗与病例精粹

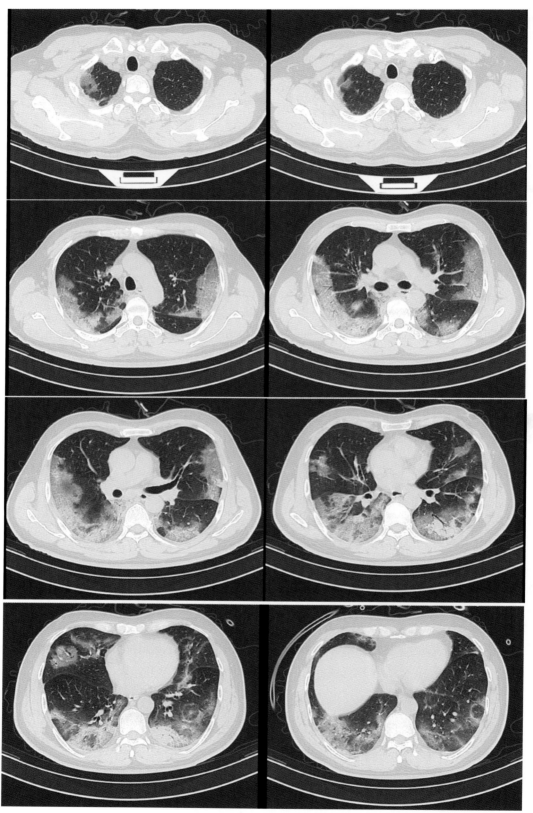

图 17-2　胸部 CT 平扫（2020 年 2 月 7 日）：与 2020 年 2 月 4 日胸部 CT 比较，双肺病变明显进展，仍然表现为以磨玻璃影为主，边缘分布，双下肺部分亚段性肺实变。病变进展

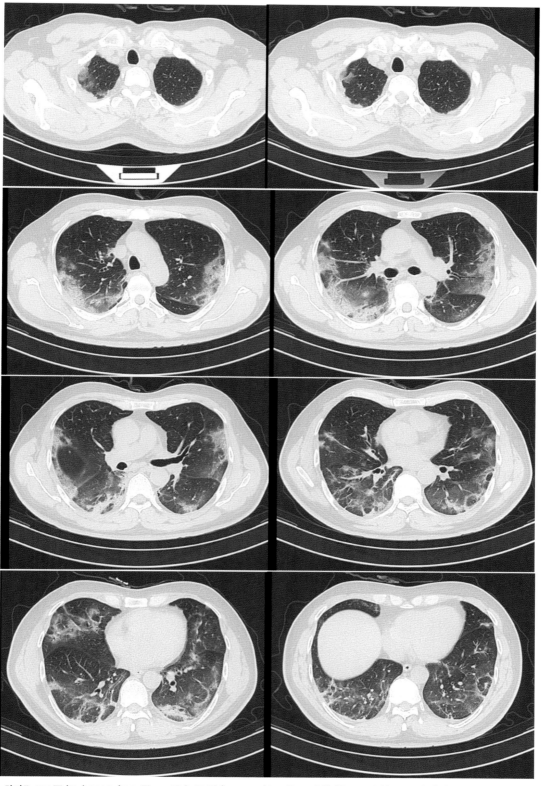

图 17-3 胸部 CT 平扫（2020 年 2 月 10 日）显示与 2020 年 2 月 7 日胸部 CT 比较，双肺病变明显吸收，含气肺肺野增多。双肺尚可见磨玻璃影、少许肺实变影及多发纤维条索。病变处于吸收期

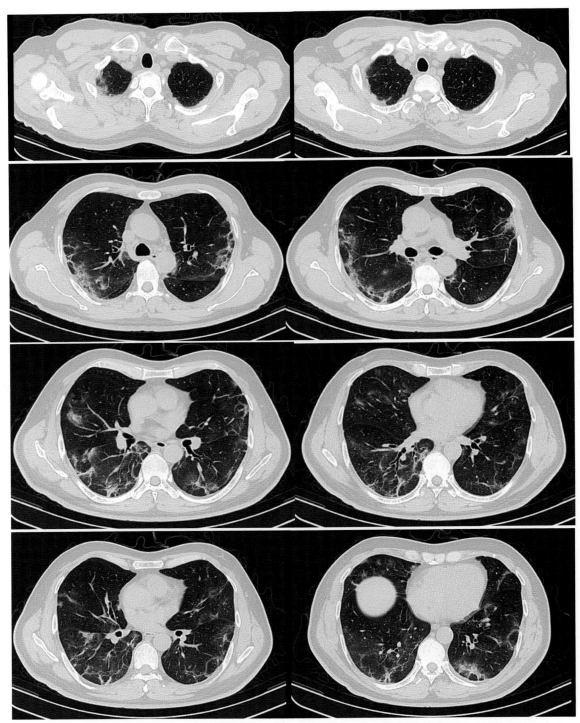

图 17-4　胸部 CT（2020 年 2 月 15 日）显示两肺多发磨玻璃影、小斑片状实变影及条索影，病变边界模糊，两肺胸膜下分布为著。与 2020 年 2 月 10 日胸部 CT 比较：病变均有所吸收变淡，病变范围缩小，纤维条索增多，病变处肺纹理走行扭曲。病变处于吸收期

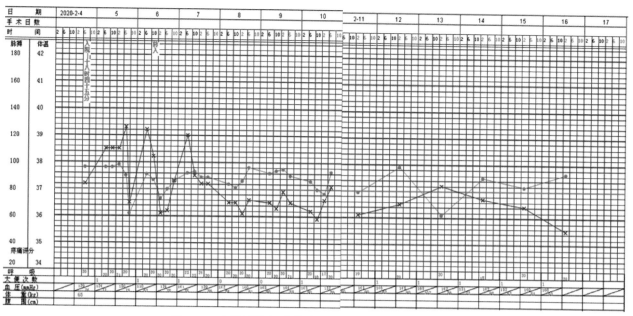

图 17-5　入院后体温（蓝线）与脉搏（红线）变化趋势

妻子病例

L 某妻子，女性，54 岁，主因"发热 15 天"急诊以"新冠肺炎疑似病例"于 2020 年 2 月 8 日收入院。

主诉：发热 15 天。

现病史：15 天前（2020 年 1 月 24 日）出现发热，体温最高达 38.5℃，偶有咳嗽、咳痰，痰少，无憋气，无胸痛，无腹痛、腹泻，无恶心、呕吐，11 天前（2020 年 1 月 28 日）于外院就诊，考虑"上呼吸道感染"，予以"头孢类抗生素"，治疗后体温恢复正常，无咳嗽、咳痰，1 周前复诊查胸部 CT 提示"肺炎"，但患者无不适，未再进一步诊治。2 天前因其丈夫确诊新冠肺炎，患者被隔离观察。1 天前北京市 CDC 回报：咽拭子新型冠状病毒核酸阴性，新型冠状病毒血 IGM（＋），诊断"新冠肺炎疑似病例"，为进一步诊治收入院。

流行病学史：患者丈夫 2020 年 2 月 4 日以"新冠肺炎疑似病例"收入我院，2020 年 2 月 6 日明确诊断新冠肺炎 重型，患者与其一直密切接触。

既往史：24 年前因"羊水栓塞"行子宫切除术，10 年前于某医院诊断垂体前叶功能减退症，目前口服醋酸泼尼龙 2.5 mg/d，优甲乐 50 μg/d 替代治疗。否认高血压、冠心病、糖尿病病史，否认其他传染病史，否认食物、药物过敏史。

个人史：否认吸烟及饮酒史。

家族史：否认遗传病史、传染病史、肿瘤史、冠心病、高血压病史及糖尿病史。

入院查体：T 36.3℃，P 76 次 / 分，R 20 次 / 分，BP 127/79 mmHg。神志清楚，正常面容，查体合作，颈软无抵抗，双肺叩诊呈清音，双肺呼吸音清，未闻及干湿啰音及胸膜摩擦音。心界不大，心率 76 次 / 分，心律齐，各瓣膜听诊区未闻及病理性杂音，双下肢无水肿。

辅助检查：2020 年 2 月 7 日北京市 CDC 回报：咽拭子新型冠状病毒核酸检测阴性，北京市 CDC 传染病地方病实验室，血液标本快检"IgM 抗体"阳性。

入院诊断：新冠肺炎 疑似病例。

诊疗经过：患者入院后完善检查血常规与炎症指标（见表 17-5），生化检查（见表 17-6），甲型 / 乙型流感病毒抗原检测阴性反应。

患者临床表现发热 15 天。流行病学史：患者丈夫 2 天前（2020 年 2 月 6 日）明确诊断新冠肺炎 重型，患者与其一直密切接触。我院复查胸部 CT（2020 年 2 月 8 日，图 17-6）双肺野见多发斑片状磨玻璃影、条索灶及实变影，部分

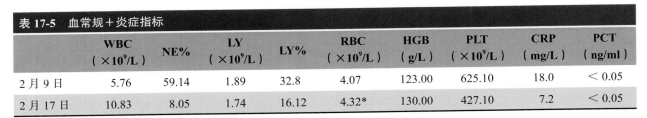

表 17-5	血常规＋炎症指标								
	WBC （×10⁹/L）	NE%	LY （×10⁹/L）	LY%	RBC （×10⁹/L）	HGB （g/L）	PLT （×10⁹/L）	CRP （mg/L）	PCT （ng/ml）
2月9日	5.76	59.14	1.89	32.8	4.07	123.00	625.10	18.0	＜0.05
2月17日	10.83	8.05	1.74	16.12	4.32*	130.00	427.10	7.2	＜0.05

表 17-6	生化检查						
	K （mmol/L）	Na （mmol/L）	CR （μmol/L）	ALT （U/L）	GLU （mmol/L）	CK （U/L）	CK-MB （U/L）	ALB （g/L）
2月9日	3.81	144.0	58.3	24.0	4.52	29.6	16.3	34.0
2月17日	4.25	140.6	59.7	31.5	5.95	46.3	11.8	37.2

小叶间隔增厚，以双肺下叶胸膜下分布为主。考虑为病毒性肺炎吸收期可能性大，病原学检查：2020 年 2 月 7 日北京市 CDC 回报：2019 新型冠状病毒核酸 N 基因阳性，ORFlab 基因阴性。2020 年 2 月 9 日我院今日送检痰新型冠状病毒核酸阳性，诊断新型冠状病毒肺炎，患者无憋气，经皮指氧饱和度正常，确诊为新冠肺炎 普通型。

入院后给予患者洛匹那韦 / 利托那韦片 500 mg 2 次 / 日口服抗病毒治疗，干扰素 α-2b 5 MIU 2 次 / 日对症雾化治疗。患者目前服用醋酸泼尼松，需警惕使用免疫抑制剂引起病情加重，继续口服优甲乐（左甲状腺素钠片）补充甲状腺素。入院后病情好转，2020 年 2 月 15 日复查胸部 CT（图 17-7）。

病例点评：

1. 夫妻传染孰先孰后：流行病学史线索①患者 L 某（丈夫）虽与武汉回来人员一起开会，但无密切接触，且从武汉回来人员均未发病，其周

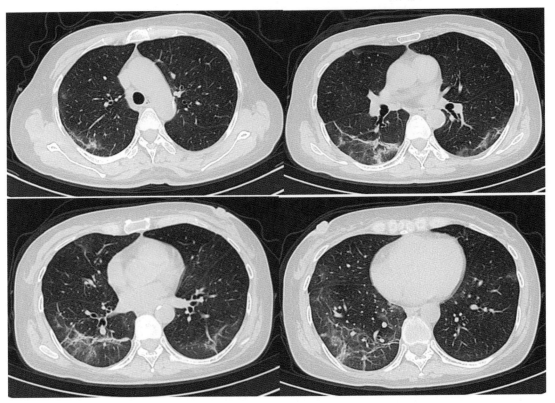

图 17-6 胸部 CT（2020 年 2 月 8 日）显示胸廓两侧对称，气管居中，纵隔无移位。双肺野见多发斑片状磨玻璃影、索条灶及实变影，部分磨玻璃影内可见细网格影，以双肺下叶胸膜下分布为主。病变处于吸收期

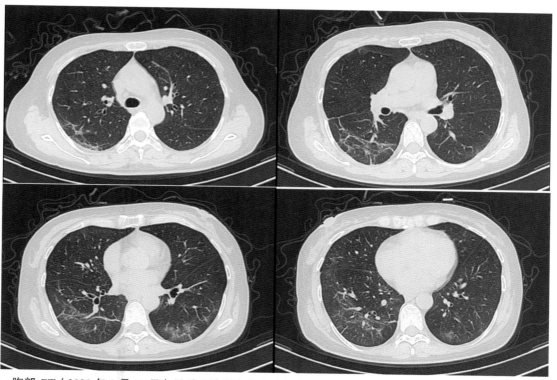

图 17-7　胸部 CT（2020 年 2 月 15 日） 显示双肺野多发斑片状磨玻璃影、条索灶及实变影，部分小叶间隔增厚，以双肺下叶胸膜下分布为主，较前次胸部 CT 吸收好转，病变处于吸收期

围其他一起开会同事均未发病，其同事为无症状感染者传播可能性小。②其妻子先患"病毒性肺炎"，早于患者发病，其妻子入院后胸部 CT 提示病毒性肺炎吸收期改变，高度怀疑妻子先感染新型冠状病毒，只是外院未确诊新冠肺炎，由于密切接触传染给丈夫。但是其妻子如何感染仍是谜团。

2. 临床要点：L 某（丈夫）临床表现为咳嗽伴高热，胸部 CT 可见双肺散在分布磨玻璃影，病变实质内可见细网格影，以胸膜下分布为主，新型冠状病毒核酸检测阳性，新冠肺炎诊断明确。入院后给予洛匹那韦/利托那韦片抗病毒治疗，病程第 9 天起病情加重，高热、喘憋，双肺病变明显进展，仍然表现为以磨玻璃影为主，边缘分布，双下肺部分亚段性肺实变。病情变化快，恶化快，及时升级抗生素至美罗培南抗感染治疗。并予丙种球蛋白调节免疫，甲强龙减少肺内渗出。不能除外合并真菌感染，加用卡泊芬净抗真菌治疗。

3. 病例难点：L 某病例特点在于一周后氧合指数进行性下降，肺部炎性渗出进展迅速，病情进行性加重。提示临床需密切观察病情变化，尤

其注意是否有呼吸困难、监测血气分析及肺部影像学变化。治疗难点在于如何及时阻断病情进展至危重型。

4. 采取的关键措施：虽然现在对于使用激素的争议很大，但在炎症渗出早期加用适量的激素治疗可以及时减少炎症渗出，本例中给予激素甲强龙 40 mg/d 3 天，后减为 20 mg/d 3 天，炎症渗出缓解后及时停用。单纯抗病毒治疗效果不佳时，及时加用抗细菌及真菌药物，阻断病情进展。以往病例早期应用激素，如抗真菌感染不及时，可能导致继发白色念珠菌甚至曲霉菌感染，因此在应用激素时及时加用抗真菌治疗非常必要。

5. 成功的经验：在治疗新冠肺炎重型患者时需要严密观察病情变化，早发现、早治疗，把握时机合理使用糖皮质激素，这样可以缩短病程，减轻病情。病情恶化的患者，呈现细菌感染的征象时，及时加强抗细菌及真菌药物，是避免病情进展至危重型的关键举措。

出院后随访： 患者 L 某于 3 月 9 日复查，除略感虚弱外无明显不适，咽拭子新型冠状病毒核酸阴性。胸部 CT（图 17-8）较前明显吸收。

L 某妻子于 3 月 16 日复查，无不适，咽拭

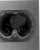
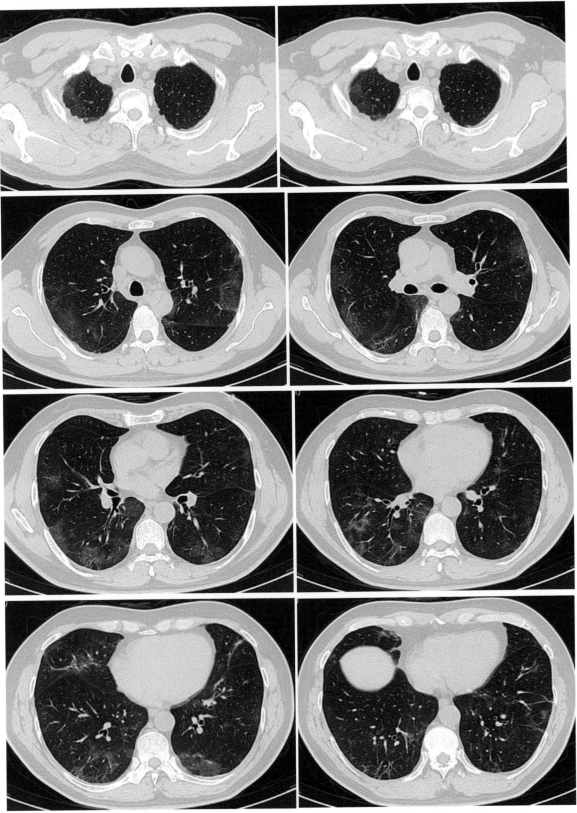

图 17-8　胸部 CT 平扫（2020 年 3 月 9 日）检查所见：双肺散在浅淡磨玻璃影，边缘分布为主，病变区域内可见纤维条索影。与 2020 年 2 月 15 日胸部 CT 比较肺内病变明显吸收、变淡，病变区域纤维化程度明显减轻

子新型冠状病毒核酸阳性，血新型冠状病毒 IgM 阴性、IgG 弱阳性。复查胸部 CT（图 17-9）双

肺病毒性肺炎吸收期改变。患者因核酸检测复阳再次收入院观察。

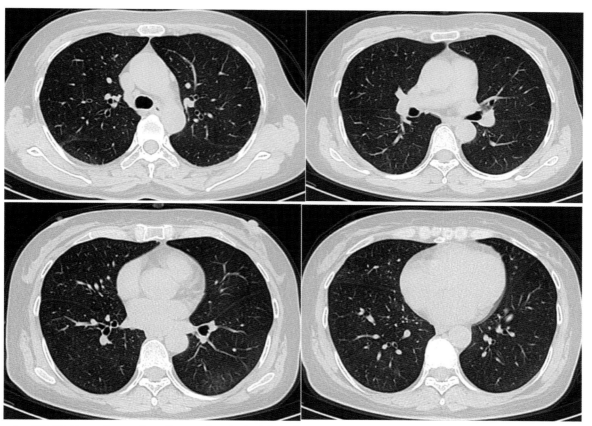

图 17-9　复查胸部 CT（2020 年 3 月 16 日）：右肺下叶胸膜下见少许浅淡磨玻璃影，对比 2020 年 2 月 26 日胸部 CT，磨玻璃影大部分吸收、条索影显示已不明显。考虑双肺病毒性肺炎吸收期改变

病例 18　境外反复诊断的感冒

（张素娟　李新刚）

患者 J 某，女，45 岁，主因"发热、咳嗽12 天"于 2020 年 3 月 5 日入院。

主诉： 发热、咳嗽 12 天。

现病史： 12 天前发热，体温最高 38.2℃，伴咳嗽、头痛、胸闷、憋气，无痰，无畏寒、寒战、肌肉酸痛，无咽痛、流涕，无恶心、呕吐、腹痛、腹泻。9 天前就诊于意大利某地，给予阿莫西林口服，无明显好转，6 天前就诊，告知感冒症状无需用药，3 天前就诊于当地诊所输液治疗（具体不详），仍无好转。2 天前乘飞机回国，1 天前（2020 年 3 月 4 日）来我院急诊，查血常规：WBC $4.86×10^9$/L，LY $1.11×10^9$/L，CRP 65.0 mg/L。胸部 CT：两肺内感染性病变。急诊以"新冠肺炎 疑似病例"收入院。

流行病学史： 患者长期在意大利工作，工作期间未戴口罩。家族内有聚集发热病史。2 天前乘飞机自意大利米兰至北京。

既往史： 否认其他病史。

入院查体： T 37.3℃，P 99 次／分，R 19 次／分，BP 124/78 mmHg。神志清楚，正常面容，双肺叩诊呈清音，双肺呼吸音清，未闻及干湿啰音及胸膜摩擦音。心界不大，心率 99 次／分，心律齐，各瓣膜听诊区未闻及病理性杂音，腹软，双下肢不肿。

辅助检查：

2020 年 3 月 4 日胸部 CT 平扫（图 18-1）：两肺内散在斑片影、磨玻璃影及条索影；右肺下叶可见结节影；两肺内部分小叶间隔增厚。两侧胸膜局部增厚，两侧胸腔未见明显积液。

2020 年 3 月 5 日痰标本：新型冠状病毒核酸检测阳性。

2020 年 3 月 5 日血气分析：pH 7.451，PO_2 163 mmHg，PCO_2 42.5 mmHg，SO_2 99.3%。

入院诊断： 新冠肺炎 普通型。

诊疗过程： 患者从意大利返回前家族聚集性发热，临床表现为发热、咳嗽。化验：血常规白细胞不高，淋巴细胞减少。3 月 4 日胸部 CT 平扫（图 18-1）表现为两肺内散在磨玻璃影伴细网格影。入院后无呼吸困难，氧合指数正常。根据《新型冠状病毒肺炎诊疗方案（试行第七版）》诊断新冠肺炎 普通型。

入院后血常规及 CRP 变化趋势见表 18-1，血生化变化趋势见表 18-2。

入院后给予利巴韦林注射液 0.5 g 静点 Q12 h

表 18-1　血常规及 CRP

时间	WBC（$×10^9$/L）	NE%	NE（$×10^9$/L）	LY%	LY（$×10^9$/L）	RBC（$×10^{12}$/L）	HGB（g/L）	PLT（$×10^9$/L）	CRP（mg/L）
3 月 6 日	3.98	51.64	2.06	36.70	1.46	4.59	136.00	350.00	27.9
3 月 10 日	4.65	52.74	2.45	34.80	1.62	4.48	128.00	504.10	0.9
3 月 15 日	5.48	64.84	3.55	27.00	1.48	3.93	114.00	400.00	0.3

表 18-2　血生化

时间	K（mmol/L）	Na（mmol/L）	CREA（μmol/L）	ALT（U/L）	CK（U/L）	ALB（g/L）	GLU（mmol/L）
3 月 6 日	4.65	137.3	52.6	40.4	52.5	34.5	4.32
3 月 10 日	4.84	142.6	53.1	140.9	21.9	37.3	4.49
3 月 15 日	4.51	140.4	51.9	47.9	21.6	38.1	4.97

抗病毒，重组人干扰素 α-2b 注射液 5 MIU 2 次 / 日雾化吸入，疗程 1 周。体温自入院后第 2 天开始正常，体温变化见图 18-2。

至 3 月 11 日干咳较前明显好转，无胸闷、憋气。3 月 11 日胸部 CT 平扫（图 18-3）较 3 月 4 日肺内病灶明显吸收减少，密度变淡。3 月 11 日及 16 日查新型冠状病毒（2019-nCoV）抗体检测 IgM/IgG 均阳性反应。3 月 16 日复查新型冠状病毒核酸检测（痰）阴性。3 月 18 日患者治愈出院。

病例点评：

患者属于意大利输入性病例，意大利确诊病例已破三万，目前国内输入性病例持续增长，因此加强输入性病例的管理尤为重要。

该患者家族内多人发热，属于聚集性发病。院外发热时间较长，境外误诊为感冒，入院时 CT 已出现两肺内散在浅淡磨玻璃影伴细网格影，左下叶基底段不均匀实变影，双肺上叶、中叶病变以外周带分布为特征等典型新冠肺炎表现。临床表现与国内新冠肺炎　普通型相似，但其病毒序列是否与国内一致未可知。入院后给予利巴韦林抗病毒及对症支持治疗 1 周后病情明显好转。

目前我院收治的输入性病例轻症和普通型占绝大部分，预后相对良好。因此已有呼吸道或者发热症状的境外人员应尽可能留在当地，主动避免带病长途旅行，以免给自身健康和社会公众带来风险。

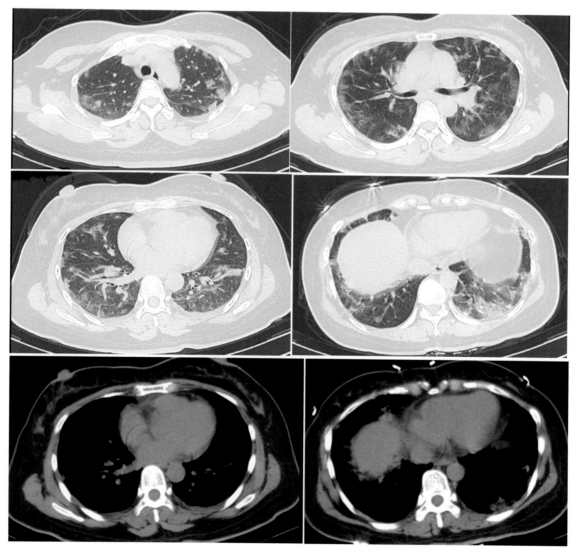

图 18-1　胸部 CT 平扫（2020 年 3 月 4 日）两肺内散在大小不等浅淡磨玻璃影、稍高磨玻璃影伴细网格影，左下叶基底段尚显示亚段分布的不均匀实变影，双肺上叶、中叶病变以外周带分布为特征。双侧胸腔极少量积液，左下邻近病变处胸膜轻度增厚

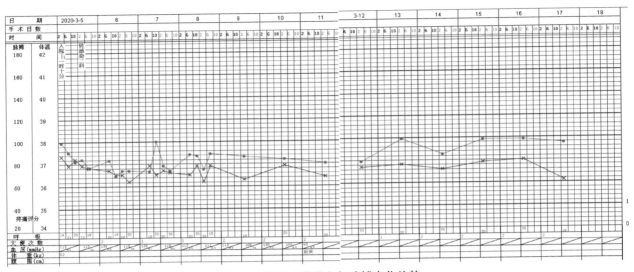

图 18-2 体温（蓝线）与脉搏变化趋势

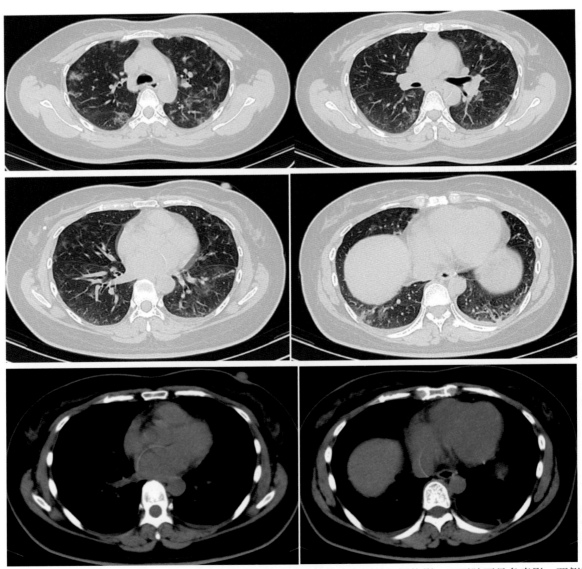

图 18-3 胸部 CT（2020 年 3 月 11 日）两肺内散在磨玻璃影，部分病变可见细网格影，双下肺可见条索影。两侧胸膜局部增厚，两侧胸腔少量积液。较 2020 年 3 月 4 日肺内病灶明显吸收减少，密度变淡。胸腔积液略有增多

病例 19 不容忽视的境外发热

（田地 王琳）

患者 I 某，女性，35 岁，主因"发热 10 天。"急诊以"新冠肺炎 疑似病例"于 2020 年 3 月 13 日收入院。

主诉：发热 10 天。

现病史：10 天前开始发热，体温最高 39.0℃，伴畏寒、咽痛、四肢关节及肌肉酸痛，无咳嗽、流涕，无胸闷及呼吸困难，伴恶心，无呕吐，伴腹泻，无腹痛，自行服用布洛芬退热治疗，体温仍反复升高，遂就诊于美国当地医院，查血常规提示白细胞降低，胸部 X 线示肺部感染，给予奥司他韦治疗，效果不佳。入院前 1 天就诊于我院感染急诊完善检查，血常规提示 WBC 5.08×10⁹/L，NE% 69.94%，LY% 23.80%。胸部 CT 平扫：考虑双肺下叶感染性病变，病毒性肺炎可能性大。以"新冠肺炎 疑似病例"收入院。

流行病史：患者长期居住于美国波士顿，就职公司有 100 余例新冠肺炎确诊患者，患者曾与确诊病例有过密切接触，无有效防护措施。近 2 周无湖北旅居史，无湖北相关人员接触史，2020 年 3 月 12 日自波士顿抵达北京。

既往史：无特殊。

入院查体：T 37.2℃，P 100 次 / 分，R 20 次 / 分，BP 128/74 mmHg。神志清楚，正常面容，双肺呼吸音粗，未闻及干湿啰音及胸膜摩擦音。心律齐，各瓣膜听诊区未闻及病理性杂音，腹部平坦，全腹无压痛及反跳痛，双下肢不肿。

入院诊断：新冠肺炎 疑似病例。

实验室检查（表 19-1，表 19-2）：

影像学检查：

超声：3 月 16 日腹部超声：肝胆胰脾双肾未见异常；浅表淋巴结超声：左侧颈部淋巴结可见；超声心动：左心室舒张功能减低，左心室射血分数 66%。

胸部 CT 平扫（3 月 13 日）示双肺下叶胸膜下可见磨玻璃影，境界清楚，病变实质内可见细网格影（图 19-1）。

确定诊断：新冠肺炎 普通型。

诊治经过：3 月 13 日入院后给予洛匹那韦 / 利托那韦 500 mg 2 次 / 日口服抗病毒治疗，给予干扰素 α-2b 500 MIU 2 次 / 日雾化抗病毒治疗。入院后患者持续发热，体温最高 38.0℃，情绪低落、焦虑明显，食欲欠佳。3 月 16 日起予甲泼尼龙 40 mg 1 次 / 日，共 3 日。患者反复发热，CRP、血清淀粉样蛋白 A 均升高，考虑合并细菌感染可能性大，3 月 16 日加用头孢曲松抗感染治疗。2020 年 3 月 18 日胸部 CT（图 19-2）病变明显吸收，纤维化明显。体温波动于 37 ～ 38℃（图 19-3）。

病例点评

该病例为输入性病例，患者从美国波士顿归来，其就职公司有 100 余例新冠肺炎确诊患者，

表 19-1 血常规 + CRP + SAA

日期	WBC（×10⁹/L）	NE（×10⁹/L）	LY（×10⁹/L）	CRP（mg/L）	SAA（mg/L）
3 月 15 日	4.66	3.05	1.06	34.9	359.8
3 月 18 日	8.80	7.23	1.10	3.2	18.7

表 19-2 凝血组合

日期	PT（s）	TT（s）	APTT（s）	Fb（mg/dl）
3 月 15 日	12.1	13.5	29	370
3 月 18 日	10.3	14.2	26.1	273

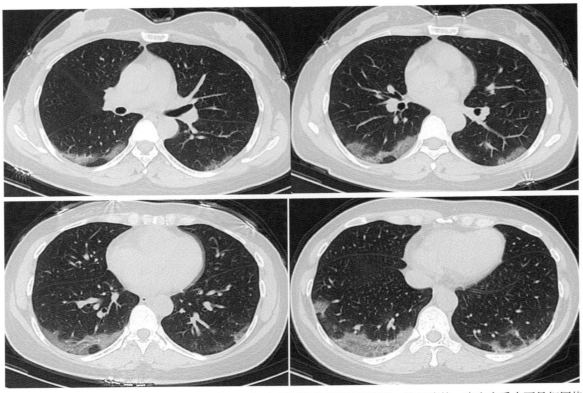

图 19-1 胸部 CT 平扫（2020 年 3 月 13 日）： 双肺下叶胸膜下可见磨玻璃影，境界清楚，病变实质内可见细网格影

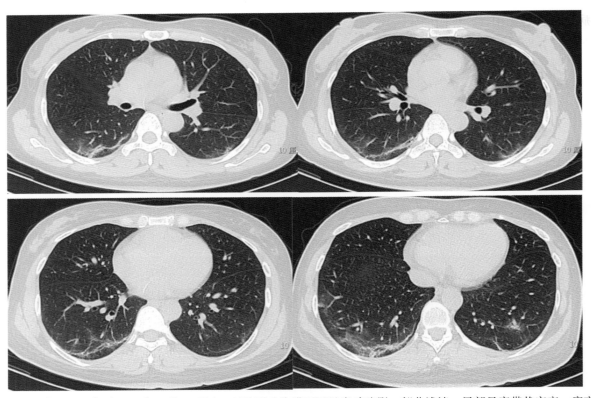

图 19-2 胸部 CT 平扫（2020 年 3 月 18 日）： 双肺下叶胸膜下可见磨玻璃影，部分浅淡，局部呈窄带状实变，病变区域可见条索影。与 2020 年 3 月 13 日 CT 比较病变明显吸收，纤维化明显

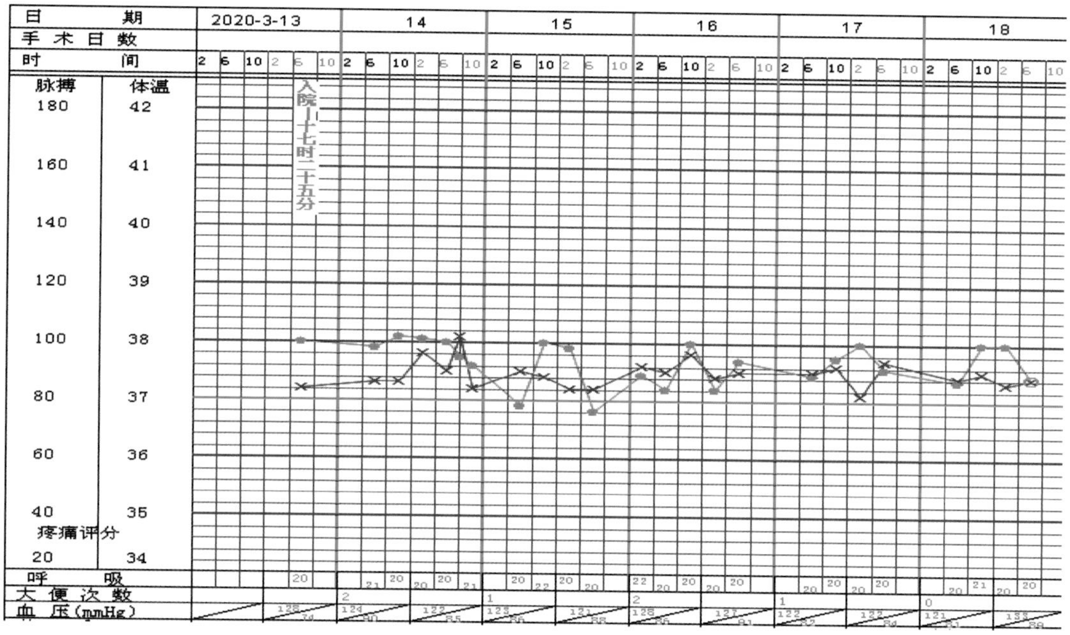

图 19-3 体温（蓝线）与脉搏变化趋势

目前新冠肺炎疫情已遍布美国 50 个州，截至 3 月 18 日，美国累计确诊病例 6522 例。

患者症状典型，流行病学史明确，胸部 CT 双下肺多发磨玻璃影，影像学表现典型。新型冠状病毒核酸检测阳性，诊断明确。患者病程中反复持续发热，精神、进食欠佳，焦虑明显，入院后查炎症指标升高，加用甲泼尼龙及头孢曲松后病情好转，复查炎症指标下降，胸部 CT 提示病变吸收好转。对于持续发热除考虑患者病毒感染外，要警惕细菌感染加重病情进展。

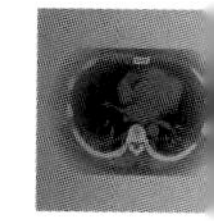

病例 20　病情与病程的矛盾

（李新刚　张素娟）

患者 J 某，女，44 岁，主因"咳嗽咳痰 1 天"急诊以"新冠肺炎 疑似病例"于 2020 年 3 月 15 日收入院。

主诉： 咳嗽、咳痰 1 天。

现病史： 1 天前无明显诱因出现咳嗽，少量黄痰，无咽部不适、流涕、胸闷气短、胸痛、心悸、发热、乏力、肌肉酸痛、腹泻等不适，由首都机场送至我院感染急诊，查血常规：WBC 7.81×10^9/L，NE 5.90×10^9/L，NE% 75.54%，LY% 19.62%，LY 1.53×10^9/L，HGB 139.00 g/L，PLT 146.00×10^9/L，CRP 11.6 mg/L。胸部 CT：两肺多发炎性病灶，考虑病毒性肺炎可能性大。急诊以"新冠肺炎 疑似病例"收入院。

患者自发病来，精神食欲睡眠可，二便正常，体重无显著变化。

流行病学史： 否认接触发热、咳嗽、咳痰等患者，否认接触新冠肺炎确诊及疑似患者，西班牙时间 3 月 13 日由巴塞罗那经莫斯科转机至北京，北京时间 3 月 15 日中午到达首都机场。

既往史： 否认高血压、冠心病、糖尿病病史，否认食物、药物过敏史，否认手术外伤史。

入院查体： T 37.3℃，P 105 次/分，R 20 次/分，BP 114/80 mmHg，SpO_2 99%。神志清楚，双肺呼吸音粗，未闻及干湿啰音及胸膜摩擦音。心率 105 次/分，心律齐，各瓣膜听诊区未闻及病理性杂音，腹部平坦，全腹无压痛及反跳痛，双下肢无水肿。

入院诊断： 新冠肺炎 疑似病例。

诊治经过： 患者入院后血常规及 CRP 见表 20-1，生化检查见表 20-2，胸部 CT 平扫：两肺多发炎性病灶，考虑病毒性肺炎（图 20-1）。

患者入院后仍发热，伴咳嗽、咳痰，痰呈淡黄色，无憋气，新型冠状病毒核酸检测回报阳性，诊断新冠肺炎 普通型，血新型冠状病毒抗体 IgM（-）IgG（-）。

根据《新型冠状病毒肺炎诊疗方案（试行第七版）》的推荐治疗方案，予以洛匹那韦/利托那韦片 500 mg 2 次/日口服，重组人干扰素 α-2b 注射液雾化吸入抗病毒治疗。

体温变化见图 20-2。

病例点评： 患者诊断"新冠肺炎 普通型"，属于国外输入性病例，主要临床表现为低热，肺部 CT 提示病毒性肺炎改变，实验室提示 C 反应蛋白轻度升高，但 SAA（血清淀粉样蛋白 A）明

表 20-1　血常规+CRP								
	WBC（$\times 10^9$/L）	NE%	LY（$\times 10^9$/L）	LY%	RBC（$\times 10^{12}$/L）	HGB（g/L）	PLT（$\times 10^9$/L）	CRP（mg/L）
3 月 15 日	7.81	75.54%	1.53	19.62%	4.69	139	146	11.6
3 月 16 日	5.07	71.70%	1.13	22.30%	4.85	153	189	8.2
3 月 18 日	3.63	60.64%	2.20	33.90%	3.94	117	134	12

表 20-2　常规生化								
	K（mmol/L）	Na（mmol/L）	CREA（μmol/L）	ALT（U/L）	GLU（mmol/L）	CK（U/L）	ALB（g/L）	SAA（mg/L）
3 月 15 日	3.43	134.7	53.9	25.4	5.55	90.3	41.6	302.8
3 月 18 日	3.78	134.9	53.6	23.4	5.90	78.1	34.5	197.4

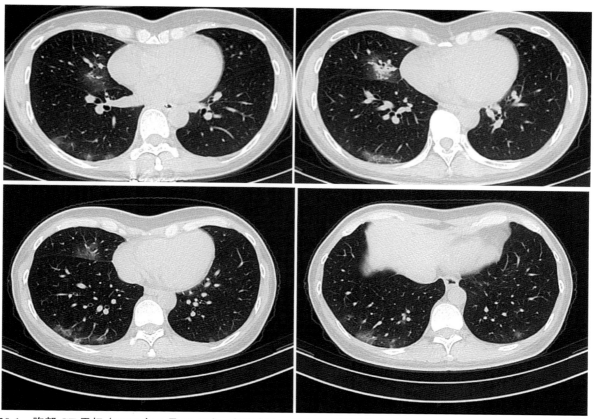

图 20-1　胸部 CT 平扫（2020 年 3 月 15 日）：右肺中叶、双肺下叶均可见磨玻璃影，右中叶表现为片状实变影伴周围磨玻璃影，病变以肺边缘分布为主

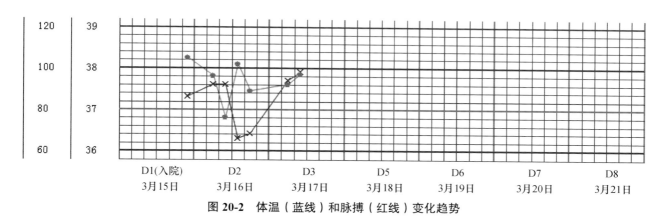

图 20-2　体温（蓝线）和脉搏（红线）变化趋势

显升高，特异性好于 C 反应蛋白，治疗后临床症状有好转，复查 SAA 较前明显下降，提示 SAA 可能是病情变化的生化标志物，此外目前国内输入性病例持续增长，应加强早期识别与及时诊治。

北京佑安医院病例

病例1　诊疗方案——重型标准之变

（马春华）

患者男，38岁，北京人。主因"发热7天，胸闷1天"，以"新冠肺炎　重型"于2020年1月21日17:00收入院。

主诉：发热7天，胸闷1天。

现病史：2020年1月14日出现发热（体温38℃），伴乏力、全身酸痛，偶有干咳，自认为"流行性感冒（流感）"服用磷酸奥司他韦（达菲）3天，未见好转。17日去某医院发热门诊，查甲型流感病毒抗原阴性，仍考虑"流感"，继续服用磷酸奥司他韦。20日再次去此医院发热门诊就诊，查血白细胞、C反应蛋白（CRP）正常，胸部X线片示双下肺炎症。医生询问患者5天前曾出差武汉，遂采集咽拭子标本送北京市CDC和北京市丰台区CDC，新型冠状病毒核酸检测均呈阳性。21日15:00点，北京市新型冠状病毒专家组会诊：患者肺多叶病变、新型冠状病毒核酸检测阳性，根据新冠肺炎诊疗方案（试行第二版）定义，患者确诊为新型冠状病毒感染重型病例。于2020年1月21日17:00点转入我院。

流行病学史：2020年1月10日去武汉参加会议，11日下午回北京。

既往史：既往体健，否认冠心病、糖尿病病史，否认其他传染病史，否认食物、药物过敏史，否认手术外伤史。

入院查体：体温（T）37.7℃，脉搏（P）80次/分，呼吸（R）20次/分，血压（BP）120/80 mmHg，神志清楚，急性病容，全身皮肤未见皮疹，浅表淋巴结无肿大，结膜无充血，皮肤、巩膜无黄染。双肺呼吸音粗，未闻及明显湿啰音，心脏各瓣膜听诊区未闻及明显杂音。腹部饱满，无压痛、反跳痛，肝脾肋下未及，肝脾肾区无叩击痛，移动性浊音（－），双下肢不肿。神经系统检查未见明显异常。

入院诊断：新冠肺炎　重型。

入院检查：见表1-1。

诊疗经过：患者入院后给予洛匹那韦/利托那韦（克立芝）联合"连花清瘟胶囊"治疗。入院后体温37.9℃，咳嗽、胸闷，无明显憋气。23日胸部CT提示双肺多发磨玻璃影及条片状实变影（图1-1）。

23日至26日体温波动于37.4～37.8℃，活动后胸闷、气短。鼻导管吸氧3 L/min，经皮指氧饱和度93%～95%。26日胸部CT提示肺部病变部分较前好转，部分进展（图1-2）。

病程中因服用洛匹那韦/利托那韦片出现腹泻、乏力，27日查血钾2.9 mmol/L，予以补钾后

日期 （2020年）	WBC （×10⁹/L）	LY%	NE%	CRP （mg/L）	ALT （U/L）	AST （U/L）	CK （U/L）	新型冠状病毒 核酸
1月23日	3.43	30.2	59.7	21.4	75	86	703	—
1月27日	5.67	13.3	75.9	36.3	75	57	106	1.29（－）
1月30日	4.40	21.4	66.9	6.0	53	33	79	1.31（－）

表1-1　实验室检查

缓解。30 日查胸部 CT 提示肺部病变较前好转（图 1-3）。29 日和 31 日采咽拭子送北京市 CDC 进行新型冠状病毒核酸检测，结果呈阳性。

确定诊断：新冠肺炎　普通型。

病例点评：本病例为新冠肺炎典型病例，临床表现为典型发热、头痛、肌肉酸痛、乏力，肺部影像为间质性肺炎，表现为多发磨玻璃影。根据新冠肺炎诊疗方案（试行第二版）定义，

患者确诊为"新冠肺炎　重型"病例，但随着新冠肺炎诊疗方案的更新，此病例仅符合新冠肺炎诊疗方案（试行第七版）定义的"新冠肺炎　普通型"。该典型病例与季节性流感无明显区别，易误诊为流感，流行病学史和新型冠状病毒核酸检测有助于鉴别。本患者仅给予对症支持治疗，病程 14 天自限，肺部炎症大部分吸收消散。

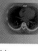
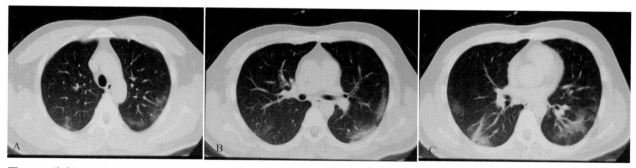

图 1-1　胸部 CT（2020 年 1 月 23 日）。**A.** 两肺上叶后段胸膜下条片状磨玻璃影；**B.** 左肺上叶舌段胸膜下条状磨玻璃影；**C.** 两肺下叶胸膜下片状磨玻璃影，其内见增粗的血管

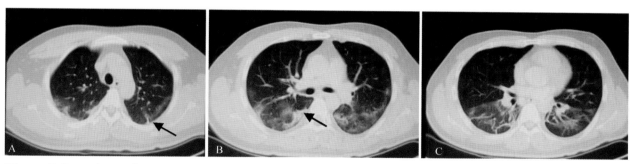

图 1-2　胸部 CT（2020 年 1 月 26 日）。**A.** 两肺上叶后段条片状磨玻璃影，胸膜下小叶间隔增粗（箭头示）；**B** 和 **C.** 双肺上叶后段、下叶后段磨玻璃影增大，部分实变（箭头示）

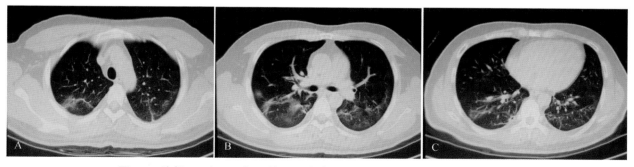

图 1-3　胸部 CT（2020 年 1 月 30 日）与 26 日相比，两肺磨玻璃影明显吸收

病例 2　来也凶猛，去也匆匆

（马春华）

患者男，35 岁，北京人，主因"发热伴咳嗽 6 天"，以"新冠肺炎　普通型"于 2020 年 1 月 25 日 19:50 收入院。

主诉：发热伴咳嗽 6 天。

现病史：2020 年 1 月 19 日自感低热，未测体温，伴干咳、乏力，未诊治。1 月 23 日体温升至 38.5℃，咳嗽频繁，就诊于某医院，因不除外新型冠状病毒感染，予以隔离，给予口服酚麻美敏（泰诺）治疗，患者服药后大汗，体温降至正常。采集患者咽拭子标本送北京市 CDC 和北京市丰台区 CDC，新型冠状病毒核酸检测均呈阳性。于 2020 年 1 月 25 日 19:50 转入我院。

流行病学史：2020 年 1 月 12 日前往武汉居住，15 日返回北京。

既往史：既往体健。否认冠心病、糖尿病病史，否认其他传染病史，否认食物、药物过敏史，否认手术外伤史。

入院查体：T 37.2℃，P 90 次 / 分，R 20 次 / 分，BP 130/80 mmHg。神志清楚，急性病容，表情焦虑，查体合作，全身皮肤未见皮疹，浅表淋巴结无肿大，双侧巩膜无黄染，口唇无苍白、发绀。双肺呼吸音粗，未闻及湿啰音；心脏各瓣膜听诊区未闻及杂音。全腹平坦，肝、脾、胆囊未触及，无压痛及反跳痛，双下肢无水肿。

入院诊断：新冠肺炎　普通型。

入院检查：见表 2-1。

诊疗经过：入院后给予复方甘草片、"连花清瘟胶囊"。25 日患者体温恢复正常，未再发热，但咳嗽频繁，略感胸闷。1 月 26 日胸部 CT 提示双肺多发斑片状、大片磨玻璃影（图 2-1）。

1 月 30 日、2 月 1 日采集患者咽拭子进行新型冠状病毒核酸检测均为阴性，但 1 月 31 日患者胸部 CT 提示双肺弥漫性多发磨玻璃影较前无明显好转（图 2-2），继续治疗。

2 月 1 日至 5 日患者无明显不适症状，复查胸部 CT 病变明显吸收（图 2-3）。

表 2-1　实验室检查

日期（2020 年）	WBC（×10⁹/L）	LY%	NE%	CRP（mg/L）	ALT（U/L）	AST（U/L）	PTA（%）	PO₂（mmHg）	SO₂（%）	新型冠状病毒核酸
1 月 25 日	4.08	44.5	69.9	24.2	24	31	63	94.6	97.2	1.30（－）
1 月 30 日	5.34	34.1	53.7	23.4	65	38	77	—	—	2.1（－）
2 月 4 日	5.60	35.5	51.7	2.1	71	52	74	—	—	

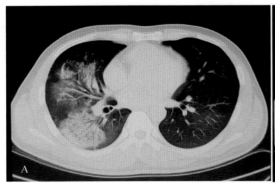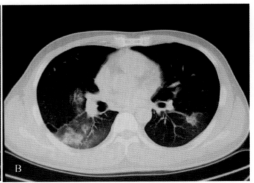

图 2-1　胸部 CT（2020 年 1 月 26 日）。A. 右中叶、下叶后段片状磨玻璃影及实变影，内见支气管充气征；**B.** 双下肺后段片状磨玻璃影

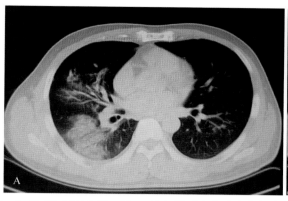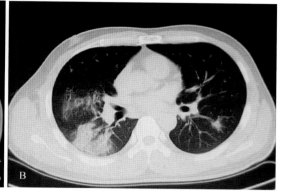

图 2-2 胸部 CT（2020 年 1 月 31 日）提示右中叶病变部分吸收（**A**），双肺下叶病变密度升高，右下叶实变加重（**B**）

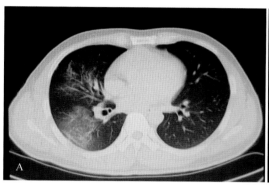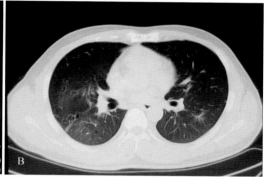

图 2-3 胸部 CT（2020 年 2 月 5 日）提示右中叶、下叶病变部分吸收，病灶密度明显降低

确定诊断： 新冠肺炎 普通型。

病例点评： 此病例特点是入院时病程 1 周，胸部 CT 提示双肺多发斑片状、大片磨玻璃影和实变影，临床仅给予复方甘草片、"连花清瘟胶囊"对症治疗。患者临床症状轻，住院后体温恢复正常，热程 1 周，临床过程表现为一个自限过程。

但需注意的是，患者虽然体温恢复正常，胸部 CT 却仍显示其肺部渗出重，12 天时病变仍无明显吸收，表现出临床与影像学的不一致性，病程 17 天胸部 CT 提示病变明显吸收。故体温正常 11 天后，胸部 CT 提示病变明显吸收，核酸检测隔日两次阴性出院是安全的，不再具有传染性。

病例 3 症状缓解，影像加重

（马春华）

患者男，43 岁，湖北武汉人。主因"发热 6 天，确诊新冠肺炎 1 天"于 2020 年 1 月 23 日 11：50 收入院。

主诉： 发热 6 天。

现病史： 2020 年 1 月 17 日出现发热（体温 38.0℃），伴干咳、乏力，就诊于北京某医院，诊断"流行性感冒"，给予药物治疗（具体药物不祥），服药 4 天后症状无明显缓解。再次就诊此医院，查血常规示白细胞正常，采集患者咽拭子送北京市 CDC、北京市丰台区 CDC 检测新型冠状病毒核酸均呈阳性。23 日经北京市新型冠状病毒专家组会诊，患者为新型冠状病毒感染确诊病例，于 2020 年 1 月 23 日 11：50 收入院。

流行病学史： 2020 年 1 月 13 日从湖北鄂州来北京。

既往史： 既往体健。否认冠心病、糖尿病病史，否认其他传染病史，否认食物、药物过敏史，否认手术外伤史。

入院查体： T 37.1℃，P 90 次 / 分，R 20 次 / 分，BP 135/70 mmHg。神志清楚，精神紧张，查体合作，全身皮肤未见皮疹，浅表淋巴结无肿大，双侧巩膜无黄染，口唇无苍白、发绀。双肺呼吸音粗，未闻及湿啰音；心脏各瓣膜听诊区未闻及杂音。全腹平坦，肝、脾、胆囊未触及，无压痛及反跳痛，双下肢无水肿。

入院诊断： 新冠肺炎 重型。

入院检查： 见表 3-1。

诊疗经过： 入院后体温 37.5℃，伴干咳、头痛、乏力。给予洛匹那韦 / 利托那韦片联合"连花清瘟颗粒"及"复方鲜竹沥液"。24 日查胸部 CT，提示右肺上叶后段、右下叶可见斑片状磨玻璃影，左下肺小斑片影（图 3-1）。

25 日至 28 日体温 37.5 ～ 39.0℃，咳嗽加重、胸闷，吸氧（2 L/min），SpO₂ 维持在 95% ～ 98%。

表 3-1　实验室检查

日期 （2020 年）	WBC （×10⁹/L）	LY%	NE%	CRP （mg/L）	ALT （U/L）	AST （U/L）	CK （U/L）	PTA （%）	PO₂ （mmHg）	SO₂ （%）	新型冠状病毒核酸
1 月 24 日	3.83	16.82	75.7	11.8	80	78	80	81	94.3	97.9	—
1 月 30 日	5.69	13.6	78.0	80.8	50	65	1978	74	126.6	99	
2 月 1 日	6.33	12.5	75.1	38.9	75	68	1137	78	100.1	—	—
2 月 4 日	5.20	14.8	73.7	50.2	67	47	—	—	100.4	98.2	—
2 月 7 日	—										（－）

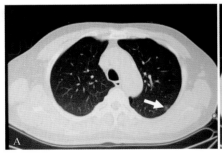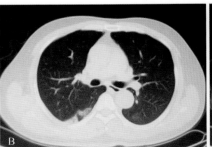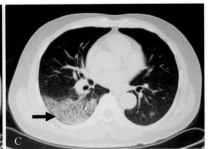

图 3-1　胸部 CT（2020 年 1 月 24 日）。A. 左肺上叶胸膜下点片状影；**B**. 右肺上叶后段胸膜下磨玻璃影；**C**. 右下叶后段呈地图样分布、重叠网状细线影的磨玻璃影——"铺路石征"（箭头示）

28 日胸部 CT 提示双肺磨玻璃影增多，范围扩大（图 3-2）。

1 月 29 日至 30 日体温 37.7 ～ 38.5℃，咳嗽、喘憋，尤其活动后，不吸氧，SpO₂ 91% ～ 92%。31 日体温正常，自觉憋气较前加重。2 月 1 日胸部 CT 提示双肺磨玻璃影进展为实变影（图 3-3）。

2 月 2 日至 5 日体温正常，咳嗽、喘憋逐渐减轻，活动后仍憋气。吸氧（3 L/min），SpO₂ 维持在 97% ～ 99%。2 月 5 日胸部 CT 提示双肺实变影（图 3-4）。

2 月 8 日患者体温正常，无咳嗽、喘憋及活动后憋气。11 日复查胸部 CT 明显吸收。

确定诊断：新冠肺炎　重型。

病例点评：本例为新冠肺炎重型病例，临床表现为毒血症状较重（发热、头痛、肌肉酸痛、腹泻及乏力），双肺炎症渗出由轻变重，呈现多发实变。热程长 14 天，体温正常后渗出病变仍在加重，病程中未使用激素。目前新型冠状病毒的致病机制、肺部病变的病理特点尚不明确，为何临床症状好转，病变仍在进展，有待进一步探讨和研究。

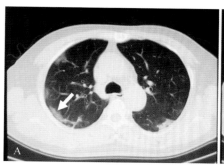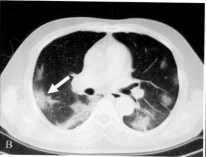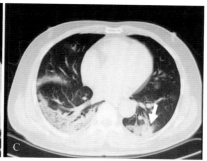

图 3-2　胸部 CT（2020 年 1 月 28 日）。A. 双肺上叶胸膜下多发条片状磨玻璃影（箭头示）；**B.** 右肺上叶、左肺上叶多发磨玻璃影、实变影（箭头示）；**C.** 右下叶后段呈"铺路石征"，左下叶病变变大、实变（箭头示）

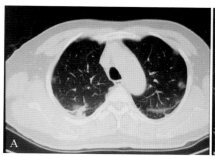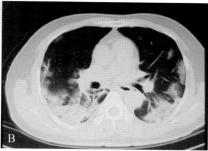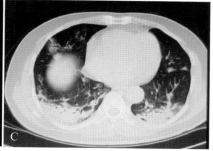

图 3-3　胸部 CT（2020 年 2 月 1 日）。A. 双肺上叶胸膜下磨玻璃影部分吸收，部分实变；**B.** 双肺磨玻璃影增大，密度增高实变；**C.** 双下叶后段呈"铺路石征"，密度增高实变

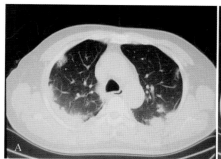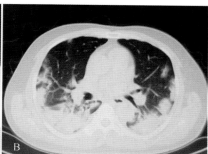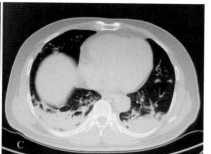

图 3-4　胸部 CT（2020 年 2 月 5 日）示双肺磨玻璃影密度进一步增加、实变

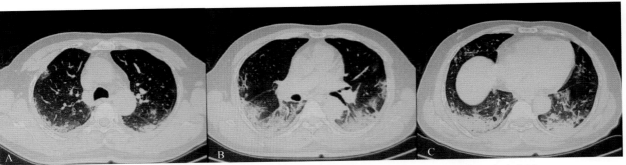

图 3-5　胸部 CT（2020 年 2 月 11 日）示双肺磨玻璃影较 2 月 5 日明显吸收，密度变淡

病例 4　激素的妙用

（李伺曾）

患者男，39 岁，北京人，主因"发热 3 天"以"新冠肺炎"于 2020 年 1 月 24 日 16：00 收入院。

主诉：发热 3 天。

现病史：2020 年 1 月 21 日患者出现发热（体温 37.8℃），伴乏力、干咳、肌肉酸痛，无腹泻，坚持日常工作，未就医。22 日仍发热（体温 37.7～38℃），就诊于北京某医院予以隔离，查血 WBC 3.12×10⁹/L，LY% 36.3%，NE% 51.3%；ALT 55 U/L，AST 50 U/L，尿蛋白（+）；采集咽拭子送 CDC 进行新型冠状病毒核酸检测，23 日结果回报新型冠状病毒核酸阳性。2020 年 1 月 24 日 16：00 收入我院。

流行病学史：2020 年 1 月 15 日去武汉出差，19 日返回。

既往史：既往体健。否认冠心病、糖尿病病史，否认其他传染病史，否认食物、药物过敏史，否认手术外伤史。

入院查体：T 37.3℃，P 103 次 / 分，R 21 次 / 分，BP 120/80 mmHg。神志清楚，急性病容，查体合作，全身皮肤未见皮疹，浅表淋巴结无肿大，双侧巩膜无黄染，口唇无苍白、发绀。双肺呼吸音粗，未闻及湿啰音；心脏各瓣膜听诊区未闻及杂音。全腹平坦，肝、脾、胆囊未触及，无压痛及反跳痛，双下肢无水肿。

入院诊断：新冠肺炎 普通型。

入院检查：见表 4-1。

诊疗经过：入院后给予"连花清瘟颗粒"及"复方鲜竹沥液"，25 日患者体温 38.1℃，咳嗽、气促，活动后憋气，予加大吸氧流量（5 L/min），SpO₂ 维持在 95%～98%。26 日胸部 CT 提示双肺多发磨玻璃影及实变影（图 4-1）。

27 日患者体温 38℃，咳嗽频繁，活动后喘憋明显，CT 报告不除外合并细菌感染，双侧胸膜增厚。临床考虑新冠肺炎，肺渗出加重。予以甲泼尼龙 40 mg/d。28 日体温正常，吸

表 4-1　实验室检查

日期 （2020 年）	WBC （×10⁹/L）	LY%	NE%	CRP （mg/L）	ALT （U/L）	AST （U/L）	CK （U/L）	PO₂ （mmHg）	SO₂ （%）	新型冠状 病毒核酸
1 月 25 日	3.12	36.3	51.3	19.3	55	50	264	34.7	124.8	—
1 月 30 日	5.58	11.8	79.5	57.1	60	50	34	45.7	82.5	—
1 月 31 日	6.33	12.5	75.1	38.9	75	68	—	33.6	88.7	—
2 月 1 日	—	—	—	—	—	—	—	—	—	（-）
2 月 4 日	6.24	34	57.4	2.6	194	11	76	—	—	（-）

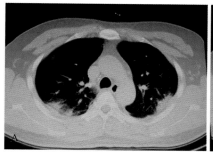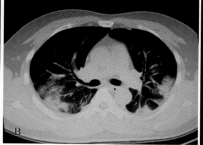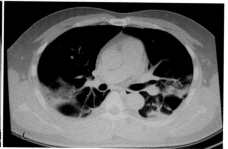

图 4-1　胸部 CT（2020 年 1 月 26 日）示双肺后部胸膜下多发磨玻璃影，其内肺纹理增强

氧 3 L/min，SpO$_2$ 维持在 93% ～ 95%。29 日体温 38.4℃，伴咳嗽、胸闷、乏力，吸氧 3 L/min，SpO$_2$ 维持在 98%，予甲泼尼龙 40 mg/d 每日 1 次。29 日胸部 CT 提示双肺多发磨玻璃影明显吸收（图 4-2）。

30 日患者体温 37.5℃，咳嗽、胸闷、乏力减轻。31 日患者体温正常，症状明显减轻。予甲泼尼龙 15 mg/d，每 12 h 一次，2 天后停用。2 月 3 日和 7 日胸部 CT 示双肺磨玻璃影基本吸收（图

4-3 和图 4-4）。

确定诊断： 新冠肺炎 普通型。

病例点评： 此病例特点是入院时病程 3 天，双肺多发磨玻璃影，临床出现明显毒血症状。治疗给予小剂量甲泼尼龙，抑制患者炎症反应，减少渗出；应用甲泼尼龙 3 天后胸部 CT 明显缓解。应用激素要掌握应用时机和剂量，在肺部炎症面积大、范围广或炎症病变明显增多时应用较好，中小剂量、短疗程应用对疾病恢复有益处。

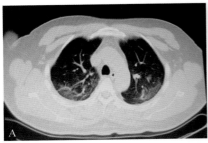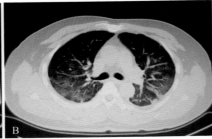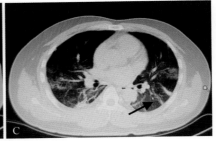

图 4-2 胸部 CT（2020 年 1 月 29 日）示双肺磨玻璃影大部分吸收，可见小叶间隔增厚（箭头示）

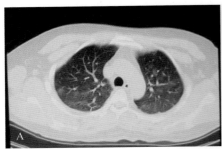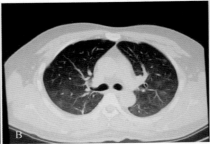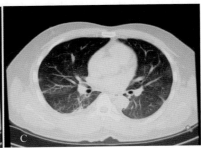

图 4-3 胸部 CT（2020 年 2 月 3 日）示双肺磨玻璃影基本吸收

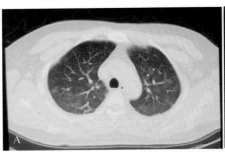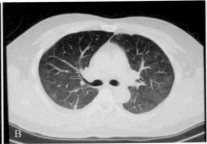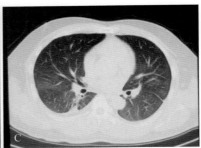

图 4-4 胸部 CT（2020 年 2 月 7 日）示双肺磨玻璃影基本吸收

病例 5　激素的纠结

（李侗曾）

患者男，43 岁，北京人，主因"发热 3 天，确诊新冠肺炎 1 天"于 2020 年 1 月 25 日 11:50 收入院。

主诉：发热 3 天。

现病史：2020 年 1 月 22 日出现发热（体温 37.8℃），23 日体温升至 39.1℃，伴畏寒（无寒战）、头痛、肌肉酸痛、乏力。到某医院就诊被隔离观察，查血白细胞正常，中性粒细胞升高，胸部 CT 提示双肺炎症，给予左氧氟沙星，症状无明显好转。24 日服用对乙酰氨基酚（泰诺林）退热，采集患者咽拭子送北京市 CDC 和北京市丰台区 CDC 检测新型冠状病毒核酸均呈（＋）。25 日经北京市新型冠状病毒专家组会诊，患者为新型冠状病毒感染确诊病例，于 2020 年 1 月 25 日 11:50 收入院。

流行病学史：2020 年 1 月 20 日去湖北鄂州，22 日返回北京。

既往史：既往体健。否认冠心病、糖尿病病史，否认其他传染病史，否认食物、药物过敏史，否认手术外伤史。

入院查体：T 38.0℃，P 98 次 / 分，R 22 次 / 分，BP 135/70 mmHg。神志清楚，精神焦虑，查体合作，全身皮肤未见皮疹，浅表淋巴结无肿大，双侧巩膜无黄染，口唇无苍白、发绀。双肺呼吸音粗，未闻及湿啰音；心脏各瓣膜听诊区未闻及杂音。全腹平坦，肝、脾、胆囊未触及，无压痛及反跳痛，双下肢无水肿。

入院诊断：新冠肺炎 普通型。

入院检查：见表 5-1。

诊疗经过：入院后给予洛匹那韦 / 利托那韦片（克力芝）联合"连花清瘟颗粒"及"复方鲜竹沥液"，患者 26 日和 27 日体温 38.5 ～ 38.7℃，咳嗽、胸闷，吸氧（3 L/min），SpO$_2$ 维持在 98% ～ 100%。26 日胸部 CT 提示双肺散在磨玻璃影（图 5-1）。

29 日体温 39.3℃，胸闷憋气，活动后明显，

日期 （2020 年）	WBC （×10⁹/L）	LY%	NE%	CRP （mg/L）	ALT （U/L）	AST （U/L）	CK （U/L）	PTA （%）	PO₂ （mmHg）	SO₂ （%）	新型冠状 病毒核酸
1 月 26 日	4.26	23.2	68.5	3.2	29	27	285	72	—	—	—
1 月 30 日	2.70	30.9	59.6	11.5	37	65	1978	—	—	—	—
2 月 03 日	3.11	25.3	66.1	11.1	86	82	1137	78	100.4	98.2	（－）
2 月 06 日	3.86	31.6	54.7	26.4	102	54	242	73	119.9	98.8	（－）

表 5-1　实验室检查

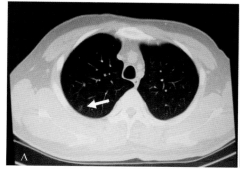 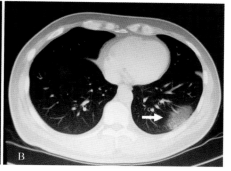

图 5-1　胸部 CT（2020 年 1 月 26 日）。A. 右上叶后胸膜下小点片影；**B**. 左下叶胸膜下类圆形磨玻璃影

吸氧（3 L/min），SpO₂ 维持在 92%～95%。予以加大吸氧流量 5 L/min，SpO₂ 维持在 95%～98%。29 日胸部 CT 提示双肺散在类圆形、片状磨玻璃影明显扩大（图 5-2）。

因患者服用洛匹那韦 / 利托那韦片出现腹泻、乏力，患者对该药不耐受而停用。30 日体温约为 39.0℃，吸氧 8 L/min，SpO₂ 维持在 95%～98%。31 日体温 38.7℃，自觉憋气较前加重。2 月 1 日体温 38.5℃，2 月 3 日体温 38.3℃，2 月 4 日体温正常。2 月 3 日胸部 CT 提示双肺磨玻璃影增多（图 5-3），2 月 7 日胸部 CT 提示双肺磨玻璃影大部分吸收消散（图 5-4）。

确定诊断：新冠肺炎 普通型。

病例点评：本例为新冠肺炎普通型病例，临床表现以发热、头痛、肌肉酸痛的毒血症状较重，肌酸激酶（CK）明显升高；胸部 CT 表现为多肺叶、多肺段的间质性炎症。系列影像可以看到炎症的渗出、吸收、消散的动态变化过程，可以看到旧病变的消失与新病变的出现。患者病情加重时，坚持不用激素治疗，毒血症状持续时间长，中高热热程达 12 天，较应用激素的患者病程明显延长，但病程第 13 天（2 月 3 日）病毒核酸转阴。

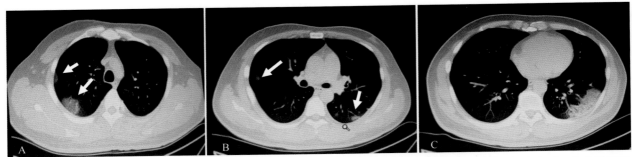

图 5-2 胸部 CT（2020 年 1 月 29 日）。**A**. 右上叶胸膜下病变增多、增大，呈类圆形磨玻璃影；**B**. 右上叶、左上叶新增多发小斑片影；**C**. 左下叶胸膜下类圆形磨玻璃影密度增加、实变

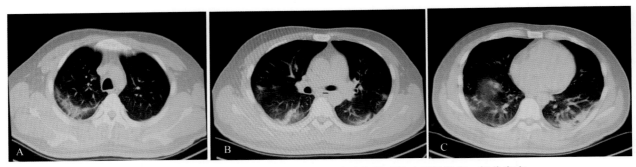

图 5-3 胸部 CT（2020 年 2 月 3 日）示双肺及胸膜下磨玻璃影增多、部分实变

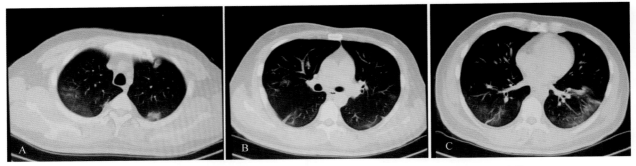

图 5-4 胸部 CT（2020 年 2 月 7 日）示双肺及胸膜下磨玻璃影大部分吸收消散

病例6　难以阻挡的坠落

（李伺曾）

患者男，65岁，湖北武汉人，主因"发热4天"于发热门诊就诊，以"新冠肺炎"于2020年1月28日15:25收入院。

主诉：发热4天。

现病史：2020年1月24日出现发热，体温最高38.0℃，伴干咳、食欲减退、乏力，无胸闷、气短，自服"清肺中成药"，体温有所下降，仍有咳嗽。因其爱人确诊为新冠肺炎，故发热门诊医师对其采集咽拭子标本分别送北京市CDC、北京市丰台区CDC，新型冠状病毒核酸检测均呈阳性，于2020年1月28日15:25收入院。

流行病学史：2020年1月12日于武汉居住，20日来北京。

既往史：既往体健，否认冠心病、糖尿病病史，否认其他传染病史，否认食物、药物过敏史，否认手术外伤史。

入院查体：T 37.6℃，P 90次/分，R 20次/分，BP 132/78 mmHg。神志清楚，情绪焦虑，查体合作，全身皮肤未见皮疹，浅表淋巴结无肿大，双侧巩膜无黄染，口唇无苍白、发绀。双肺呼吸音粗，未闻及湿啰音，心脏各瓣膜听诊区未闻及病理性杂音。全腹平坦，肝、脾、胆囊未触及，无压痛及反跳痛，双下肢无水肿。

入院诊断：新冠肺炎。

入院检查：见表6-1。

诊疗经过：入院后给予"金花清感颗粒"及干扰素雾化治疗。1月28日至2月3日体温变化见图6-1。

2月2日胸部CT提示双肺弥漫性磨玻璃影（图6-2）。血气分析 PO_2 47.6 mmHg，SO_2 86.5%，

表6-1　实验室检查

日期（2020年）	WBC（×10⁹/L）	LY%	NE%	CRP（mg/L）	ALT（U/L）	AST（U/L）	CK（U/L）	PTA（%）	PO₂（mmHg）	SO₂（%）
1月29日	2.95	27.41	62.7	13.5	36	70	168	68%	—	—
2月2日	2.63	15.5	78.0	69.6	31	48	231	71%	—	—
2月3日	7.08	3.2	93.7	—	46	57	513	—	47.6	86.5
2月4日	3.62	2.9	93.1	121.94	40	39	316	—	58.4	92.8
2月5日	12.57	7.8	87.0	197	41	34	—	53%	55.7	91.2

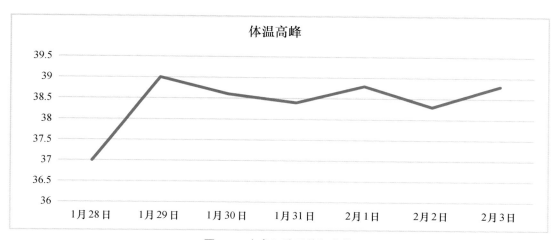

图6-1　患者入院后体温变化

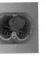

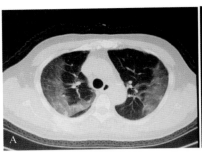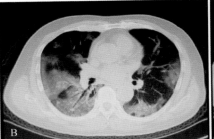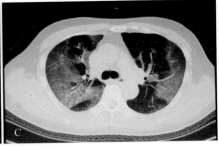

图 6-2　胸部 CT（2020 年 2 月 2 日）示双肺多发磨玻璃影，胸膜下为著，其内见支气管气相

给予储氧面罩吸氧 10 L/min，血气 PO$_2$ 58.4 ～ 147.5 mmHg，SO$_2$ 92.8% ～ 99.5%。

2 月 3 日至 5 日患者体温 38.0 ～ 38.8℃，胸闷憋气、烦躁不安时，血气分析 PO$_2$ 58.4 mmHg，SO$_2$ 92.8%，立即转入 ICU 病房，给予气管插管呼吸机辅助呼吸：模式 A/C，呼气末正压（PEEP）12 cmH$_2$O，吸氧浓度（FiO$_2$）90%，潮气量（Vt）380 ml。氧饱和度 90% ～ 97%。持续予去甲肾上腺素 2 μg/（kg·min），RASS 评分 - 2 ～ - 1 分。给予甲泼尼龙 80 mg/d。

2 月 6 日至 8 日患者体温 38.8 ～ 39.2℃，呼吸机模式 PC，频率（f）15 次 / 分，PEEP 10 cmH$_2$O，吸气压（PS）10 ～ 15 cmH$_2$O，FiO$_2$ 50% ～ 90%。氧饱和度 85% ～ 97%。患者镇静不够时氧饱和度明显下降，给予深度镇静，RASS 评分 - 2 分。考虑患者炎症因子风暴未被抑制，给予甲泼尼龙 80 mg/d，丙种球蛋白 20 g/d，血气分析（2 月 8 日）PO$_2$ 61.8 mmHg，氧饱和度 89.4%。

2 月 9 日至 11 日患者体温 38.0 ～ 38.6℃，WBC（9.38 ～ 10.11）×10^9/L，NE% 92.1% ～ 95.2%，降钙素原（PCT）0.42 ng/L，血肌酐（CREA）140 μmol/L。呼吸机模式 PC，f 15 次 / 分，PEEP 12 cmH$_2$O，PS 15 cmH$_2$O，FiO$_2$ 45%。氧饱和度 91% ～ 95%。血气分析 PO$_2$ 56.0 mmHg，氧饱和度 84.8%。治疗上给予甲泼尼龙 160 mg/d。11 日床旁胸部 X 线片如图 6-3。

2 月 12 日患者血白细胞、血小板明显下降，CREA 197 μmol/L，排除药物毒性、合并细菌感染的可能，考虑与病毒感染有关。呼吸机模式 A/C，f 18 次 / 分，PEEP 15 cmH$_2$O，PS 18 cmH$_2$O，FiO$_2$ 50%。氧饱和度 89% ～ 90%。血气分析：pH 7.28，PO$_2$ 89.2 mmHg，氧饱和度 95.4%。循环衰竭。胸部 X 线片见图 6-4，患者经上述治疗

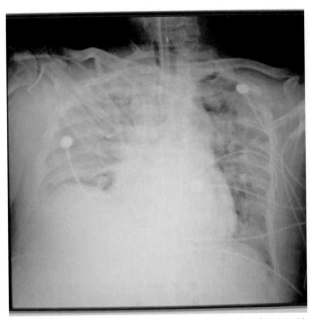

图 6-3　床旁胸部 X 线片（2020 年 2 月 11 日）提示双肺密度明显增加如"白肺"

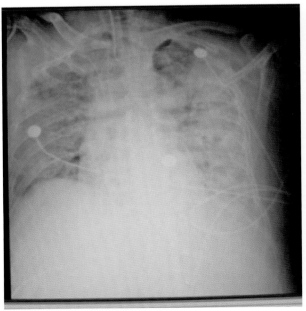

图 6-4　床旁胸部 X 线片（2020 年 2 月 12 日）提示双肺密度明显增加如"白肺"

无明显好转。

2月13日患者仍发热38.7℃，血压下降，尿少，CREA 197 μmol/L，ALT 4837 U/L，AST 5416 U/L，总胆红素（TBIL）94.6 μmol/L。上调去甲肾上腺素，血压维持在95/50 mmHg，氧饱和度66%，吸入100%氧浓度，考虑患者脓毒性休克，给予补液、碳酸氢钠纠酸等治疗，患者氧饱和度约为66%。经ICU专家会诊，给予床旁血液滤过后，2月14日晨患者最终治疗无效死亡。

确定诊断： 新冠肺炎 危重型。

病例点评： 本例为新冠肺炎危重型病例。临床表现为典型的毒血症状（发热、头痛、肌肉酸痛、腹泻及乏力）和重型肺炎，肺炎进展迅速，胸部CT表现为多肺叶、多肺段的磨玻璃影。患者为老年，在病程1周后，尤其病程10天时病情突然加重，高热、喘憋、呼吸困难，CT表现为双肺大面积磨玻璃影，给予插管，呼吸机辅助呼吸，同时予以甲泼尼龙、丙种球蛋白，调整呼吸机模式和参数，但患者继发脓毒性休克及肝、肾等多脏器衰竭，最终经治疗无效死亡。

病例 7　高龄危重型，回天乏力

（李爱新）

患者女，86 岁，北京人，主因"发热 6 天，喘憋 2 天"，以"新冠肺炎 危重型"于 2020 年 1 月 28 日 22:15 收入院。

主诉：发热 6 天，喘憋 2 天。

现病史：患者 1 月 22 日无诱因发热（体温 38.2℃），无畏寒、寒战，就诊于某医院发热门诊，胸部 X 线片提示双肺多发斑片影，诊断考虑不符合新冠肺炎，建议对症治疗，居家隔离、病情变化时随诊，在家服用酚麻美敏（泰诺）退热，24 日体温正常。26 日出现咳嗽、气短、喘憋。1 月 27 日再次就诊于此医院发热门诊，采集咽拭子标本送北京市 CDC、北京市丰台区 CDC 进行新型冠状病毒核酸检测，28 日结果均呈阳性。北京市新型冠状病毒专家组会诊，患者被确诊为"新冠肺炎 危重型"病例，于 2020 年 1 月 28 日 22:15 收入我院。

流行病学史：外甥女和家中保姆均被确诊为新冠肺炎。

既往史：高血压病史 2 年，未规律服药。肺癌病史 8 年。

入院查体：T 37.2℃，P 90 次/分，R 20 次/分，BP 160/80 mmHg，神志清楚，精神萎靡，言语不清，结膜无充血，皮肤、巩膜无黄染。双肺呼吸音粗，双肺细小干啰音，心脏各瓣膜听诊区未闻及明显杂音。腹部平坦，无压痛、反跳痛，肝脾肋下未及，肝脾肾区无叩击痛，移动性浊音（－），双下肢不肿。

入院诊断：新冠肺炎 危重型；
　　　　　　Ⅰ型呼吸衰竭；
　　　　　　电解质紊乱（高钠、高氯血症、低钾血症）；
　　　　　　肝功能不全。

入院检查：T 37.2℃，P 90 次/分，R 20 次/分，BP 160/80 mmHg，神志欠清，精神萎靡，言语不清，结膜无充血，皮肤、巩膜无黄染。双肺呼吸音粗，双肺细小干啰音，心脏各瓣膜听诊区未闻及明显杂音。腹部平坦，无压痛、反跳痛，肝脾肋下未及，肝脾肾区无叩击痛，移动性浊音（－），双下肢不肿。

诊疗经过：入院后给予对症、支持治疗。患者入院后神志模糊，交流困难。面罩吸氧 5 L/min，氧饱和度（SpO₂）88%～92%，考虑患者年龄较大，加强支持治疗；甲泼尼龙 30 mg/d，每 12 h 一次；患者不适应无创呼吸机（家属拒绝有创呼吸机支持），暂密切监测生命体征及病情变化。29 日 23:11 面罩吸氧 10 L/min，SpO₂ 78%～82%；给予储氧面罩吸氧 10 L/min，血气 PO₂ 58.3 mmHg，SpO₂ 92%，家属仍拒绝有创呼吸机支持。30 日至 31 日，患者神志间断清楚，喘憋及呼吸困难，储氧面罩吸氧 10 L/min，SpO₂ 波动于 82%～88%。2 月 1 日胸部 CT 提示双肺弥漫性间质病变、纤维化、网格影（图 7-1），予以甲泼尼龙 40 mg/d，每 12 h 一次，丙种球蛋白 5 g/d，连用 3 日。2 月 4 日储氧面罩吸氧 10 L/min，SpO₂ 波动于 88%～

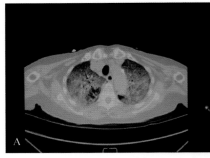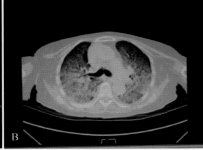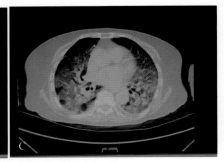

图 7-1　胸部 CT（2020 年 2 月 1 日）示双肺弥漫性磨玻璃影、实变影，内见支气管气相

92%，甲泼尼龙 20 mg/d，每 12 h 一次。

患者 2 月 5 日出现高热 38.5℃，呼吸困难加重，查血白细胞 23.79×10⁹/L，中性粒细胞 93.9%，立即给予比阿培南联合万古霉素抗感染治疗。2 月 8 日体温恢复正常，查血白细胞 11.51×10⁹/L，中性粒细胞 90.3%，胸部 CT 提示双肺弥漫性间质病变较前明显吸收（图 7-2）。2 月 11 日停用抗生素及甲泼尼龙。

2 月 13 日体温恢复正常，血白细胞 13.73×10⁹/L，中性粒细胞 94.7%。

2 月 14 日患者无力咳痰，血白细胞 23.38×10⁹/L，中性粒细胞 96.4%。床旁胸部 X 线片提示：双肺纹理增强，弥漫性磨玻璃影（图 7-3）。给予美罗培南联合万古霉素、丙种球蛋白等抗

感染治疗。2 月 15 日 5 点血氧饱和度降低至 80%，予以插管、呼吸机辅助呼吸：模式 A/C，PEEP 3 ～ 6 cmH₂O，吸气压（PS）12 cmH₂O，FiO₂ 70%，SpO₂ 约 90%。2 月 15 日血白细胞计数 25.93×10⁹/L，中性粒细胞百分比 90.3%。呼吸机模式 A/C，PEEP 10 cmH₂O，PS 18 cmH₂O，FiO₂ 80%，SpO₂ 约 80%。

2 月 16 日 17:00 患者肌红蛋白 475 ng/L，肌钙蛋白 18.127 ng/ml，CK-MB 107.3 ng/ml，心电图显示 Ⅰ、avL 导联 ST 段抬高，Ⅲ、avF、V₂、V₃ 导联 ST 段压低，患者继发急性心肌梗死。血气分析：pH 7.136，PCO₂ 59.1 mmHg，PO₂ 76 mmHg。床旁胸部 X 线片提示：双肺磨玻璃影密度明显增高，呈"白肺"（图 7-4）。患者血小板明显降低，

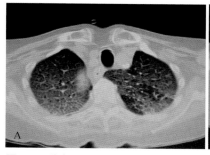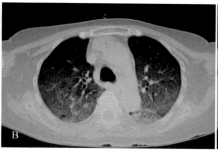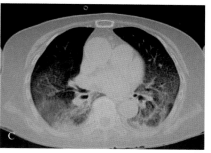

图 7-2 胸部 CT（2020 年 2 月 8 日）示双肺弥漫性磨玻璃影明显吸收，仍存在较淡的磨玻璃影，双下叶后段可见实变影（C）

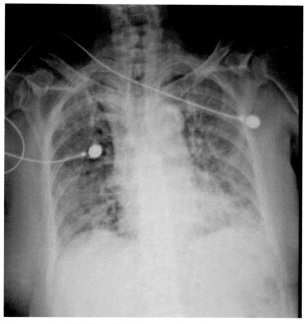

图 7-3 床旁胸部 X 线片（2020 年 2 月 14 日）示双肺纹理增强，弥漫性磨玻璃影

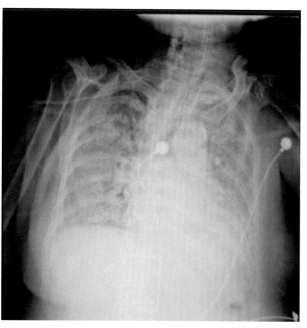

图 7-4 床旁胸部 X 线片（2020 年 2 月 16 日）示双肺磨玻璃影密度明显增高，呈"白肺"

予以去甲肾上腺素维持血压，终于 2 月 17 日抢救无效死亡。

确定诊断：新冠肺炎 危重型；
感染性休克；
冠状动脉粥样硬化性心脏病；
急性心肌梗死。

病例点评：患者老年女性，86 岁，高血压病史，发热 6 天后确诊新冠肺炎时已经处于呼吸衰竭状态。发病后胸部 X 线片提示双肺多发斑片影，未详细询问流行病学史，予以居家隔离治疗。入院后家属拒绝有创呼吸机治疗，无创呼吸机辅助不适应，予以储氧面罩吸氧，给予最大吸氧浓度，尽量满足患者的氧需求，同时予以白蛋白、胃肠营养等支持治疗，及时发现继发感染并控制感染。患者氧合逐渐改善，肺部病变逐渐吸收好转。

本例患者诊治过程中，未详细询问流行病学史。患者在发热、双肺多发斑片影时未及时诊断，且嘱其居家隔离，延误诊断、治疗。早期诊断、早期治疗、综合救治，是提高此病治愈率、降低病死率的关键，尤其是高危人群。患者系老年女性，新冠肺炎弥漫性肺损伤，未使用呼吸机辅助呼吸，仅用激素、丙种球蛋白，患者恢复良好。但患者的病程较长，意识不完全清醒、呼吸肌无力，继发感染性休克、心肌梗死，抢救无效死亡。

病例 8　密切接触入院终发病

（李爱新）

患者男，38 岁，北京人。主因"新冠肺炎医学观察病例"于 2020 年 1 月 26 日 21:00 转入院。

主诉：与新冠肺炎患者密切接触。

现病史：患者父亲于 2020 年 1 月 22 日出现发热、咳嗽，2020 年 1 月 26 日确诊新冠肺炎收入院。患者作为新冠肺炎密切接触者于 2020 年 1 月 26 日 21:00 收入院进行医学观察。

流行病学史：2020 年 1 月 15 日于武汉出差，18 日返京。

既往史：既往体健。否认冠心病、糖尿病病史，否认其他传染病史，否认食物、药物过敏史，否认手术外伤史。

入院查体：T 36.7℃，P 76 次 / 分，R 18 次 / 分，BP 120/65 mmHg。神志清楚，精神良好，查体合作，全身皮肤未见皮疹，浅表淋巴结无肿大，双侧巩膜无黄染，口唇无苍白、发绀。双肺呼吸音粗，未闻及湿啰音；心脏各瓣膜听诊区未闻及杂音。全腹平坦，肝、脾、胆囊未触及，无压痛及反跳痛，双下肢无水肿。

入院诊断：新冠肺炎 医学观察病例。

入院检查：血常规、CRP、凝血功能、肝功能、心肌酶、肾功能均正常。

诊疗经过：入院后追问病史，患者在入院前 5 天曾有咽痛、干咳，余无其他不适。1 月 28 日胸部 CT 提示双肺下叶多发磨玻璃影（图 8-1）。

1 月 30 日检测新型冠状病毒核酸阳性。入院前 5 天出现咽痛，偶有干咳。患者入院后无发热，咽痛、干咳消失。2 月 3 日复查胸部 CT 提示双肺磨玻璃影基本吸收（图 8-2）。

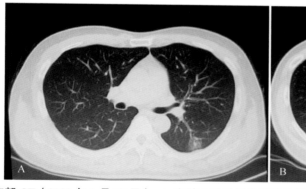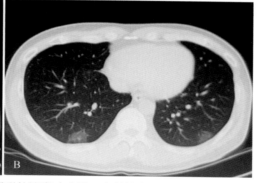

图 8-1　胸部 CT（2020 年 1 月 28 日）。A. 左肺上叶舌段类圆形较淡磨玻璃影，内见扩张血管；**B.** 双肺下叶后段胸膜下类圆形较淡磨玻璃影

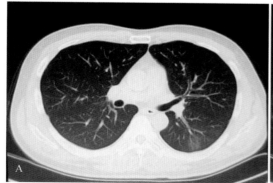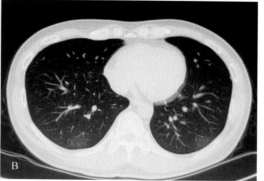

**图 8-2　胸部 CT（2020 年 2 月 3 日）示左肺上叶舌段（A）、双肺下叶后段胸膜下（B）类圆形磨玻璃影基本吸收

确定诊断：新冠肺炎 普通型。

病例点评：本例为"新冠肺炎 普通型"病例，临床症状轻，仅表现为咽痛、偶有干咳，肺部病变轻微，几天内基本吸收。针对这样的新型冠状病毒感染病例，临床表现无特异性，易被患者忽视。根据目前资料，新型冠状病毒传染性强，潜伏期末期就有传染性。故这类患者不易被早期诊断，进而早期隔离观察或治疗。在此病发病早期，流行病学史对诊断起决定性作用，故接诊医师应详细询问患者的流行病学史。

病例 9　激素用得巧，重型及时好

（李爱新）

患者男，78 岁，湖北武汉人，主因"咳嗽 5 天、发热 2 天"，以"新冠肺炎"于 2020 年 1 月 26 日 01:37 收入院。

主诉：咳嗽 5 天、发热 2 天。

现病史：2020 年 1 月 21 日患者出现咳嗽，少痰，22 日出现流涕，24 日出现发热（体温 38.1℃），伴咳嗽、咳痰，无胸闷，就诊于北京某医院，胸部 CT 提示双下肺炎症。疑似"新冠肺炎"予以隔离，未治疗。25 日采集患者咽拭子进行新型冠状病毒核酸检测呈阳性。2020 年 1 月 26 日 01:37 将患者收入院。

流行病学史：2020 年 1 月 19 日由武汉来北京。

既往史：既往高血压病史 40 余年，最高 210/100 mmHg，规律服用苯磺酸氨氯地平。否认冠心病、糖尿病病史，否认其他传染病史，否认

食物、药物过敏史，否认手术外伤史。

入院查体：T 38.1℃，P 102 次 / 分，R 23 次 / 分，BP 145/85 mmHg。神志清楚，急性病容，查体合作，全身皮肤未见皮疹，浅表淋巴结无肿大，双侧巩膜无黄染，口唇无苍白、发绀。双肺呼吸音粗，未闻及湿啰音；心脏各瓣膜听诊区未闻及杂音。全腹平坦，肝、脾、胆囊未触及，无压痛及反跳痛，双下肢无水肿。

入院诊断：新冠肺炎。

入院检查：见表 9-1。

诊疗经过：入院后给予"连花清瘟颗粒"对症治疗。26 日患者体温 38.1℃，咳嗽，乏力。27 日患者体温 38.2℃，咳嗽，胸部 CT 提示右肺下叶胸膜下磨玻璃影（图 9-1）。

1 月 28 日至 30 日患者持续发热（37.3 ～

表 9-1　实验室检查

日期 （2020 年）	WBC （×10⁹/L）	LY%	NE%	CRP （mg/L）	ALT （U/L）	AST （U/L）	PTA （%）	PO₂ （mmHg）	SO₂ （%）	核酸
1 月 26 日	2.67	30.5	50.7	35.1	23	30	83	—	—	—
1 月 30 日	2.26	15.6	73.8	65.0	30	38	—	—	—	—
2 月 1 日	7.08	3.2	93.7	—	—	—	—	107.0	98.6	—
2 月 3 日	6.78	4.7	93.1	126.8	40	39	84	69.6	93.8	—
2 月 6 日	10.60	2.1	87.1	27.5	159	97	86	180.3	99.6	—
2 月 9 日	5.09	7.2	82.8	2.5	63	28	86	209	99.8	—
2 月 11 日	—	—	—	—	—	—	—	—	—	（−）
2 月 13 日	—	—	—	—	—	—	—	—	—	（−）

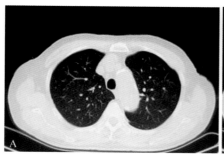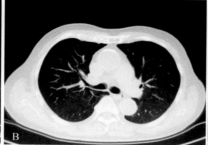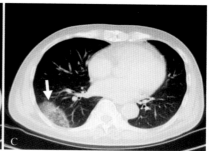

图 9-1　胸部 CT（2020 年 1 月 27 日）示右肺下叶胸膜下磨玻璃影（C，箭头示）

38.0℃），咳嗽，偶胸闷、喘憋，吸氧 3 L/min，氧饱和度 97%～100%。1 月 30 日胸部 CT 提示右肺上叶、双肺下叶胸膜下及肺内多发磨玻璃影（图 9-2）。

1 月 31 日至 2 月 2 日患者体温波动于 37.8～38.3℃，呼吸急促，喘憋。吸氧 5 L/min，氧饱和度 93%～94%。血气分析 PO_2 69.6 mmHg，SO_2 93.8%，PO_2/FiO_2 < 300 mmHg，加大吸氧流量至 10 L/min。2 月 3 日胸部 CT 提示双肺磨玻璃影增多、增大，部分实变（图 9-3）。治疗上加用甲泼尼龙每次 40 mg，每 12 h 一次，氧饱和度为 95%～97%。

2 月 4 日至 6 日患者无发热，憋气逐渐减轻，但体力活动后仍憋气，储氧面罩吸氧 10 L/min，氧饱和度 96%～98%。2 月 8 日储氧面罩吸氧 10 L/min，氧饱和度 96%～100%，无明显憋气。2 月 9 日胸部 CT 示肺内病变明显吸收（图 9-4）。

确定诊断： 新冠肺炎 重型。

病例点评： 本例为"新冠肺炎 重型"病例，临床特点为发病 1 周后病情加重，持续发热，肺部炎性渗出明显增加。胸部 CT 可见病变增多、密度增高、范围扩大（图 9-3）。给予甲泼尼龙后炎性渗出明显得到抑制，症状逐渐减轻，肺部病变吸收。

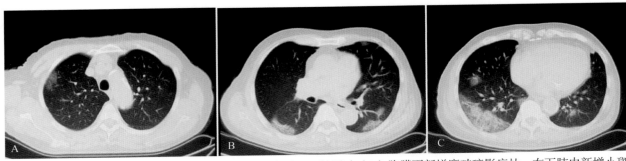

图 9-2 胸部 CT（2020 年 1 月 30 日）示右肺上叶（**A**）、双肺下叶（**B**）胸膜下新增磨玻璃影病灶，右下肺内新增小斑片影，原有磨玻璃影密度增加、实变（**C**）

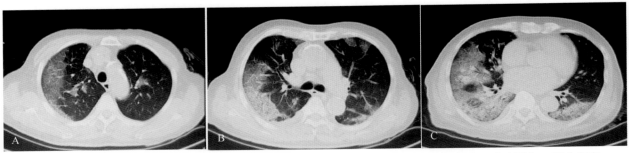

图 9-3 胸部 CT（2020 年 2 月 3 日）示右肺上叶、双肺下叶胸膜下病灶范围明显扩大，密度增加、部分实变

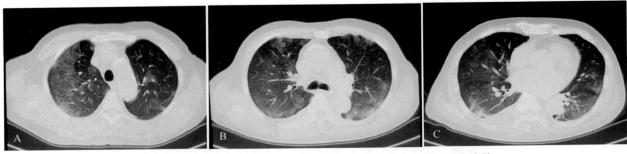

图 9-4 胸部 CT（2020 年 2 月 9 日）示双肺磨玻璃影明显吸收消散

病例 10　典型的影像滞后

（潘闻）

患者男，65 岁，湖北武汉人。主因"发热 2 天"，急诊以"发热原因待查"于 2020 年 1 月 23 日 14:45 收入院。

主诉：发热 2 天

现病史：2020 年 1 月 21 日患者自感低热，体温 38.0℃，伴乏力、肌肉酸痛，无畏寒、寒战，体温可自行恢复正常，未诊治。1 月 23 日仍发热，就诊于某医院急诊，查血白细胞 6.07×10⁹/L，血小板 186×10⁹/L，胸部 CT 提示两肺炎症，双肺局限性肺气肿、双侧胸膜增厚、纵隔淋巴结轻度肿大。为进一步治疗，急诊收入院。

流行病学史：2020 年 1 月 12 日在武汉居住，15 日来北京。

既往史：20 年前患病毒性肝炎，未服药治疗，否认高血压、冠心病、糖尿病病史，否认其他传染病史，否认食物、药物过敏史，否认手术外伤史。

入院查体：T 36.5℃，P 101 次 / 分，R 20 次 / 分，BP 131/78 mmHg。神志清楚，急性病容，表情焦虑，全身皮肤未见皮疹，浅表淋巴结无肿大，双侧巩膜无黄染，口唇无苍白、发绀。双肺呼吸音粗，未闻及湿啰音；心脏各瓣膜听诊区未闻及杂音。全腹平坦，肝、脾、胆囊未触及，无压痛及反跳痛，双下肢无水肿。

入院诊断：新冠肺炎疑似病例。

入院检查：见表 10-1。

诊疗经过：入院后给予"金花清感颗粒""复方鲜竹沥液"对症治疗。24 日患者体温 37.5℃，咳嗽、乏力，无明显呼吸困难。24 日胸部 CT 提示右肺下叶小斑片磨玻璃影（图 10-1）。

1 月 26 日北京市 CDC 新型冠状病毒核酸检测阳性，更改诊断为"新冠肺炎 普通型"。

27 日至 30 日患者发热，体温波动于 37.7 ～ 38.0℃，乏力、食欲差。1 月 30 日胸部 CT 提示

表 10-1　实验室检查

日期（2020 年）	WBC（×10⁹/L）	LY%	NE%	CRP（mg/L）	ALT（U/L）	AST（U/L）	CK（U/L）	PTA（%）	PO₂（mmHg）	SO₂（%）	核酸
1 月 23 日	6.07	25.2	65.3	2.6	21	28	118	77%	81.2	96.8	—
1 月 26 日	2.86	34.3	54.4	10.1	25	31	117	74%	—	—	—
1 月 30 日	3.63	28.3	63.4	1.0	46	57	513		—	—	—
2 月 4 日	12.57	4.6	88.4	76.6	41	34	—	—	61.6	93	—
2 月 6 日	5.77	15.1	76.8	22.7				83%			（－）
2 月 8 日	—										（－）

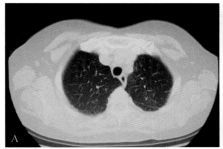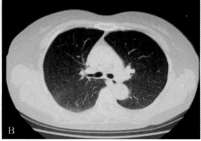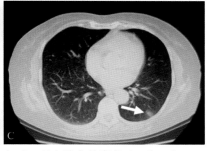

图 10-1　胸部 CT（2020 年 1 月 24 日）示右肺下叶胸膜下小斑片磨玻璃影（**C**），双上肺未见病变（**A** 和 **B**）

双肺多发片状磨玻璃影（图 10-2）。

患者 2 月 1 日体温 37.6℃，2 月 2 日体温恢复正常，仍有咳嗽、乏力，活动后胸闷、气短。2 月 5 日胸部 CT 提示双肺多发片状磨玻璃影（图 10-3）。

患者自 2 月 2 日后未再发热，症状逐渐好转。2 月 8 日，不吸氧状态下，氧饱和度 99%。复查胸部 CT（图 10-4）。

确定诊断：新冠肺炎 普通型。

病例点评：本例诊断为新冠肺炎普通型，其特点为：①临床表现毒血症状轻，发热体温未超过 38℃；肺部多发渗出性炎症，但呼吸道症状相对较轻，影像学表现与临床症状不一致。②临床症状消失早，影像学表现肺部渗出增多、增重。后期化验、检查均恢复正常，肺部病变明显吸收。

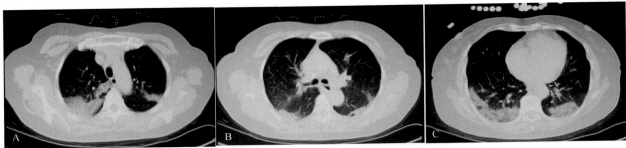

图 10-2 胸部 CT（2020 年 1 月 30 日）示双肺新增磨玻璃影，以胸膜下为著

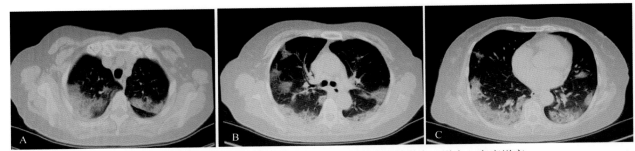

图 10-3 胸部 CT（2020 年 2 月 5 日）示双肺磨玻璃影增多、增大，密度增高

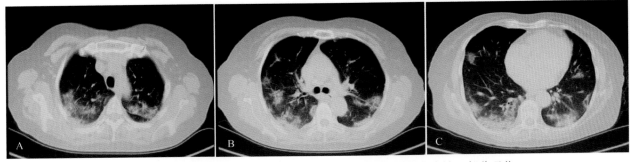

图 10-4 胸部 CT（2020 年 2 月 8 日）示双肺磨玻璃影密度变淡，部分吸收

病例 11 高龄危重新冠肺炎的救治

（潘闻）

患者男，77岁，北京人。主因"发热8天、喘憋3天，确诊新冠肺炎"于2020年2月1日收入院。

主诉： 发热8天、喘憋3天。

现病史： 2020年1月24日出现间断发热（体温37.9℃），伴咳嗽、咳白色黏痰，口服酚麻美敏（泰诺）后体温可下降。1月27日就诊于北京某医院，诊断"感染性发热，呼吸道感染"，给予"金花清感胶囊""十味龙胆花胶囊"、左氧氟沙星等口服，患者仍间断发热。1月29日咳嗽、胸闷、活动后气喘，查血白细胞4.26×10⁹/L，NE% 72%，LY% 23%，CRP 55.72 mg/L，甲型和乙型流感病毒抗原检测均阴性，胸部X线片提示双肺纹理粗重，给予口服盐酸莫西沙星（拜复乐）0.4 g每日一次。1月31日患者再次就诊于此医院，胸部CT提示双肺磨玻璃影，采集患者咽拭子进行新型冠状病毒核酸检测阳性，诊断为"新冠肺炎"，收入院。

流行病学史： 无明确流行病学史，常外出进行日常活动。

既往史： 高血压病史5年，血压最高220/160 mmHg，现服用苯磺酸氨氯地平（络活喜）、替米沙坦氢氯噻嗪片（美嘉素）、琥珀酸美托洛尔缓释片控制血压，未监测血压。既往腰椎间盘突出，椎管狭窄。否认冠心病、糖尿病病史，否认其他传染病史，否认食物、药物过敏史，否认

手术外伤史。

入院查体： T 37.6℃，P 88次/分，R 20次/分，BP 150/101 mmHg。神志清楚，急性病容，表情焦虑，查体合作，未见皮疹，皮肤温度偏高，皮肤弹性正常，双侧巩膜无黄染，口唇无苍白、发绀。全腹无压痛及反跳痛，肝、脾、胆囊未触及，双下肢无水肿。

入院诊断： 新冠肺炎 重型。

入院检查： 见表11-1。

诊疗经过： 患者入院体温37.6℃，伴咳嗽、咳痰，痰中带血丝，气短，鼻导管吸氧SpO₂ 93%。给予"金花清感颗粒""复方鲜竹沥液"对症治疗。2月2日胸部CT提示双肺胸膜下密度均匀较淡的磨玻璃影（图11-1）。血钠115.6 mmol/L，予以静脉补钠治疗。

2月3日至5日体温正常，咳嗽、活动后喘憋，鼻导管吸氧4 L/min，SpO₂维持在90%～93%。2月7日患者鼻导管吸氧不能维持SpO₂，改为储氧面罩15 ml/min，SpO₂维持在93%～94%。给予甲泼尼龙80 mg/d，并转入ICU病房，必要时插管，有创呼吸机辅助呼吸。2月8日患者情绪烦躁，储氧面罩15 ml/min，SpO₂难以达到90%。予以气管插管、呼吸机辅助呼吸，比阿培南0.3 g每12 h一次。

2月9日至11日患者体温37.9～38.6℃。呼吸机模式A/C，呼吸频率18次/分，PEEP

日期 （2020年）	WBC （×10⁹/L）	LY%	NE%	CRP （mg/L）	ALT （U/L）	AST （U/L）	CK （U/L）	PTA （%）	PO₂ （mmHg）	SO₂ （%）	新型冠状 病毒核酸
2月2日	3.53	22.0	72.2	86	42	66	461	69	65.1	94.8	—
2月6日	10.93	5.0	87.2	39.0	50	53	316	77%	37.03	77.3	—
2月9日	12.98	4.0	93.6	79.1	39	54	—		83.4	96.9	（-）
2月12日	13.82	1.6	95.8	—	20	51	283	66	83.4	96.9	（-）
2月15日	16.36	1.7	97.2	3.5	55	83	134	64	95.9	97.9	（-）

表 11-1 实验室检查结果

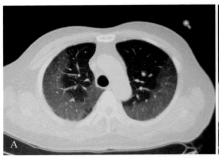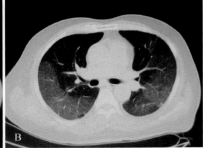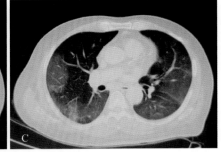

图 11-1　胸部 CT（2020 年 2 月 2 日）示双侧胸膜下均匀带状、密度较淡的磨玻璃影

10 cmH$_2$O，PS 12 cmH$_2$O，FiO$_2$ 50%，SpO$_2$ 93% ～ 96%。RASS 评分－ 2 分。予以白蛋白、胃肠营养支持，甲泼尼龙 160 mg/d，继续密切监测，采取保护性肺通气策略：PEEP 8 ～ 10 cmH$_2$O。

2 月 14 日和 16 日床旁胸部 X 线片，双肺病变无明显好转。呼吸机模式 A/C，呼吸频率 15 次 / 分，PEEP 6 cmH$_2$O，PS 8 cmH$_2$O，FiO$_2$ 40%，SpO$_2$ 95% ～ 98%。经市级专家组、重症医学专家组会诊，建议停用镇静剂，择机脱机。然而，患者在镇静剂减量过程中，出现明显血压升高、人机对抗，氧饱和度下降，再次给予镇静肌松等治疗。2 月 20 日患者出现发热，体温 38.6℃，查血常规白细胞 14.7×10^9/L，NE% 91.6%，LY% 7.3%，CRP 254.2 mg/L；支气管镜检查，气管黏膜可见黄白色黏附物，考虑真菌感染可能性大，予以美罗培南、伏立康唑 200 mg 每 12 h 一次治疗。但患者氧合仍无明显改善，于 2 月 22 日给予体外膜肺氧合（ECMO）治疗，目前该患者仍在治疗中。

确定诊断：新冠肺炎 危重型。

病例点评：本例为"新冠肺炎 危重型"病例，临床特点为发病 1 周后病情加重，持续发热，入院时胸部 CT 病变增多，双肺大片磨玻璃影；肺部炎性渗出重，病情进展迅速，给予对症、抗病毒及支持等综合治疗病情无改善，且进行性加重。给予呼吸机辅助呼吸，同时予以丙种球蛋白、激素等治疗，但患者肺部病变无明显缓解，同时继发细菌、真菌感染（早期不能查病原，临床综合判断），给予抗感染治疗，同时给予 ECMO 治疗、连续性肾替代治疗（CRRT）。目前患者仍在 ECMO 治疗中。

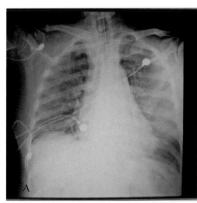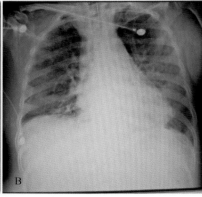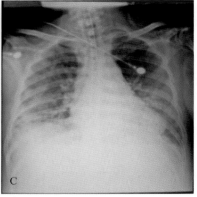

图 11-2　2020 年 2 月 11 日床旁胸部 X 线片示双肺透亮度降低，可见多发片状高密度影（**A**）。2 月 14 日（**B**）和 16 日（**C**）床旁胸部 X 线片较前无明显缓解

病例 12　老年肺部基础疾病成为重型诱因

（潘闻）

患者男，80 岁，北京人。主因"发热伴喘憋 14 天"以新冠肺炎确诊病例于 2020 年 1 月 28 日 17:35 收入院。

主诉： 发热伴喘憋 14 天。

现病史： 患者于 2020 年 1 月 14 日无诱因发热（体温 38.2℃），无畏寒、寒战，社区医院查白细胞 $2.8×10^9$/L，按"普通感冒"治疗 4 天，自觉发热较前好转，体温波动于 $37.3 \sim 37.5$℃，但喘憋症状加重，进行性呼吸困难。遂到某医院就诊，血常规检查示白细胞 $6.8×10^9$/L，NE% 87.7%，PLT $234×10^9$/L；肝功能检查示 ALT 61 U/L，AST 64 U/L，TBIL 36.7 mmol/L，GGT 356 U/L；PCT 0.1 ng/ml，BNP 464 pg/ml，pH 7.52，PCO_2 34 mmHg，PO_2 38 mmHg，SO_2 79%；甲型和乙型流感病毒抗原检测阴性，胸部 CT 提示双肺间质性肺炎。拟诊"细菌性肺炎"，给予莫西沙星，效果不佳。遂采集咽拭子标本送北京市 CDC 和北京市丰台区 CDC，新型冠状病毒核酸检测均呈阳性。28 日北京市新型冠状病毒专家组会诊，确诊患者为"新冠肺炎　危重型"病例，于 2020 年 1 月 28 日 17:35 收入院。

流行病学史： 无疫区居住和旅游史，近期频繁参加社区活动。

既往史： 高血压病史 2 年，未规律服药，间断服用苯磺酸氨氯地平片（络活喜）降压。肺癌切除术后 8 年。否认冠心病、糖尿病病史，否认其他传染病史，否认食物、药物过敏史，否认手术外伤史。

入院查体： T 37.2℃，P 88 次/分，R 20 次/分，BP 160/80 mmHg。神志清楚，精神焦虑，皮肤无皮疹和出血点，双侧巩膜无黄染。双肺呼吸音粗，可闻及细小干啰音。心脏各瓣膜听诊区未闻及杂音，全腹无压痛及反跳痛，肝、脾、胆囊未触及，双下肢无水肿。

入院诊断： 新冠肺炎　危重型。

入院检查： 见表 12-1。

诊疗经过： 入院后给予洛匹那韦/利托那韦片（克立芝）联合"连花清瘟颗粒"。患者入院后神志清楚，体温正常，心率 86 次/分，呼吸 25 次/分，咳嗽、胸闷憋气。面罩吸氧 10 L/min，氧饱和度 78% ~ 83%，予以无创呼吸机辅助呼吸。考虑患者年龄较大，有高血压，给予甲泼尼龙 30 mg/d 每 12 h 一次，丙种球蛋白抗感染治疗，加强支持治疗，密切监测生命体征及病情变化。患者安静入睡，病情平稳。患者氧饱和度低与肺间质炎症、肺可能纤维化有关（病

表 12-1　实验室检查结果

日期（2020 年）	WBC（$×10^9$/L）	LY%	NE%	CRP（mg/L）	ALT（U/L）	AST（U/L）	CK（U/L）	PTA（%）	PO_2（mmHg）	SO_2（%）	新型冠状病毒核酸
1 月 29 日	11.97	4.4	89.3	69.7	65	86	141	—	58.3	92	—
1 月 30 日	4.40	21.4	66.9	6.0	74	65	37	67%	33.7	66.4	—
2 月 1 日	11.55	4.6	88.3	36.3	74	53	106		49.6	89	（－）
2 月 2 日	13.27	8.1	83.6	57.1	73	48	61	66%	53.4	88.2	
2 月 3 日	14.30	3.6	88.3	41.6	—	—	—	69	56.4	91.7	
2 月 5 日	14.33	3.6	88.3	40.0				74	82.1	96.8	
2 月 11 日	12.67	4.3	87.6	46.4					74.3	95	

程 14 天)。

29 日诉喘憋减轻,心率 70 次 / 分,呼吸 23 次 / 分;无创呼吸机 FiO₂ 60%,PEEP 8 cmH₂O,血气 PO₂ 58.3 mmHg,SpO₂ 92%。30 日至 31 日患者无发热,喘憋及呼吸困难略有减轻,安静状态下 SpO₂ 可达 94%。患者拒绝有创呼吸机辅助呼吸。

2 月 1 日胸部 CT 提示双肺弥漫性磨玻璃影(图 12-1),但安静状态下患者胸闷、喘憋及呼吸困难不明显,储氧面罩 10 L/min,氧饱和度 85%～90%。患者拒绝有创呼吸机支持,予以甲泼尼龙 40 mg/d,每 12 h 一次。

2 月 4 日患者体温 37.5℃,可自行降至正常。自觉呼吸困难较前减轻,改用储氧面罩

10 L/min,氧饱和度达 94%～97%。2 月 8 日患者体温正常,活动后呼吸困难,改用储氧面罩 6 L/min,氧饱和度达 93%～96%。胸部 CT 显示双肺病变较前有部分吸收(图 12-2)。继续给予对症、支持治疗,患者呼吸道症状逐渐缓解,于 2 月 30 日痊愈出院。

患者 3 月 5 日复诊胸部 CT,示双肺磨玻璃影、实变影明显吸收(图 12-3)。

确定诊断: 新冠肺炎 危重型。

病例点评: 本病例有以下特点。①患者老年男性,80 岁;②既往肺癌切除术后;③发病 2 周入院,曾诊断"感冒、细菌性肺炎"给予治疗;④诊断新型冠状病毒感染后已经处于严重呼吸衰竭状态。入院后予以洛匹那韦/利托那韦

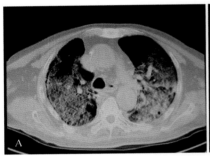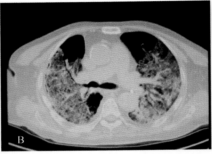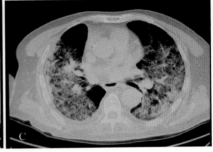

图 12-1 胸部 CT(2020 年 2 月 1 日)示两肺磨玻璃影及索条影,其内见支气管气相

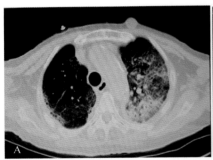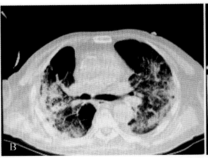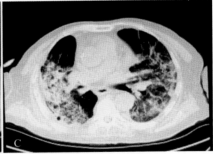

图 12-2 胸部 CT(2020 年 2 月 8 日)示两肺磨玻璃影及索条影,与 2 月 1 日相比病变部分吸收

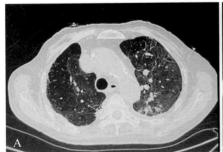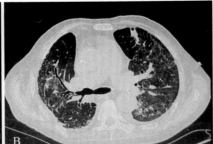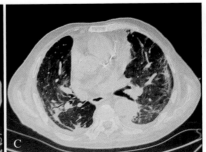

图 12-3 患者复诊胸部 CT(2020 年 3 月 5 日)示双肺磨玻璃影、实变影明显吸收

片联合"连花清瘟颗粒"治疗，无创呼吸机辅助呼吸。患者在应用甲泼尼龙后，自觉症状较前好转，氧饱和度逐渐升高。

患者经氧疗、对症及支持治疗后，氧饱和度稳步回升。2月8日胸部CT提示病变较前有吸收。但患者诊治晚，肺部病变可能出现纤维化，影响肺功能。

老年患者为新型冠状病毒感染的高危人群，易重型化。早期诊断、早期治疗、综合救治，是提高治愈率、降低病死率的关键。

病例 13   婴幼儿新冠肺炎

（惠威）

患儿男，1岁，湖北洪湖市人，主因"发热10 h"以新冠肺炎于2020年1月29收入院。

主诉：发热10 h。

现病史：患儿10 h前发热（39℃），伴流涕，无畏寒、寒战，其母诉可闻及痰鸣音，哭闹明显，服用布洛芬口服液可退热。4 h后再次发热（39℃），来我院急诊，胸部X线片报告"双肺纹理增强"。采集咽拭子标本送北京市CDC、北京市丰台区CDC进行新型冠状病毒核酸检测，1月29日回报检测阳性，收入院。

流行病学史：患儿爷爷、奶奶来自湖北，1月26日患儿奶奶确诊为新冠肺炎。

既往史：否认其他传染病史，否认食物、药物过敏史，否认手术外伤史。

入院查体：T 38.2℃，P 126次/分，R 25次/分，BP 100/50 mmHg，神志清楚，急性面容，结膜无充血，皮肤、巩膜无黄染。双肺呼吸音粗，未闻及明显湿啰音，心脏各瓣膜听诊区未闻及明显杂音。腹部饱满，无压痛、反跳痛，肝脾肋下未及，肝脾肾区无叩击痛，移动性浊音（－），双下肢不肿。神经系统查体未见明显异常。

入院诊断：新冠肺炎 轻型。

入院检查：见表13-1。

诊疗经过：入院后给予干扰素α-1b雾化，布洛芬降温治疗。次日患儿体温38.2℃，伴肢体抖动，给予降温治疗后，肢体抖动缓解。甲型和乙型流感病毒抗原及核酸检测均阴性。胸部CT提示双肺透亮度降低（图13-1）。

30日体温38℃未再哭闹，无肢体抖动，进食可。31日体温恢复正常。

确定诊断：新冠肺炎 轻型。

病例点评：新型冠状病毒可感染儿童，临床表现多为发热、流涕、咳嗽和肺炎。X线表现为肺纹理增强，沿支气管分布的小斑片影或实变影。本例患儿感染新型冠状病毒，症状轻，呈自限性。由于儿童病例较少，其临床特点有待完善。

表 13-1   实验室检查结果

日期（2020年）	WBC（×10⁹/L）	LY%	NE%	CRP（mg/L）	ALT（U/L）	AST（U/L）	CK（U/L）	新型冠状病毒核酸
1月29日	8.18	48.8	40.5	4.6	51	86	183	（＋）
2月5日	—	—	—	—	—	—	—	（－）

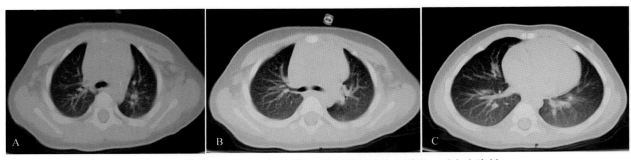

图 13-1   胸部 CT（2020年1月29日）示双肺纹理增强，透亮度降低

病例 14　疾病过程的典型影像变化

（惠威）

患者男，42岁，北京人。主因"发热2天"以新冠肺炎于2020年1月22日收入院。

主诉：发热2天。

现病史：2020年1月20日出现发热（38.7℃），伴畏寒（无寒战）、头痛、鼻塞、肌肉关节酸痛，就诊于北京某医院，查血常规 WBC 3.46×10^9/L，LY% 46.2%，NE% 48.0%；甲型和乙型流感病毒抗原均（－），诊断"上呼吸道感染"，给予酚麻美敏（泰诺）降温治疗。21日体温37.4℃，排不成形软便2次，无腹痛。22日再次就诊于此医院，查血常规 WBC 3.12×10^9/L，LY% 36.3%，NE% 51.3%；ALT 55 U/L，AST 50 U/L，尿蛋白（＋）；胸部CT提示左下肺斑片影。采集咽拭子送CDC进行新型冠状病毒核酸检测呈阳性，于2020年1月22日21:00收入院。

流行病学史：2020年1月15日去武汉出差，18日返京。

既往史：既往体健，否认冠心病、糖尿病病史，否认其他传染病史，否认食物、药物过敏史，否认手术外伤史。

入院查体：T 37.2℃，P 88次/分，R 21次/分，BP 128/78 mmHg。神志清楚，精神尚可，查体合作，全身皮肤未见皮疹，浅表淋巴结无肿大，双侧巩膜无黄染，口唇无苍白、发绀。双肺呼吸音粗，未闻及湿啰音；心脏各瓣膜听诊区未闻及杂音。全腹平坦，肝、脾、胆囊未触及，无压痛及反跳痛，双下肢无水肿。

入院诊断：新冠肺炎 普通型。

入院检查：见表14-1。

诊疗经过：入院后给予"连花清瘟颗粒"对症治疗。23日患者体温38.5℃，咳嗽，无明显憋气。胸部CT提示右上叶尖段、下叶后段片状磨玻璃影（图14-1）。

24日患者体温37.3℃，偶尔咳嗽，25日患者体温37.2℃，26日体温正常，无自觉不适。1月26日复查胸部CT（图14-2）。

表 14-1　实验室检查

日期 （2020年）	WBC （×10⁹/L）	LY%	NE%	CRP （mg/L）	ALT （U/L）	AST （U/L）	CK （U/L）	PTA （%）	新型冠状 病毒核酸
1月22日	3.12	36.3	51.3	—	—	—	—	—	
1月25日	3.49	21.0	72.3	17.0	55	50	34	73	—
1月28日	—								（－）
1月30日	4.32	35.5	54.1	2.4	60	50	28	—	（－）

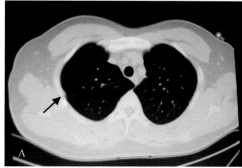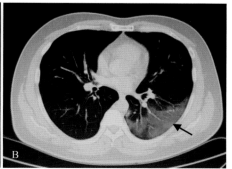

图 14-1　胸部CT（2020年1月23日）。A. 右上叶尖段胸膜下5 mm磨玻璃影（箭头示）；**B.** 左下叶后段大片较淡的磨玻璃影（箭头示）

新冠肺炎诊疗与病例精粹

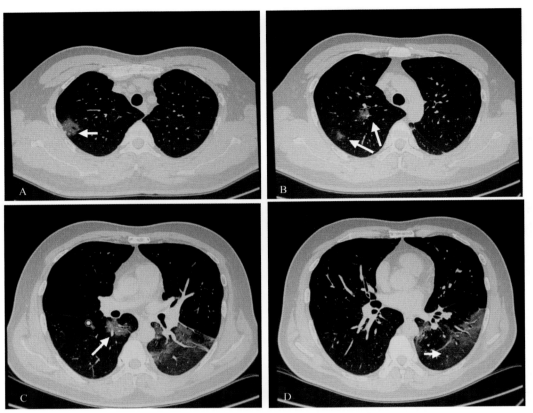

图 14-2 胸部 CT（2020 年 1 月 26 日）。**A.** 右上叶尖段胸膜下磨玻璃影明显增大（箭头示）；**B.** 右上肺新发斑片状磨玻璃影（箭头示）；**C.** 右下叶后段新发片状磨玻璃影（箭头示）；**D.** 左下叶后段磨玻璃影范围扩大，密度变淡，病变部分吸收消散（箭头示）

28 日和 30 日采集咽拭子进行新型冠状病毒核酸检测均呈（－）。1 月 31 日复查胸部 CT：肺部病变明显吸收消散（图 14-3）。患者于 1 月 31 日出院。

确定诊断： 新冠肺炎 普通型。

病例点评： 本例为"新冠肺炎 普通型"病例，临床表现为典型的毒血症状（发热、头痛、肌肉酸痛、腹泻及乏力）和肺炎，X 线表现为多肺叶、多肺段的间质性炎症。系列影像可看到炎症的渗出、吸收、消散的动态变化过程，以及旧病变的消失与新病变的出现。病程 1 周时，肺单发病灶、散发病灶或无明显进展者不建议激素治疗。本病例仅给予对症治疗，病程 1 周自限。

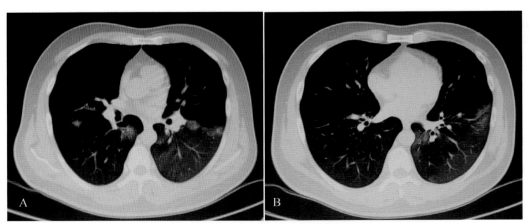

图 14-3 胸部 CT（2020 年 1 月 31 日）示双肺磨玻璃影明显吸收变淡

226

病例 15 小剂量糖皮质激素抗击危重型新冠肺炎

（惠威）

患者男，65 岁，北京人。主因"发热 2 天"以新冠肺炎确诊病例于 2020 年 1 月 23 日 19:50 收入院。

主诉： 发热 2 天。

现病史： 2020 年 1 月 21 患者自感低热，未测体温，伴干咳、乏力，未诊治。1 月 23 日体温升至 38.5℃，咳嗽频繁，就诊于某医院，因不除外新型冠状病毒感染，予以隔离，给予口服酚麻美敏（泰诺）治疗，患者服药后大汗，体温降至正常。采集患者咽拭子标本送北京市 CDC 和北京市丰台区 CDC，新型冠状病毒核酸检测均为阳性。2020 年 1 月 23 日 19:50 收入我院。

流行病学史： 2020 年 1 月 12 日前往武汉居住，15 日返回北京。

既往史： 高血压病史（180/90 mmHg），规律服药。否认冠心病、糖尿病病史，否认其他传染病史，否认食物、药物过敏史，否认手术外伤史。

入院查体： T 37.5℃，P 80 次/分，R 20 次/分，BP 130/75 mmHg，神志清楚，急性面容，全身皮肤未见皮疹，浅表淋巴结无肿大，结膜无充血，皮肤、巩膜无黄染。双肺呼吸音粗，未闻及明显湿啰音，心脏各瓣膜听诊区未闻及明显杂音。腹部饱满，无压痛、反跳痛，肝脾肋下未及，肝脾肾区无叩击痛，移动性浊音（一），双下肢不肿。神经系统检查未见明显异常。

入院诊断： 新冠肺炎。

入院检查： 见表 15-1。

诊疗经过： 入院后给予"连花清瘟颗粒"对症治疗。24 日患者体温 37.5℃，咳嗽、乏力。24 日胸部 CT 提示右肺小片磨玻璃影（图 15-1）。

表 15-1 实验室检查

日期 （2020 年）	WBC （×10⁹/L）	LY%	NE%	CRP （mg/L）	ALT （U/L）	AST （U/L）	CK （U/L）	PTA （%）	PCO₂ （mmHg）	PO₂ （mmHg）	新型冠状 病毒核酸
1 月 24 日	4.91	19.1	69.9	105.5	39	33	168	92%	33.3	113.0	—
1 月 31 日	6.35	9.4	85.6	23.4	38	48	231	72%	26.2	89.2	—
2 月 1 日	7.08	3.2	93.7	191	46	57	513	—	27.5	86.4	—
2 月 2 日	12.16	2.9	93.1	83.4	40	39	316	77%	26.3	62.3	—
2 月 4 日	12.57	4.6	88.4	13.6	41	34	—	—	29.4	55.6	（一）
2 月 6 日	—	—	—	22.7	—	—	—	69%	—	68.7	（一）

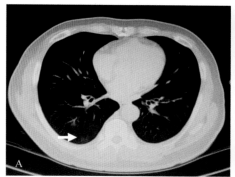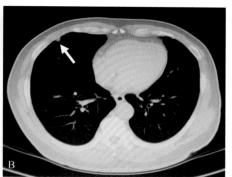

图 15-1 胸部 CT（2020 年 1 月 24 日）。**A.** 右肺下叶后段小片密度较淡的磨玻璃影（箭头示）；**B.** 右胸膜下小结节影（箭头示）

26 日患者持续发热 38.3℃，咽干、咳嗽、气促，治疗加用洛匹那韦 / 利托那韦片（克立芝）抗病毒治疗。27 日至 29 日患者持续发热 38.5℃，咳嗽加重、喘憋。对布洛芬（美林）降温效果欠佳，换用酚麻美敏降温，同时给予补液支持治疗等，体温可降至 37℃左右。胸部 CT 提示双肺多发斑片状磨玻璃影（图 15-2）。患者拒绝应用激素治疗。

1 月 30 日至 31 日患者呼吸急促，咳嗽频繁，听力下降。吸氧 4 L/min，氧饱和度 93% ～ 94%；血气分析 PO₂ 89.2 mmHg，氧饱和度 97.7%，氧合指数（PO₂/FiO₂）< 300 mmHg。下病重通知，加大吸氧流量 6 L/min，氧饱和度 96% ～ 100%。耳鼻喉科医师会诊，考虑神经性耳聋，不除外病毒感染所致。给予银杏叶提取物注射液、甲钴胺等治疗。2 月 2 日患者喘憋加重，痰中带血，吸氧 10 L/min，氧饱和度 95% ～ 98%；血气分析 PO₂ 62.3 mmHg，氧饱和度 93.6%。2 月 2 日胸部 CT 提示双肺多发弥漫性磨玻璃影、实变影（图 15-3）。

当日转入 ICU 病房，治疗上给予甲泼尼龙 30 mg/L，每 12 h 一次，监测生命体征及病情变化，做好呼吸机辅助呼吸准备。近 2 日喘憋、呼吸困难逐渐缓解，2 月 4 日 CRP 由 191 mg/L 降至 13.6 mg/L。给予甲泼尼龙 20 mg/L，每 12 h 一次。2 月 5 日胸部 CT 提示双肺多发弥漫性磨玻璃影、实变影明显吸收（图 15-4）。

确定诊断：新冠肺炎 危重型。

病例点评：本例为"新冠肺炎 危重型"病例，临床表现为典型的毒血症状（发热、头痛、乏力等）和肺炎，X 线表现为多肺叶、多肺段的间质性炎症。系列影像可看到炎症的渗出、加重、吸收的动态变化过程。但患者为老年人，在病程 10 天时病情突然加重，高热、喘憋、呼吸困难，CT 表现为双肺大面积磨玻璃影。患者病情加重的机制可能为"细胞因子风暴"造成肺部血管炎症，肺毛细血管通透性增加，大量血浆外渗所致。此时应用激素（甲泼尼龙）明显抑制免疫损伤，抑制血管外渗，减轻肺部炎症。正确选择激素应用的时间点、合适的剂量和疗程，有益于患者的治疗。

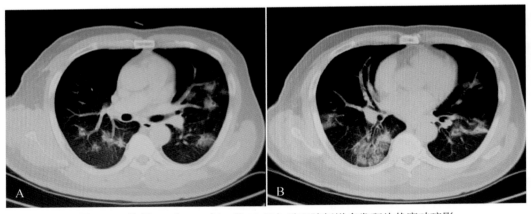

图 15-2 胸部 CT（2020 年 1 月 29 日）示双肺新增多发斑片状磨玻璃影

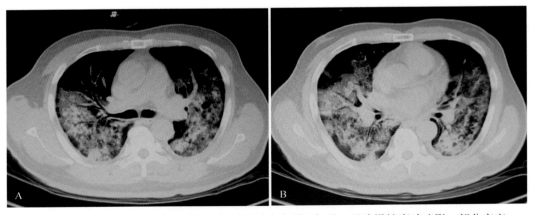

图 15-3 胸部 CT（2020 年 2 月 2 日）示双肺病变明显加重，呈弥漫性磨玻璃影，部分实变

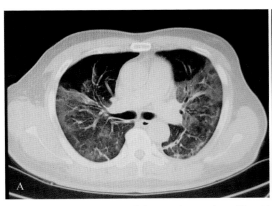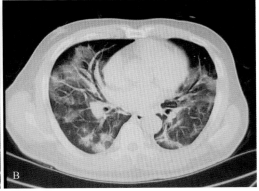

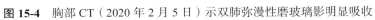

图 15-4 胸部 CT（2020 年 2 月 5 日）示双肺弥漫性磨玻璃影明显吸收

病例 16　高龄基础病，新冠肺炎致命一击

（梁连春）

患者男，82 岁，北京人。主因"发热、咳嗽、咳痰 2 天，确诊新冠肺炎 危重型 1 天"，于 2020 年 2 月 3 日转入院。

主诉：发热、咳嗽、咳痰 2 天。

现病史：患者因喘憋于 2020 年 1 月 17 日在某医院 CCU 住院，诊断为"心力衰竭，肺栓塞不除外"。2020 年 2 月 1 日出现发热，体温 38.6℃，伴咳嗽、痰不易咳出，予以头孢他啶治疗；查血常规 WBC 9.40×10^9/L，NE% 89.0%，LY% 6.3%。2 月 2 日采咽拭子送 CDC 进行新型冠状病毒核酸检测，2 月 3 日检测结果呈阳性。患者于 2020 年 2 月 3 日转入我院。

流行病学史：在某医院 CCU，同病室有患者确诊新冠肺炎。

既往史：冠状动脉粥样硬化性心脏病，左心房增大，右心室增大，肺动脉高压，左心室舒张功能下降，二尖瓣反流、三尖瓣反流；脑梗死后遗症；重度营养不良，恶液质状态。

入院查体：T 36.1℃，P 110 次/分，R 22 次/分，BP 141/71 mmHg。神志清楚，严重消瘦，身体呈蜷缩状态，无法配合指令性动作。全身皮肤未见皮疹，浅表淋巴结无肿大，双侧巩膜无黄染，口唇无苍白、发绀。双肺呼吸音粗，未闻及哮鸣音、湿啰音；心界扩大，二尖瓣收缩期杂音。凹状腹，肝、脾、胆囊未触及，无压痛及反跳痛，双下肢无水肿。

入院诊断：新冠肺炎 危重型。

入院检查：见表 16-1。

诊疗经过：入院后鼻导管吸氧 2 L/min，氧饱和度 95%～97%。2 月 3 日胸部 CT 提示，右下肺实变，双肺多发斑片状磨玻璃影（图 16-1）。给予抗感染、加强胃肠营养及对症支持治疗，经积极治疗，患者呼吸平稳。

2 月 8 日患者出现发热，体温 38.5℃，呼吸急促，喘憋明显加重，心率 96 次/分、血压 115/56 mmHg。面罩吸氧 5 L/min，血氧饱和度 80%～88%；遂给予面罩吸氧 10 L/min，血氧饱和度 88%～92%。2 月 9 日胸部 CT 提示，双肺

表 16-1　实验室检查

日期 （2020 年）	WBC （$\times 10^9$/L）	LY%	NE%	CRP （mg/L）	ALT （U/L）	AST （U/L）	CK （U/L）	PTA （%）	PO_2 （mmHg）	SO_2 （%）
2 月 3 日	7.78	5.9	88.2	126.8	164	252	—	71	89.1	97.5
2 月 6 日	8.08	9.7	82.0	28.4	285	380	217	74	—	—
2 月 9 日	10.58	4.3	93.5	211	94	80	169	60	29.1	152.7
2 月 10 日	—	—	—	—	—	—	—	—	38.1	80.5

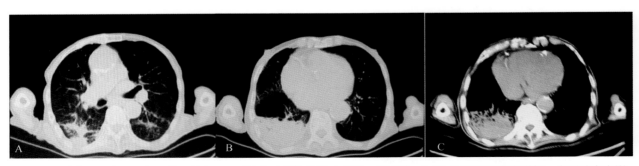

图 16-1　胸部 CT（2020 年 2 月 3 日）。**A.** 双肺上叶斑片状磨玻璃影、实变影；**B** 和 **C.** 双肺透亮度增加，右下肺实变影

下叶后段实变，少量胸腔积液（图 16-2）；血常规 WBC 10.58×10⁹/L，NE% 93.5%，给予比阿培南抗感染治疗，2 月 9 日患者无发热。

2 月 9 日 19:00 专家联合会诊：根据胸部 CT 双肺下叶后段实变，少量胸腔积液，考虑新冠肺炎合并肺部细菌感染，加用利奈唑胺抗感染治疗。感染导致心功能不全加重，诱发心力衰竭，密切监测病情变化。

2 月 10 日 14:30，患者喘憋明显加重，端坐呼吸，烦躁不安，测体温 37.3 ℃，血压（88～105）/（56～67）mmHg，心率 90～104 次/分，指氧饱和度下降至 56%～76%（储氧面罩 10 L/min），给予加大吸氧流量后（储氧面罩 15 L/min），氧饱和度升至 85%～90%。患者心力衰竭，端坐呼吸，病情危重，随时会有生命危险，经专家组讨论建议予以呼吸机辅助呼吸。

2 月 10 日 17:00 患者再次出现血压下降，降至 90/50 mmHg，呼吸急促，血氧饱和度 75%～80%，给予去甲肾上腺素升压，血压升至 105/60 mmHg，血氧饱和度升至 95%。19:00 给予气管插管呼吸机辅助通气，吸氧浓度 100%。19:30 血压下降至 70/50 mmHg，同时心率降至 25 次/分，血氧饱和度进行性下降至 60%，给予肾上腺素抢救治疗。19:45 时心率、血压测不出，行胸外心脏按压及肾上腺素等抢救治疗无效，患者心电监护无心率，血压测不出，颈动脉搏动消失，于 2 月 10 日 20:09 宣布临床死亡。

确定诊断： 冠状动脉粥样硬化性心脏病；
心功能Ⅳ级（NYHA 分级）；
慢性心功能不全，失代偿期；
新冠肺炎 危重型；
肺动脉高压；
肺气肿伴肺大疱。

病例点评： 本患者为老年患者，82 岁。合并多种基础疾病：冠状动脉粥样硬化性心脏病，左心房增大，右心室增大，肺动脉高压，左心室舒张功能下降，二尖瓣反流、三尖瓣反流；脑梗死后遗症；重度营养不良，恶液质状态。在心力衰竭诊治过程中感染新型冠状病毒，对于高龄、严重恶液质患者是一个沉重打击。对冠状动脉粥样硬化性心脏病、心功能不全等基础疾病的人群，新型冠状病毒感染加重原发疾病，救治困难。

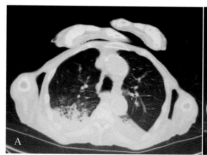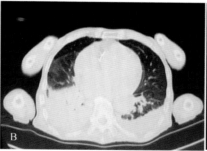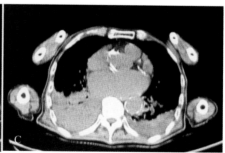

图 16-2　胸部 CT（2020 年 2 月 9 日）。**A.** 双肺透亮度增加，右上叶斑片状实变影增大，左侧胸腔积液；**B** 和 **C.** 右下肺实变影，左侧胸腔积液，左心房、左心室明显增大

解放军总医院第五医学中心病例

病例 1　青少年感染新型冠状病毒

（杨光）

患者李某，男，13 岁，因"间断发热 3 天"以"新冠肺炎"于 2020 年 1 月 29 日收住入院。

主诉：间断发热 3 天。

现病史：患者 2020 年 1 月 26 日起无诱因出现间断发热，体温最高达 37.5℃，无咳嗽、咳痰、全身肌肉关节酸痛等不适，自行下降至正常，来我院发热门诊就诊，我院初筛新型冠状病毒核酸阳性，于 2020 年 1 月 28 日到我院发热门诊就诊后收入留观病房，1 月 29 日午间丰台区疾病预防控制中心检测新型冠状病毒核酸阳性，北京市疾病预防控制中心复核仍为阳性，收住入院。

流行病学史：患者有 2020 年 1 月 18 日至 20 日于武汉旅行史，父母及弟弟均为新冠肺炎确诊患者。

既往史：既往体健，无肝炎、结核等传染病病史，无手术、外伤史，无输血史。无食物、药物过敏史，按计划预防接种。

个人史：生于原籍，在原籍长大，无长期外地居住史，无疫水、疫源接触史，无放射物、毒物接触史，无有害粉尘吸入史，无饮酒史，无吸烟史。

家族史：父母、哥哥既往体健，家族无遗传病史。

入院查体：T 36.3℃，P 80 次 / 分，R 19 次 / 分，BP 101/60 mmHg，营养中等，步入病房，自动体位，查体合作。神志清楚，精神可。面色如常，咽红，扁桃体无肿大。全身浅表淋巴结未触及肿大。心、肺、腹未见异常。

入院诊断：新冠肺炎 轻型。

诊疗经过：2020 年 1 月 29 日诊断新冠肺炎。

患者 2020 年 1 月 18 日至 20 日于武汉旅行，父母及弟弟均为新型冠状病毒感染确诊患者，有密切接触史。临床表现为间断发热 3 天。入院查血常规及炎症指标（表 1-1）、生化指标（表 1-2）和凝血组合（表 1-3）。2020 年 1 月 28 日胸部 X 线片（图 1-1）示双肺纹理增粗紊乱。新型冠状病毒核酸检测阳性。符合国家卫生健康委员会发布的《新型冠状病毒肺炎诊疗方案（试行第七版）》的确诊病例标准。

治疗给予二级护理，严密隔离，呼吸道隔离。按照病毒性肺炎给予重组人干扰素 α2b 注射液雾化吸入抗病毒治疗。入院后体温正常，无咳嗽、咳痰等不适。

表 1-1	血常规及炎症指标变化							
	WBC（10⁹/L）	NE%	LY（10⁹/L）	LY%	RBC（10¹²/L）	PLT（10⁹/L）	CRP（mg/L）	PCT（ng/ml）
2020 年 1 月 28 日	4.60	41.8	2.23	48.2	5.04	193	0.6	0.036
2020 年 1 月 30 日	4.75	49.3	1.87	39.4	4.72	179	0.8	0.020
2020 年 2 月 2 日	7.91	69.3	1.64	20.8	4.99	207	3.2	

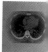

表 1-2	生化指标变化							
	K（mmol/L）	Na（mmol/L）	CREA（μmol/L）	ALT（U/L）	GLU（mmol/L）	CK（U/L）	CK-MB（U/L）	ALB（g/L）
2020 年 1 月 28 日	4.3	140	61	13				48
2020 年 1 月 30 日	4.9	137	58	13	4.8	43	0.924	43
2020 年 2 月 2 日				13	4.8	43	0.735	44

表 1-3	凝血组合变化					
	PT（s）	INR	TT（s）	APTT（s）	Fb（mg/dl）	DD（mg/L）
2020 年 1 月 30 日	12.1	1.05	16.7	35.3	2.36	0.31
2020 年 2 月 2 日	13.3	1.16	16.0	34.5	3.23	0.45

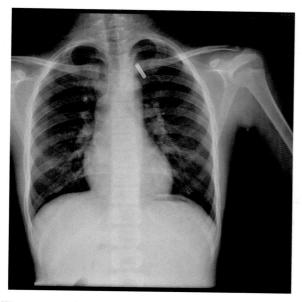
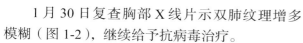

图 1-1　2020 年 1 月 28 日胸部 X 线片示双肺纹理增粗紊乱

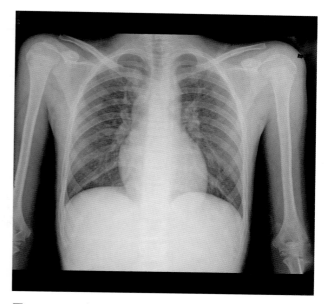

图 1-2　2020 年 1 月 30 日胸部 X 线片示双肺纹理增多模糊

1 月 30 日复查胸部 X 线片示双肺纹理增多模糊（图 1-2），继续给予抗病毒治疗。

2 月 2 日及 2 月 3 日复查新型冠状病毒核酸检测阴性。2 月 3 日胸部 CT 平扫未见异常（图 1-3）。符合出院标准治愈出院。

病例点评：

1. 本病例患者为青少年男性，传染源来自于患者父亲。

2. 诊断新型冠状病毒肺炎轻型明确，临床仅表现为低热、无明显呼吸道症状及其他不适，影像学无明确异常发现，临床经过属轻型。

3. 该患者接受干扰素雾化吸入治疗，入院后 5 天复查新型冠状病毒核酸转阴，病情恢复顺利。

4. 该青少年罹患新冠肺炎后恢复快，预后好，同类病例是否具有类似特点需进一步研究。

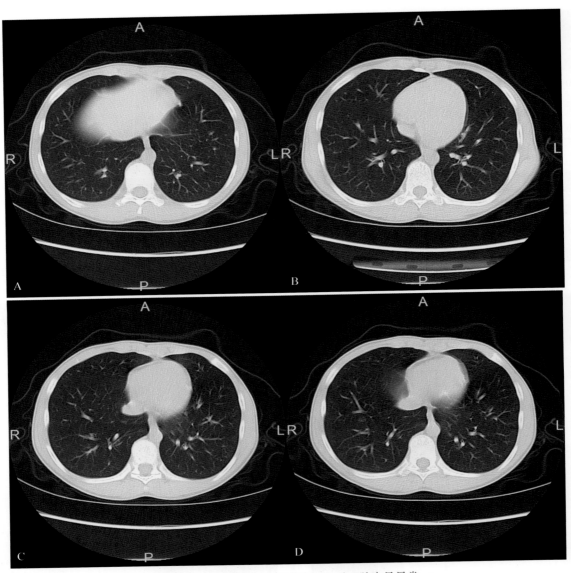

图 1-3 2020 年 2 月 3 日胸部 CT 示双肺未见异常

病例 2　学龄前儿童感染新型冠状病毒

（杨光）

患者李某，男，3岁3个月，因"发热3天"以"新冠肺炎"于2020年1月29日收住入院。

主诉： 发热3天。

现病史： 患者于2020年1月27日中午开始发热，最高38℃，无咳嗽、咳痰。无恶心、头痛、肌肉酸痛。2020年1月28日于我院门诊就诊，查血常规：WBC 6.68×10^9/L，NE 2.150×10^9/L，LY 3.700×10^9/L，PLT 211.00×10^9/L，RBC 4.12×10^{12}/L，甲型流感病毒和乙型流感病毒抗原检测阴性，CRP 1.78 mg/L，行胸部X线片示双肺纹理增粗（图2-1）。丰台区疾病预防控制中心鼻咽拭子新型冠状病毒核酸检测阳性。2020年1月29日北京市疾病预防控制中心鼻咽拭子新型冠状病毒核酸检测阳性，以"新冠肺炎"收住入院。自发病以来，精神尚可，食欲正常，睡眠正常，大小便正常，体重无明显变化。

流行病学史： 患者长期居住于武汉，2020年1月20日与家人返回北京，母亲、父亲、哥哥均确诊为新冠肺炎。

既往史： 既往体健，无肝炎、结核等传染病史，无手术、外伤史，无输血史。无食物、药物过敏史，按计划预防接种。

个人史： 足月产，生长发育与同龄期儿童无明显差异。

家族史： 父母、哥哥既往体健，家族无遗传病史。

入院查体： T 36.2℃，P 89次/分，R 20次/分，BP 96/49 mmHg，营养中等，自动体位，查体合作。神志清楚，精神可。面色如常，咽红，扁桃体无肿大。全身浅表淋巴结未触及肿大。心脏未见异常，腹部未见异常。

入院诊断： 新冠肺炎　轻型。

诊疗经过： 2020年1月29日诊断新冠肺炎。

患者长期居住武汉，于2020年1月20日与家人返回北京，母亲、父亲、哥哥均为新型冠状病毒核酸阳性，有密切接触史。临床表现为发热3天。2020年1月28日胸部X线片（图2-1）示双肺纹理增粗。新型冠状病毒核酸检测阳性。符合国家卫生健康委员会发布的《新型冠状病毒肺炎诊疗方案（试行第七版）》的确诊标准。

患者血常规提示WBC正常、LY%升高，NE%降低，考虑病毒感染。

治疗给予二级护理，严密隔离，呼吸道隔离。按照病毒性肺炎给予重组人干扰素 α2b 注

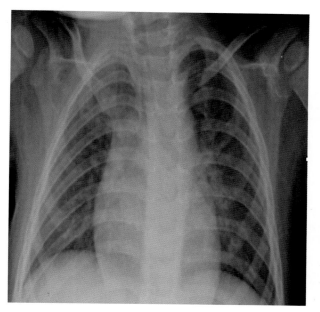

图 2-1　2020年1月28日胸部X线片示双肺纹理增重

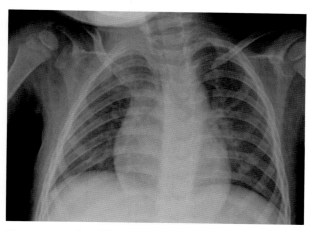

图 2-2　2020年1月30日胸部X线片示双肺纹理增重

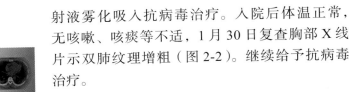

射液雾化吸入抗病毒治疗。入院后体温正常，无咳嗽、咳痰等不适，1月30日复查胸部X线片示双肺纹理增粗（图2-2）。继续给予抗病毒治疗。

2月2日及2月3日复查新型冠状病毒核酸检测阴性。符合出院标准治愈出院。

血常规及炎症指标见表2-1，生化指标见表2-2。

表 2-1　血常规及炎症指标								
	WBC（10⁹/L）	NE%	LY（10⁹/L）	LY%	RBC（10¹²/L）	PLT（10⁹/L）	CRP（mg/L）	PCT（ng/ml）
2020年1月31日	5.87	24.84	3.55	60.54	4.75	234	1.1	0.058

表 2-1 血常规及炎症指标: WBC (10^9/L), NE%, LY (10^9/L), LY%, RBC (10^{12}/L), PLT (10^9/L), CRP (mg/L), PCT (ng/ml)

表 2-2　生化指标								
	K（mmol/L）	Na（mmol/L）	CREA（μmol/L）	ALT（U/L）	GLU（mmol/L）	CK（U/L）	CK-MB（U/L）	ALB（g/L）
2020年1月30日	5.4	136	39	14	4.5	76	2.53	45
2020年2月1日	5.1	137	38	13				40

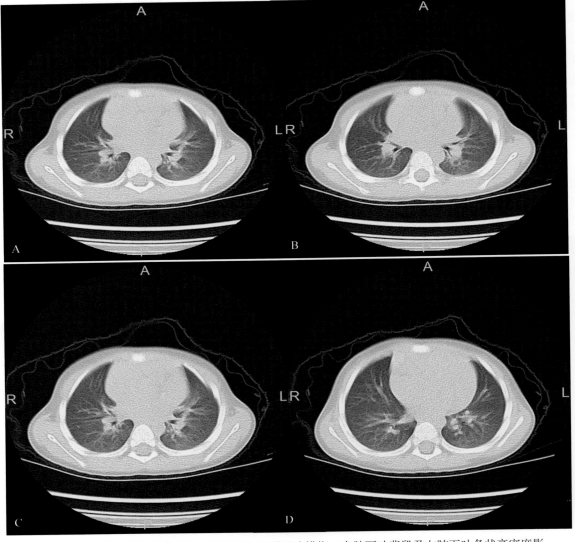

图 2-3　2020年2月2日胸部CT示双肺纹理增重略模糊，右肺下叶背段及左肺下叶条状高密度影

新冠肺炎诊疗与病例精粹

病例点评：

1.本病例为学龄前儿童，属于家族聚集性病例。

2.诊断"新冠肺炎 轻型"明确，临床仅表现为中度发热，无明显呼吸道症状及其他不适，胸部 X 线片示双肺纹理增重，但胸部 CT 示双肺纹理增重略模糊，右肺下叶背段及左肺下叶条状高密度影，故有条件应尽量行胸部 CT 以协助临床诊断。

3.治疗上仅给予干扰素雾化吸入抗病毒，入院后 5 天复查新型冠状病毒核酸转阴，病情恢复顺利。儿童是否普遍具有病情轻、预后好等特点需进一步临床研究。

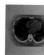

第五章 病例精粹

病例 3　甲型流行性感冒合并新冠肺炎

患者肖某，男，23岁，因"发热3天"以"新冠肺炎"于2020年1月22日收住入院。

主诉：发热3天。

现病史：患者于2020年1月19日无明显诱因出现低热，最高体温37.8℃，无明显畏寒、寒战，无咳嗽、咳痰，1月20日体温37.5℃，就诊于某医院发热门诊，诊断为"甲型流行性感冒"并予对症治疗。1月21日朝阳区疾病预防控制中心咽拭子新型冠状病毒核酸检测阳性，1月22日北京市疾病预防控制中心复核新型冠状病毒核酸阳性，于2020年1月22日收住入院。自发病以来，精神尚可，食欲正常，睡眠正常，大便正常，小便量可，体重无明显变化。

流行病学史：患者于2019年12月31日飞机往返武汉，2020年1月15日至18日动车前往武汉出差。

既往史：2019年7月诊断肺结核，规范抗结核治疗半年，具体用药不详。否认"伤寒、猩红热"等传染病史，否认"心、脑、肺、肾"等脏器慢性病史，2017年曾行痔疮手术，否认药物及食物过敏史。按计划预防接种。

个人史：生于原籍，在原籍长大，长期居住于北京，无疫水、疫源接触史，无放射物、毒物接触史，无有害粉尘吸入史，无烟酒嗜好。

家族史：父母健在，家族中无传染病及遗传病史。

入院查体：T 37.4℃，P 75次/分，R 18次/分，BP 135/88 mmHg，营养中等，自动体位，查体合作。神志清楚，精神尚可，应答切题，全身浅表淋巴结未触及肿大。心、肺、腹未见异常。

入院诊断：1.新冠肺炎 普通型；2.甲型流行性感冒。

诊疗经过：2020年1月22日诊断新冠肺炎。

患者长期居住于北京，2019年12月31日飞机往返武汉，2020年1月15日至18日动车前往武汉出差。临床表现为发热3天。新型冠状病毒核酸检测阳性。符合国家卫生健康委员会发布的《新型冠状病毒肺炎诊疗方案（试行第七版）》的确诊标准。

入院后血常规及检测炎症指标（表3-1）、血生化（表3-2）及凝血组合（表3-3）。治疗上给予二级护理，严密隔离，呼吸道隔离。按照病毒性肺炎给予重组人干扰素α2b注射液雾化吸入、洛匹那韦/利托那韦片口服抗病毒联合中药治疗。入院后未再发热，仍有干咳，查甲型流行性感冒基因阳性，炎症指标基本正常，给予奥司他韦抗甲型流行性感冒病毒，给予磷酸可待因镇咳治疗。

表 3-1　血常规及炎症指标

	WBC （10⁹/L）	NE%	LY （10⁹/L）	LY%	RBC （10¹²/L）	PLT （10⁹/L）	CRP （mg/L）	PCT （ng/ml）
2020年1月23日	4.95	57.3	1.57	31.7	5.19	233	4.0	0.040
2020年1月27日	6.47	66.6	1.56	24.1	5.42	309	0.7	0.023

表 3-2　生化指标

	K （mmol/L）	Na （mmol/L）	CREA （μmol/L）	ALT （U/L）	GLU （mmol/L）	CK-MB （U/L）	ALB （g/L）
2020年1月23日	4.9	138	85	39	5.0	0.504	42

表 3-3 凝血组合						
	PT（s）	INR	TT（s）	APTT（s）	Fb（mg/dl）	DD（mg/L）
2020 年 1 月 23 日	11	0.96	16.6	28.6	2.49	0.17

1 月 23 日咳嗽症状缓解，查胸部 X 线片示双肺未见异常（图 3-1），继续给予抗病毒治疗。

2 月 2 日及 2 月 3 日复查新型冠状病毒核酸检测阴性。后符合出院标准治愈出院。

病例点评：

1. 该病例同时患有新冠肺炎和甲型流行性感冒。

2. 患者为青年男性，仅表现为低热、干咳，无其他不适，临床表现轻微，胸部 X 线片未见异常，胸部 CT 提示右肺上叶尖段斑片影。因此，及时行胸部 CT 有助于明确诊断。该病例临床分型属普通型。

3. 两种病毒同时感染可能会对患者临床结局产生影响，但仍需进一步研究。

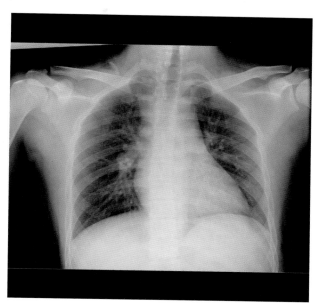

图 3-1 2020 年 1 月 23 日胸部 X 线片未见异常

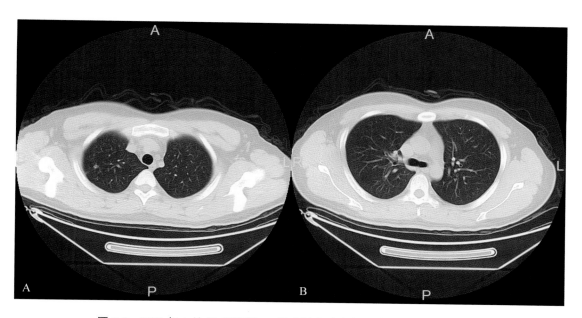

图 3-2 2020 年 1 月 28 日胸部 CT 示右肺上叶尖段斑片影，建议随访观察

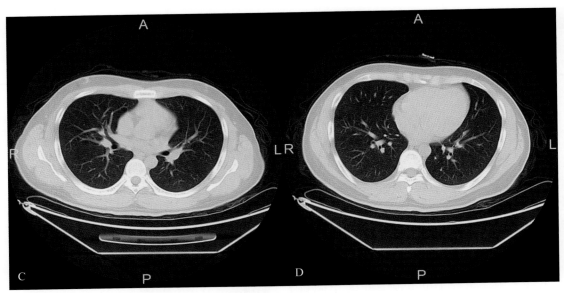

图 3-2（续）

病例 4　水痘合并新冠肺炎

（杨光）

患者何某，女，22岁，因"咽痛9天，皮疹5天，间断发热4天"以"新冠肺炎"于2020年1月23日收入院。

主诉：咽痛9天，皮疹5天，间断发热4天。

现病史：患者于2020年1月14日无明显诱因出现咽痛，未予重视，1月18日躯干部出现散在皮疹，稍感瘙痒，遂至北京某医院就诊，给予中药对症治疗。1月19日出现发热，体温最高可至38.4℃，伴头晕，但皮疹逐渐增多至颜面部及四肢，咽痛明显，转至北京某医院就诊，查血常规提示WBC正常，LY%明显升高，胸部CT示双肺少量炎症，不除外"新冠肺炎"可能，1月22日送咽拭子标本至西城区疾病预防控制中心查新型冠状病毒核酸检测阳性，北京市疾病预防控制中心复核新型冠状病毒核酸仍阳性，于2020年1月23日收住入院。自发病以来，精神尚可，食欲正常，睡眠正常，大小便正常，体重无明显变化。

流行病学史：2020年1月13日乘坐从武汉出发的火车，在河南信阳登车至北京。

既往史：否认其他传染病史，否认"高血压"等病史，否认外伤史，否认手术史，否认输血史，否认药物、食物过敏史，预防接种史不详。

个人史：生于原籍，在原籍长大，长期居住于当地，无放射物、毒物接触史，无有害粉尘吸入史，无烟酒嗜好。

家族史：父母健在，家族中无传染病及遗传病史。

入院查体：T 36.7℃，P 94次/分，R 20次/分，BP 116/84 mmHg，步入病房，营养中等。对答切题，查体合作。急性面容，全身可见散在分布露珠样皮疹，周围有红晕，皮疹大部分已结痂，咽部充血，扁桃体Ⅰ度肿大，心、肺、腹未见异常。

入院诊断：1.新冠肺炎 普通型；2.水痘。

诊疗经过：2020年1月22日诊断新冠肺炎。

患者2020年1月13日乘坐从武汉出发的火车，在河南信阳登车至北京。临床表现为咽痛9天，皮疹5天，间断发热4天。胸部CT示双肺少量炎症，不除外新冠肺炎可能。新型冠状病毒核酸检测阳性。符合国家卫生健康委2020年《新型冠状病毒肺炎诊疗方案（试行第七版）》确诊病例标准。根据典型皮疹特点，水痘临床诊断明确。

治疗上给予二级护理，严密隔离，呼吸道隔离。按照病毒性肺炎给予重组人干扰素α2b注射液雾化吸入，更昔洛韦抗水痘-带状疱疹病毒治疗。查胸部X线检查未见明显异常（图4-1）。患者入院后未再发热，皮疹逐渐消退，咽痛症状缓解。

1月27日及1月28日两次新型冠状病毒核酸检测均阴性。1月28日查胸部CT示右上肺可见磨玻璃影（图4-2）。符合出院标准。

血常规及炎症指标见表4-1，生化指标见表4-2，凝血组合见表4-3。

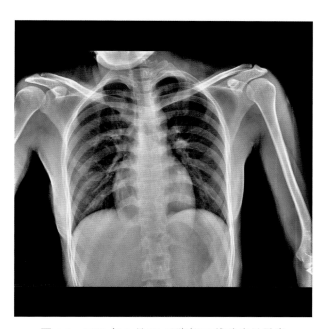

图4-1　2020年1月23日胸部X线片未见异常

新冠肺炎诊疗与病例精粹

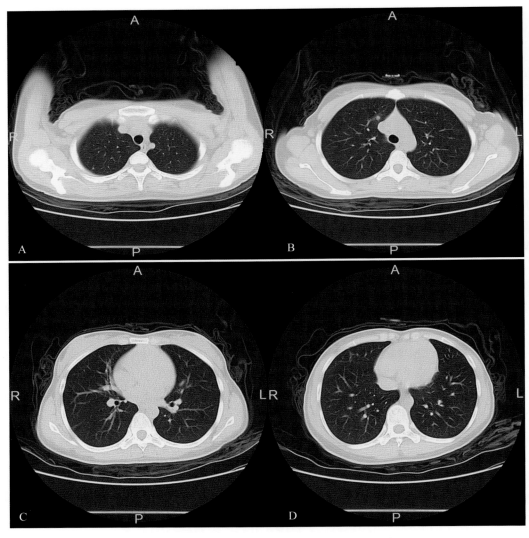

图 4-2　2020 年 1 月 28 日胸部 CT 示右上肺可见磨玻璃影

表 4-1　血常规及炎症指标								
	WBC（10⁹/L）	NE%	LY（10⁹/L）	LY%	RBC（10¹²/L）	PLT（10⁹/L）	CRP（mg/L）	PCT（ng/ml）
2020 年 1 月 24 日	5.27	28.54	3.19	60.54	3.85	252	4.2	0.085
2020 年 1 月 28 日	5.55	56.40	1.83	33.00	3.89	361	0.9	0.021

表 4-2　生化指标						
	K（mmol/L）	Na（mmol/L）	CREA（μmol/L）	ALT（U/L）	CK-MB（U/L）	ALB（g/L）
2020 年 1 月 25 日	4.6	140	57	14	0.3	38

表 4-3　凝血组合						
	PT（s）	INR	TT（s）	APTT（s）	Fb（mg/dl）	DD（mg/L）
2020 年 1 月 24 日	12.1	1.05	17.2	29	1.9	0.74

病例点评：

1. 该病例为新冠肺炎合并水痘。

2. 患者为青年女性，仅表现为中等发热、咽痛、有水痘样皮疹，胸部 X 线片未见异常，出院时胸部 CT 提示右上肺可见磨玻璃影。后期随访非常重要。该病例临床分型属普通型。

3. 患者水痘-带状疱疹病毒和新型冠状病毒同时感染，两种疾病均顺利康复，这一临床现象仍需进一步研究。

病例 5　糖尿病合并普通型新冠肺炎

（张大伟）

患者张某，男，34岁，因"发热4天"以"新冠肺炎"于2020年1月23日收入院。

主诉：发热4天。

现病史：患者于2020年1月19日自觉发热，伴背痛、头晕，未测体温，1月20日体温最高38℃，1月21日体温38.6℃，偶有咳嗽，咳少量黄白痰，痰中带血丝，无明显呼吸困难、胸闷气促，无关节肌肉酸痛等，1月22日上午就诊于北京某医院，查血常规：WBC 5.2×10^9/L、LY% 48.2%。胸部X线片未见异常。1月22日送咽拭子至丰台区疾病预防控制中心检测新型冠状病毒核酸阳性，1月23日北京市疾病预防控制中心复核新型冠状病毒核酸仍阳性，于2020年1月23日收住入院。自发病以来，精神尚可，食欲一般，睡眠正常，大小便正常，体重无明显变化。

流行病学史：北京人，发病前无武汉旅行史，工作中与武汉来人近距离接触，对方长居武汉，2020年1月2日来京。

既往史：2型糖尿病史多年，服用阿卡波糖、格列美脲、二甲双胍治疗，血糖控制情况不详。无其他传染病史，否认外伤史，否认手术史，否认输血史，否认药物、食物过敏史，按当地计划预防接种。

个人史：生于原籍，在原籍长大，无长期外地居住史，疫水、疫源接触史，无放射物、毒物接触史，无有害粉尘吸入史，无饮酒史，无吸烟史，无冶游史。

家族史：父健在，母患糖尿病，家族中无传染病及遗传病史。

入院查体：T 37.8℃，P 86次/分，R 21次/分，BP 147/96 mmHg，营养中等，自动体位，查体合作。神志清楚，精神尚可，咽部充血，咽喉壁可见滤泡，心、肺、腹未见异常。

入院诊断：1.新冠肺炎；2.2型糖尿病

诊疗经过：2020年1月22日诊断新冠肺炎。患者常住于北京，发病前无武汉旅行史，工作中与武汉来人近距离接触，对方长居武汉，2020年1月2日来京。临床表现为发热4天。新型冠状病毒核酸检测阳性。符合国家卫生健康委员会发布的《新型冠状病毒肺炎诊疗方案（试行第七版）》的确诊标准。

治疗上给予二级护理，严密隔离，呼吸道隔离。按照病毒性肺炎给予重组人干扰素α2b注射液雾化吸入、洛匹那韦/利托那韦片口服抗病毒联合中药治疗。

患者1月23日仍有发热，体温38.3℃（图5-1），无畏寒、寒战，偶有干咳，实验室检查提示肝功能受损，给予复方甘草酸苷注射液80 ml/d保肝、降酶治疗，胸部X线检查提示考虑左侧少量胸腔积液可能（图5-2）。给予呋塞米利尿治疗。

1月24日仍有发热，最高体温37.5℃，加用莫西沙星片抗感染治疗。

1月25日体温恢复正常。

1月27日胸部X线片与1月23日床旁胸部X线片相比，双肺纹理稍增重（图5-3）。

2月2日及2月3日复查新型冠状病毒核酸检测阴性。

2月4日胸部CT示右肺上叶小结节，建议随诊（图5-4）。

血常规及炎症指标见表5-1，生化指标变化见表5-2，凝血组合见表5-3。

病例点评：

1.该患者有2型糖尿病基础疾病，但血糖控制良好。

2.患者临床表现为中等发热、干咳，同时伴有肝损害，对症治疗后恢复正常。

3.入院后胸部X线片示胸腔积液可能，出院时胸部CT示右肺上叶小结节，建议随诊。临床分型属轻型。

4.该患者合并糖尿病，病程中需注意继发细菌等其他病原体感染的问题，经积极对症治疗，未发生其他严重并发症。

体 温 单

姓名 ___ 入院日期 <u>2020-1-23</u> 病区 ___ 床号 ___ 病人ID： ___ 住院号 ___

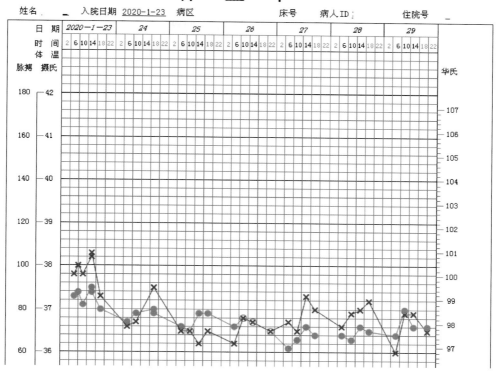

图 5-1 患者入院后的体温变化

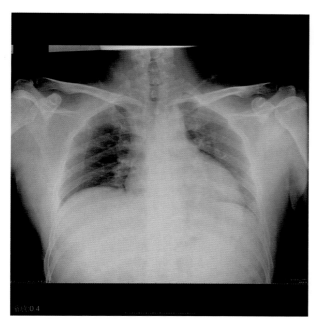

图 5-2 2020 年 1 月 23 日胸部 X 线片考虑左侧少量胸腔积液可能

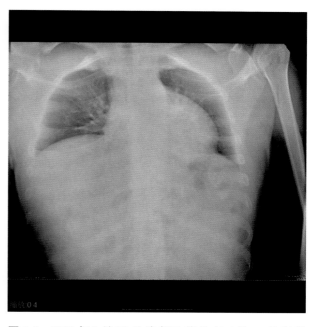

图 5-3 2020 年 1 月 27 日胸部 X 线片与 1 月 23 日床旁胸部 X 线片比较，双肺纹理稍增重

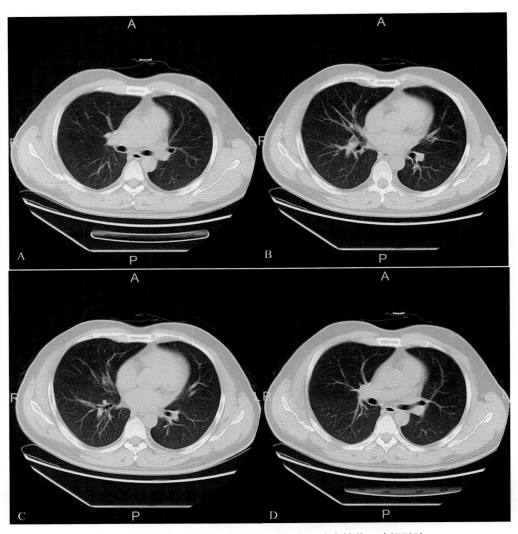

图 5-4 2020 年 2 月 4 日胸部 CT 示右肺上叶小结节，建议随诊

表 5-1 血常规及炎症指标变化								
	WBC（10⁹/L）	NE%	LY（10⁹/L）	LY%	RBC（10¹²/L）	PLT（10⁹/L）	CRP（mg/L）	PCT（ng/ml）
2020 年 1 月 23 日	4.02	68.80	0.88	21.80	4.94	151	6.70	0.091
2020 年 1 月 28 日	5.31	36.02	2.83	53.31	5.11	202	1.80	0.053
2020 年 2 月 1 日	6.41	50.10	2.62	40.90	4.74	259	1.10	0.036
2020 年 2 月 4 日	6.18	44.70	2.83	45.80	4.77	256	2.78	0.038

表 5-2 生化指标变化								
	K（mmol/L）	Na（mmol/L）	CREA（μmol/L）	ALT（U/L）	GLU（mmol/L）	CK（U/L）	CK-MB（U/L）	ALB（g/L）
2020 年 1 月 23 日	4.5	135	87	97	13.0		0.540	40
2020 年 2 月 29 日	5.4	136		56	10.8		0.396	40
2020 年 2 月 1 日	3.6	139	105	54	7.6	32	0.371	39
2020 年 2 月 4 日	4.1	139	103	50	7.8	32	0.401	42

表 5-3　凝血组合						
	PT（s）	INR	TT（s）	APTT（s）	Fb（mg/dl）	DD（mg/L）
2020 年 1 月 23 日	11.2	0.97	18.6	24.8	2.80	0.17
2020 年 2 月 1 日	10.4	0.90	17.6	26.7	2.05	0.18
2020 年 2 月 4 日	11.6	1.01	16.6	27.6	2.56	0.13

第五章　病例精粹

病例 6　糖尿病合并重型新冠肺炎

（张大伟）

患者李某，男，40岁，因"乏力3天，发热1天"以"新冠肺炎"于2020年1月22日收住入院。

主诉：乏力3天，发热1天。

现病史：患者于2020年1月20日出现乏力、全身肌肉酸痛，自行服药（具体不详），未测体温。2020年1月22日出现发热，体温最高37.6℃，偶有咳嗽，咳少量白痰，无胸闷、憋气，呼吸困难，至北京某医院就诊，北京市疾病预防控制中心新型冠状病毒核酸检测阳性，于2020年1月22日22:41收住入院。自发病以来，精神尚可，食欲正常，睡眠正常，大小便正常，体重无明显变化。

流行病学史：患者武汉人，2020年1月17日自驾车来北京探亲，患者妻子为新冠肺炎疑似病例。

既往史：否认肝炎等传染病史，否认"高血压"等病史，糖尿病病史多年，间断服用二甲双胍降血糖治疗，血糖控制不详。否认外伤史，否认手术史，否认输血史，否认药物、食物过敏史，预防接种史不详。

个人史：生于原籍，在原籍长大，无长期外地居住史，无疫水、疫源接触史，无放射物、毒物接触史，无有害粉尘吸入史，偶有少量饮酒，无吸烟史。

家族史：父母健在，家族中无传染病及遗传病史。

入院查体：T 38℃，P 84次/分，R 22次/分，BP 116/79 mmHg。营养中等，搀扶入病房，自动体位，查体合作。神志清楚，精神可。面色如常，咽红，扁桃体无肿大。全身浅表淋巴结未触及肿大。心、肺、腹未见异常。

入院诊断：1.新冠肺炎；2.2型糖尿病。

诊疗经过：2020年1月23日诊断新冠肺炎。

患者长期居住武汉，2020年1月17日自驾车来北京探亲，患者妻子为新冠状肺炎疑似病例。

患者临床表现为乏力3天，发热1天。2020年1月24日胸部X线片（图6-1）可见双肺感染性病变。新型冠状病毒核酸检测阳性。符合国家卫生健康委员会发布的《新型冠状病毒肺炎诊疗方案（试行第七版）》的确诊标准。

患者血常规提示WBC正常、LY%下降，NE%升高，考虑病毒感染。治疗给予二级护理，严密隔离，呼吸道隔离。按照病毒性肺炎给予重组人干扰素α2b注射液雾化吸入、洛匹那韦/利托那韦片口服抗病毒、复方甘草酸口服液止咳对症治疗。

1月25日患者出现腹泻症状，考虑洛匹那韦/利托那韦片副作用，给予地衣芽孢杆菌调节肠道菌群治疗。

1月28日凌晨患者胸闷、憋气症状加重，查血气分析：PO_2 62 mmHg，SO_2 92%，复查胸部X线检查提示炎症较前进展（图6-2），下病重，给予经鼻高流量湿化氧疗、甲泼尼龙160 mg每日2次抗炎、丙种球蛋白300 mg/（kg·d）（5日疗法）、哌拉西林/他唑巴坦抗感染治疗。

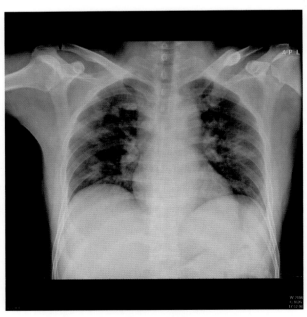

图6-1　2020年1月24日胸部X线片示双肺感染性病变，建议治疗后复查

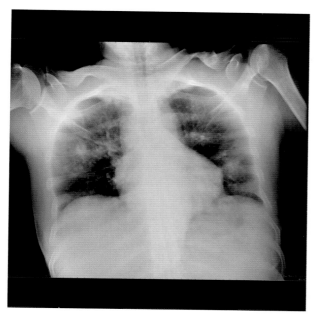

图 6-2 2020 年 1 月 27 日胸部 X 线片示双肺感染性病变，与 1 月 24 日床旁胸部 X 线片相比，较前进展

1 月 29 日体温恢复正常，胸闷、憋气症状有所缓解。日间监测 GLU 26 mmol/L，给予胰岛素降血糖治疗后，血糖能下降至理想水平，但仍反复升高，间断给予小剂量胰岛素静滴降血糖治疗。期间测血钾最低至 2.6 mmol/L，给予口服及静脉补钾后，血钾恢复正常。

1 月 30 日复查胸部 X 线检查示双肺炎症，与 1 月 27 日及 1 月 24 日床旁胸部 X 线检查比较变化不大（图 6-3）。

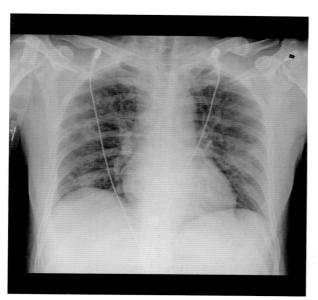

图 6-3 2020 年 1 月 30 日胸部 X 线片示双肺炎症，与 1 月 27 日及 1 月 24 日床旁胸部 X 线片相比变化不大

1 月 31 日行 3-β-D 葡聚糖检测（G 试验）、半乳甘露聚糖抗原检测（GM 试验）升高，复查床旁胸部 X 线片示双肺炎症，与 1 月 30 日床旁胸部 X 线片相比病变较前进展（图 6-4），不除外真菌感染，加用卡泊芬净抗真菌治疗。

2 月 1 日复查床旁胸部 X 线片示双肺炎症，与 1 月 31 日床旁胸部 X 线片相比右肺病变较前吸收好转，左肺上叶病变较前稍进展（图 6-5）。

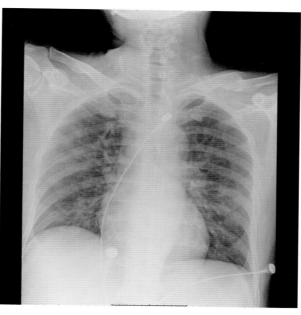

图 6-4 2020 年 1 月 31 日胸部 X 线片示双肺炎症，与 1 月 30 日床旁胸部 X 线片相比，病变较前进展

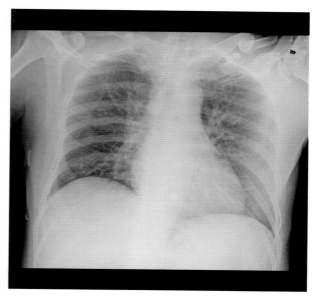

图 6-5 2020 年 2 月 1 日胸部 X 线片示双肺炎症，与 1 月 31 日床旁胸部 X 线片相比，右肺病变较前吸收好转，左肺上叶病变较前稍进展

2月2日查胸部CT示双肺感染性病变（图6-6）。甲泼尼龙调整为120 mg每日2次。

2月3日复查胸部X线片示双肺炎症病变，与2月1日床旁胸部X线片相比，病变较前好转（图6-7）。

2月4日复查胸部X线片示双肺炎症病变，与2月3日床旁胸部X线片相比，病变较前变化不大（图6-8）。甲泼尼龙调整为80 mg每日

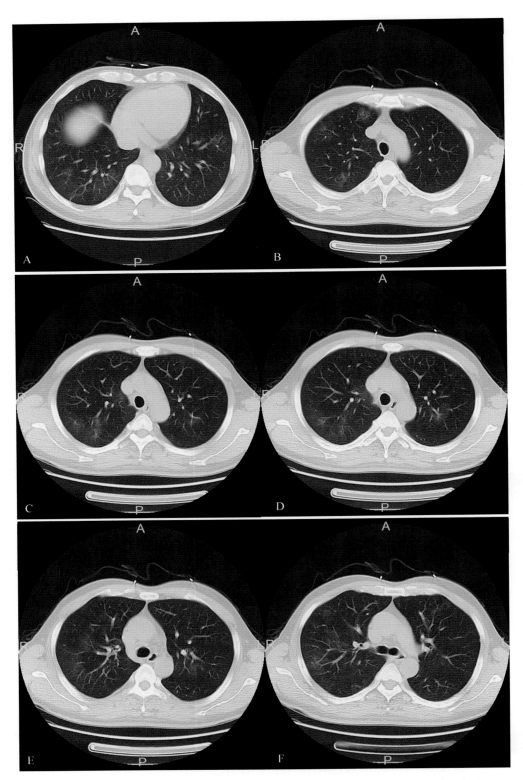

图6-6 2020年2月2日胸部CT示双肺感染性病变，请结合临床，建议治疗后复查

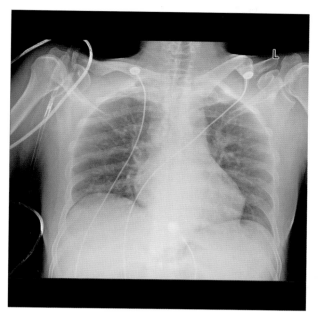

图 6-7 2020 年 2 月 3 日胸部 X 线片示双肺炎症病变，与 2 月 1 日床旁胸部 X 线片相比，病变较前好转

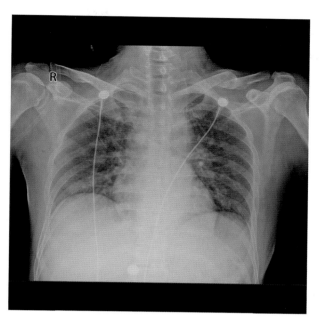

图 6-8 2020 年 2 月 4 日胸部 X 线片示双肺炎症病变，与 2 月 3 日床旁胸部 X 线片相比，病变较前变化不大

2 次。

2 月 5 日复查胸部 X 线片示双肺炎症病变，与 2 月 4 日床旁胸部 X 线片相比，局部病变较前稍好转（图 6-9）。

2 月 6 日甲泼尼龙调整为 40 mg 每日 2 次，双肺炎症病变，与 2 月 5 日床旁胸部 X 线片相比变化不大（图 6-10）。

2 月 8 日停用甲泼尼龙。

2 月 10 日停用哌拉西林 / 他唑巴坦及卡泊芬净。

血常规及炎症指标见表 6-1，生化指标变化见表 6-2，凝血组合见表 6-3，血气分析见表 6-4。

病例点评：

1. 该患者长期患有糖尿病，血糖控制不良。

2. 患者临床仅表现为低热、乏力，但病情进展迅速，胸部 X 线片示双肺感染性病变，较前进

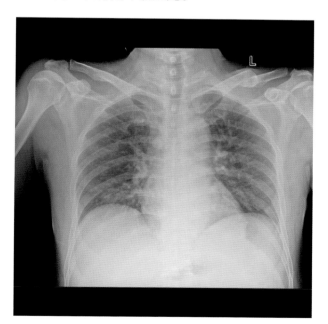

图 6-9 2020 年 2 月 5 日胸部 X 线片示双肺炎症病变，与 2 月 4 日床旁胸部 X 线片相比，局部病变较前稍好转

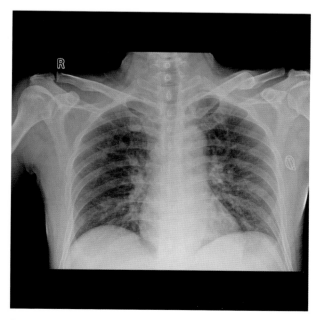

图 6-10 2020 年 2 月 6 日胸部 X 线片示双肺炎症病变，与 2 月 5 日床旁胸部 X 线片比较变化不大

表 6-1 血常规及炎症指标

	WBC (10⁹/L)	NE%	LY (10⁹/L)	LY%	RBC (10¹²/L)	PLT (10⁹/L)	CRP (mg/L)	PCT (ng/ml)
2020 年 1 月 24 日	5.22	72.40	0.98	18.20	5.43	134	36.40	0.049
2020 年 1 月 29 日	5.77	80.64	0.82	14.24	5.50	216	69.10	0.034
2020 年 1 月 30 日	8.58	90.04	0.58	6.84	4.88	218	14.40	0.029
2020 年 2 月 3 日	5.78	91.91	0.37	6.42	5.11	217	2.10	0.021
2020 年 2 月 7 日	6.42	85.70	0.64	10.00	5.20	149	0.37	0.026
2020 年 2 月 11 日	6.05	69.70	1.42	23.50	5.50	105	1.52	0.037

表 6-2 生化指标变化

	K (mmol/L)	Na (mmol/L)	CREA (μmol/L)	ALT (U/L)	GLU (mmol/L)	CK (U/L)	CK-MB (U/L)	ALB (g/L)
2020 年 1 月 25 日	4.3	135	82	25	11.85		0.581	40
2020 年 1 月 29 日	3.5		71	12	15.50		0.722	
2020 年 1 月 30 日	4.0	136		10	15.70	55	0.711	31
2020 年 2 月 3 日	3.9	134	64	12	12.50	286	1.010	31
2020 年 2 月 7 日	4.9	134	72	14	11.80	101	1.600	31
2020 年 2 月 11 日	5.0	133	73	84	9.10	38	1.430	38

表 6-3 凝血组合

	PT (s)	INR	TT (s)	APTT (s)	Fb (mg/dl)	DD (mg/L)
2020 年 1 月 24 日	11.4	0.99	15.7	33.0	3.41	0.13
2020 年 1 月 30 日	10.1	0.87	17.7	22.3	2.06	0.47
2020 年 2 月 4 日	11.9	1.04	20.9	21.2	0.71	0.69
2020 年 2 月 7 日	11.7	1.02	21.6	21.9	0.89	0.66
2020 年 2 月 11 日	13.9	1.22	12.8	39.5	0.56	0.78

表 6-4 血气分析

	pH	PCO₂ (mmHg)	PO₂ (mmHg)	BE (mmol/L)	HCO₃ (mmol/L)	SO₂ (%)	氧合指数 (mmHg)	Lac (mmol/L)
2020 年 1 月 24 日	7.45	38	80	2.45	26.1	95	177	3.51
2020 年 1 月 28 日	7.48	36	82	3.20	26.6	91	205	2.60
2020 年 1 月 29 日	7.47	30	117	− 0.50	23.4	99	390	1.68

展，发展为重型，给予大剂量激素冲击治疗、丙种球蛋白及抗细菌和真菌等治疗。

3. 病程中出现低钾血症，及时采取对症治疗后血钾恢复正常，血糖逐步恢复正常，氧合指数恢复正常，最终避免了有创机械通气。

4. 虽然胸部 X 线片对于显示早期肺炎的效果不佳，但对于严重肺炎治疗干预后病情评估帮助很大，方便易操作，可以即刻观察结果。

5. 短期大剂量使用糖皮质激素过程中有可能出现高血糖、严重低血钾、继发细菌、真菌感染，应做到早发现、早干预。注重维护重要脏器功能。

病例 7 大剂量糖皮质激素冲击治愈重型新冠肺炎

（张大伟）

患者胡某，男，39岁，因"间断发热、咳嗽11天，胸闷、憋气5天"以"新冠肺炎"于2020年1月20日收住入院。

主诉：间断发热、咳嗽11天，胸闷、憋气5天。

现病史：患者于2020年1月9日出现间断发热，体温最高达38℃，伴咳嗽、咳少量白痰、全身肌肉关节酸痛、咽痛，无其他不适，自行服用药物（阿莫西林，余不详）治疗，全身肌肉关节酸痛缓解，发热、咳嗽、咳痰较前无明显变化。1月14日就诊于某医院，检查CRP略高，胸部CT示双肺炎症。肝功能异常（具体不详），诊断：1.肺部感染；2.肝功能异常。予左氧氟沙星注射液、头孢美唑、洛索洛芬钠片等治疗，1月15日开始出现胸闷、憋气，继续上述治疗，患者咳痰减少，体温恢复正常，胸闷、憋气较前无明显改善，查胸部CT示肺部感染较前进展，1月19日海淀区疾病预防控制中心咽拭子新型冠状病毒核酸检测阳性，1月20日送北京市疾病预防控制中心复核新型冠状病毒核酸仍阳性，为进一步诊治，于2020年1月20日收住入院。自发病以来，精神尚可，食欲正常，睡眠正常，大小便正常，体重无明显变化。

流行病学史：患者于2020年1月3日至1月4日到武汉出差。

既往史：否认肝炎等其他传染病史，否认"高血压"、糖尿病等病史，否认外伤史，否认手术史，否认输血史，否认药物、食物过敏史，预防接种史不详。

个人史：生于原籍，在原籍长大，无长期外地居住史，无疫水、疫源接触史，无放射物、毒物接触史，无有害粉尘吸入史，偶有饮酒，无吸烟史，无冶游史。

家族史：父母均健在，家族中无其他传染病及遗传病史。

入院查体：T 36.4℃，P 86次/分，R 26次/分，BP 135/84 mmHg，营养中等，搀扶入病房，自动体位，查体合作。神志清楚，精神可。面色如常，咽红，扁桃体无肿大。全身浅表淋巴结未触及肿大。心、肺、腹未见异常。

入院诊断：新冠肺炎 重型。

诊疗经过：患者于2020年1月3日至1月4日到武汉出差。临床表现为间断发热、咳嗽11天，胸闷、憋气5天。胸部X线片示双肺炎症（图7-1）。新型冠状病毒核酸检测阳性。符合国家卫生健康委员会发布的《新型冠状病毒肺炎诊疗方案（试行第七版）》确诊病例标准。2020年1月20日确诊"新冠肺炎"。

患者入院后再次发热，实验室检查提示WBC正常、NE%偏高、LY%偏低，肝酶升高（表7-1和表7-2），考虑病毒感染，给予二级护理，严密隔离，呼吸道隔离。1月21日患者憋气明显，查胸部X线片示双肺炎症（图7-1），根据血气分析测算氧合指数247 mmHg，符合重型诊断

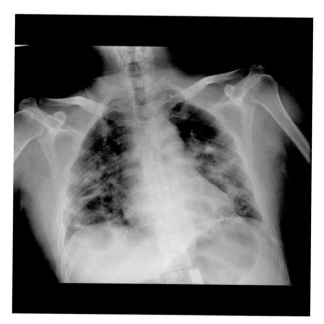

图7-1 2020年1月21日胸部X线片示双肺多发片状及索条状模糊影

表 7-1　血常规及炎症指标

	WBC （10⁹/L）	NE%	LY （10⁹/L）	LY%	RBC （10¹²/L）	PLT （10⁹/L）	CRP （mg/L）	PCT （ng/ml）
2020 年 1 月 21 日	4.33	81.10	0.73	16.90	4.03	326	29.33	0.0650
2020 年 1 月 24 日	4.85	83.30	1.52	10.20	4.19	502	3.25	0.0460
2020 年 1 月 28 日	9.52	90.91	0.55	5.82	4.07	432	1.50	0.0310
2020 年 2 月 1 日	12.9	95.70	0.3	2.50	4.26	317	0.90	0.0290
2020 年 2 月 4 日	6.17	92.81	0.26	4.22	3.72	169	0.50	0.0350
2020 年 2 月 7 日	9.65	84.40	1.14	13.60	4.16	91	5.21	0.0490
2020 年 2 月 12 日	3.53	72.80	0.76	21.50	3.66	60	3.07	0.0248

表 7-2　生化指标变化

	K （mmol/L）	Na （mmol/L）	CREA （μmol/L）	ALT （U/L）	GLU （mmol/L）	CK （U/L）	CK-MB （U/L）	ALB （g/L）
2020 年 1 月 21 日	3.2	143	69	173	7.3		0.369	33
2020 年 1 月 24 日	3.4	135	73	137				
2020 年 1 月 28 日	2.3	138	79	76	6.6			30
2020 年 2 月 1 日	3.1	138	68	86	5.8	130	1.500	32
2020 年 2 月 4 日	3.3	140	59	67	6.4	80	1.660	27
2020 年 2 月 7 日	4.7	138	65	82	4.5	86	2.140	39
2020 年 2 月 12 日	4.4	140	63	38	5.3	48	1.170	38

标准，立即给予面罩吸氧，重组人干扰素 α2b 注射液抗病毒，乳酸左氧氟沙星氯化钠注射液（0.3 g，每日 1 次）联合注射用哌拉西林钠他唑巴坦钠（4.5 g，每 8 小时 1 次）抗感染；注射用甲泼尼龙（160 mg，每日 2 次）抗炎；复方甘草酸苷注射液（60 ml，每日 1 次）保肝、降酶；联合中药治疗。

1 月 22 日患者憋气、胸闷症未缓解，测算氧合指数 280 mmHg。

1 月 23 日复查胸部 X 线片示炎症较前进展（图 7-2），将激素调整为 240 mg，每日 2 次。

1 月 24 日复查新型冠状病毒核酸仍为阳性，加用洛匹那韦/利托那韦抗病毒治疗。

1 月 25 日患者症状明显缓解，复查胸部 X 线片示炎症较前进行性吸收。加用雾化吸入异丙托溴铵，舒张气道，减少痰液分泌。

1 月 27 日激素调整为 160 mg 每日 2 次，继续抗感染、保肝、降酶治疗，复查胸部 X 线片示进行性吸收（图 7-3）。

1 月 30 日复查胸部 X 线片示双肺炎症，较前变化不大（图 7-4）。

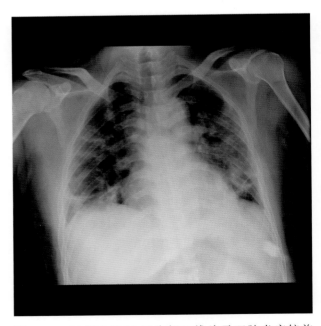

图 7-2　2020 年 1 月 23 日胸部 X 线片示双肺炎症较前进展

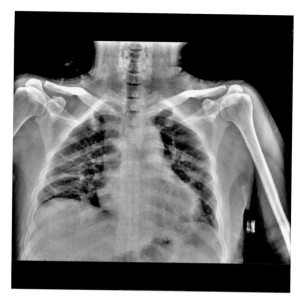

图7-3 2020年1月27日胸部X线片示双肺炎症，与1月25日床旁胸部X线片相比，局部较前吸收好转

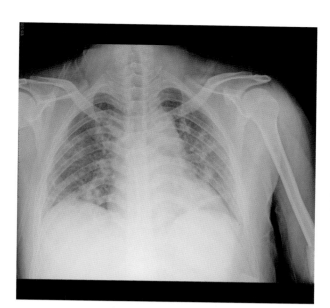

图7-4 2020年1月30日胸部X线片示双肺炎症，较前变化不大

1月31日复查胸部X线片示双肺炎症，较前变化不大（图7-5），激素调整为120 mg每日2次，继续抗感染、保肝、降酶治疗，复查新型冠状病毒核酸检测阴性。

2月2日复查胸部X线片示双肺炎症，较前进展（图7-6），但患者无特殊不适症状。激素调整为80 mg每日2次，继续抗感染、保肝、降酶治疗，复查新型冠状病毒核酸阴性。

2月3日复查胸部X线片示双肺炎症，右肺较前好转，左肺较前略有加重（图7-7），患者无特殊不适。停用洛匹那韦/利托那韦及干扰素，继续抗感染、保肝、降酶治疗。

2月4日将激素剂量调整为40 mg每日2次，2月5日复查胸部X线片示较前吸收（图7-8），无特殊不适，激素调整为40 mg每日1次，停止雾化吸入异丙托溴铵祛痰治疗，继续抗感染、保

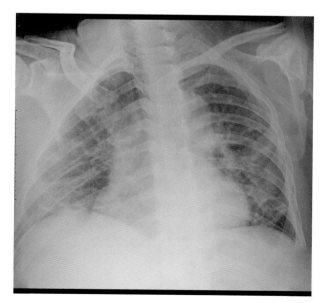

图7-5 2020年1月31日胸部X线片示双肺炎症较前变化不大

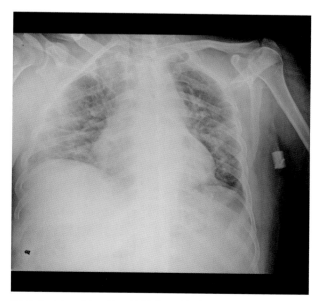

图7-6 2020年2月2日胸部X线片示双肺炎症，较前进展

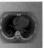
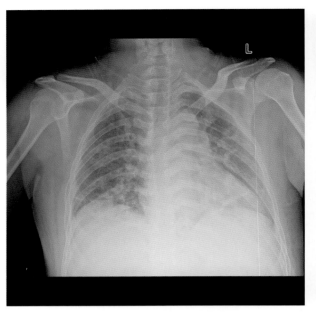

图 7-7 2020 年 2 月 3 日胸部 X 线片示双肺炎症，右肺较前好转，左肺较前略有加重

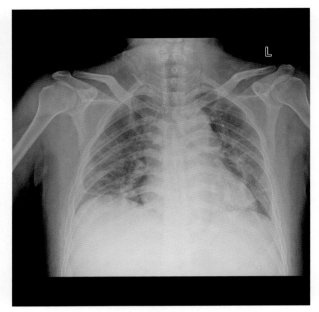

图 7-8 2020 年 2 月 5 日胸部 X 线片示双肺斑片及索条影，较前好转

肝、降酶治疗。

2 月 6 日复查胸部 CT 示双肺炎症（图 7-9）。

2 月 7 日患者无特殊不适，停用激素，继续抗感染、保肝、降酶治疗。

住院期间曾出现低血钾、低蛋白血症（表 7-2），给予补充电解质、补充白蛋白、加强营养支持治疗后，血钾、白蛋白水平恢复正常。

血常规及炎症指标见表 7-1，生化指标变化见表 7-2，凝血组合见表 7-3，血气分析见表 7-4。

病例点评：

1. 该病例为典型输入型"新冠肺炎 重型"病例，体温恢复正常后，病情仍进行性加重，这与许多疾病临床特点不同，这也是新冠肺炎的一个显著临床特征。

2. 患者主要临床表现为中低热，伴咳嗽、咳少量白痰、全身肌肉关节酸痛、咽痛，逐渐出现胸闷、憋气，进行性加重，胸部 CT 示双肺多发性片状影，临床分型属重型。

3. 该病例病情进展快，临床并无推荐的有效方法，主要采取以抗病毒、对症及脏器功能支持为主的综合治疗措施，如果不能阻止病情进展，患者有可能需要机械通气，甚至采取气管插管、气管切开等治疗措施。

4. 鉴于以上特点，结合严重急性呼吸综合征（SARS）的治疗经验，考虑患者病情较重与炎症因子风暴有关，给予经验性大剂量激素冲击治疗，甲泼尼龙最大剂量为 480 mg/d，患者病情迅速得到控制，并逐渐好转，此后激素迅速减量并停用。治疗过程中，尤其需要注意激素可抑制免疫反应，影响病毒的清除。此外，大剂量使用激素所产生的相关不良反应较多，如电解质紊乱、高血糖、水钠潴留、对心脏的影响，以及继发细菌和真菌感染等均需要严密观察，及时处置。

5. 从本例治疗效果看，激素治疗对某些患者确实有效，但什么时机使用、如何进行个体化优化用药方案，仍需进一步临床研究。

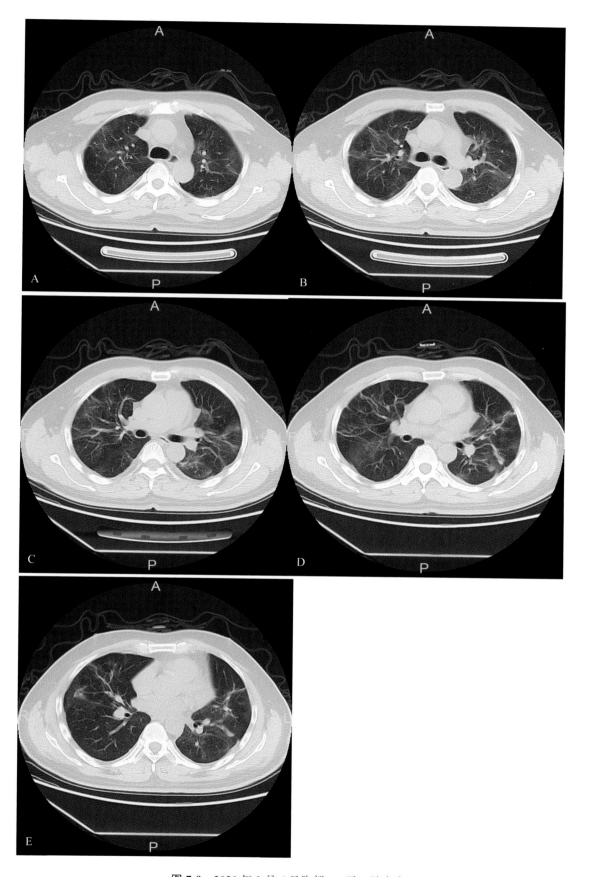

图 7-9 2020 年 2 月 6 日胸部 CT 示双肺炎症

表 7-3 凝血组合						
	PT（s）	INR	TT（s）	APTT（s）	Fb（mg/dl）	DD（mg/L）
2020 年 1 月 21 日	12.1	1.05	16.3	31.7	7.16	
2020 年 2 月 1 日	10.5	0.90	20.7	19.3	1.18	0.36
2020 年 2 月 4 日	11.4	0.99	20.4	20.8	0.87	0.25
2020 年 2 月 7 日	12.7	1.11	18.0	23.8	2.80	0.51
2020 年 2 月 12 日	11.6	1.01	15.5	23.8	3.41	0.41

表 7-4 血气分析								
	pH	PCO_2（mmHg）	PO_2（mmHg）	BE（mmol/L）	HCO_3（mmol/L）	SO_2（%）	氧合指数（mmHg）	Lac（mmol/L）
2020 年 1 月 21 日	7.45	33	89	− 0.9	22.6	97	247	2.42
2020 年 1 月 22 日	7.49	34	84	1.8	25.3	97	280	2.32
2020 年 1 月 28 日	7.52	33	79	3.4	26.6	94	303	3.48
2020 年 1 月 30 日	7.51	38	125	5.9	29.6	99	431	3.33

病例 8　新冠肺炎恢复期再发热

（张大伟）

患者赖某，女，55岁，因"发热6天"以"新冠肺炎"于2020年1月23日收住入院。

主诉：发热6天。

现病史：2020年1月18日出现发热，体温最高39.2℃，伴肌肉酸痛、头痛，偶有乏力，自行口服感冒药物治疗，未见好转。2020年1月19日至北京某医院就诊，给予莲花清瘟胶囊、清热解毒口服液、布洛芬缓释胶囊等药物治疗，并建议患者至附近定点医院就诊，1月22日患者至北京某医院就诊，建议患者留观，1月23日石景山区疾病预防控制中心咽拭子新型冠状病毒核酸检测阳性，北京市疾病预防控制中心复核新型冠状病毒核酸仍阳性，于2020年1月23日收住入院。患者自发病以来，精神尚可，食欲一般，睡眠正常，大小便正常，体重无明显变化。

流行病学史：患者湖北武汉人，2020年1月16日自武汉乘火车至北京探亲后，患者母亲、哥哥、嫂子、侄子、朋友等均确诊为新冠肺炎。

既往史：2010年左右外院诊断为过敏性哮喘，发作时应用沙美特罗替卡松粉吸入剂控制。否认肝炎等传染病史，否认"高血压"等病史，否认外伤史，否认手术史，否认输血史，否认药物、食物过敏史，预防接种史不详。

个人史：生于原籍，在原籍长大，无长期外地居住史，无疫水、疫源接触史，无放射物、毒物接触史，无有害粉尘吸入史，偶有少量饮酒，否认吸烟史。无冶游史。

家族史：母亲患有肝硬化（近期确诊为新冠肺炎），父亲健在，家族中无传染病及遗传病史。

入院查体：T 38℃，P 98次/分，R 19次/分，BP 125/87 mmHg，营养中等，搀扶入病房，自动体位，查体合作。神志清楚，精神可。面色如常，咽红，扁桃体无肿大。心、肺、腹未见明显异常。

入院诊断：新冠肺炎。

诊疗经过：2020年1月23日确诊新冠肺炎。

患者湖北武汉人，2020年1月16日自武汉乘火车至北京探亲后，患者母亲、哥哥、嫂子、侄子、朋友等均确诊为新冠肺炎。患者临床表现为发热6天。新型冠状病毒核酸检测阳性，符合国家卫生健康委员会发布的《新型冠状病毒肺炎诊疗方案（试行第七版）》确诊病例标准。

治疗上给予二级护理，严密隔离，呼吸道隔离。按照病毒性肺炎给予重组人干扰素α2b注射液雾化吸入、洛匹那韦/利托那韦片口服抗病毒联合中药治疗。

1月24日患者仍有发热症状，体温最高可至39.1℃（图8-1），加用莫西沙星片抗感染治疗。胸部X线片示双下肺纹理增重（图8-2）。

1月25日胸部X线片示右下肺纹理增重较前明显（图8-3）。

患者入院后第5天体温降至正常，仍有干咳。

1月30日复查胸部X线片示左下肺炎症（图8-4）。

1月31日患者出现腹泻症状，给予蒙脱石散及地衣芽孢活菌对症治疗。

2月1日复查胸部X线片示左下肺炎症，病变范围缩小（图8-5）。

2月2日行胸部CT示双肺炎症（图8-6）。2月2日及2月3日新型冠状病毒核酸检测阴性，停用重组人干扰素α2b注射液雾化吸入、洛匹那韦/利托那韦片口服抗病毒治疗。

2月5日复查胸部CT示双肺炎症较前吸收（图8-7）。

2月5日及2月6日复核新型冠状病毒核酸阴性，患者无特殊不适。

2月7日患者体温再次升高至37.8℃，感轻度乏力，无其他不适，未给予特殊治疗。

2月8日患者体温最高升至38.2℃

2月9日患者体温自行恢复正常。

2月11日及2月12日复核新型冠状病毒核酸阴性，符合出院标准。

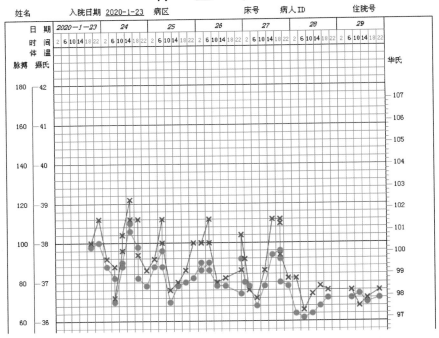

图 8-1　患者入院后的体温变化

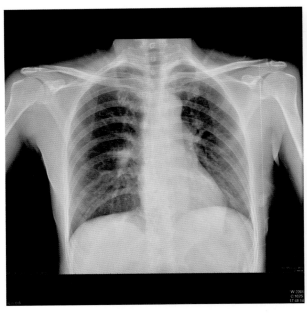

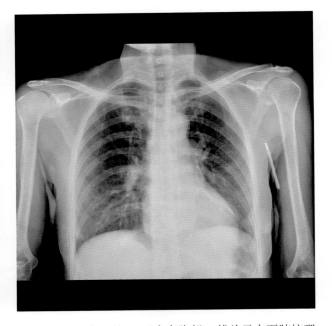

图 8-2　2020 年 1 月 24 日床旁胸部 X 线片示双下肺纹理增重

图 8-3　2020 年 1 月 25 日床旁胸部 X 线片示右下肺纹理增重较前明显

血常规及炎症指标见表 8-1，生化指标变化见表 8-2，凝血组合见表 8-3。

病例点评：

1. 该患者为成人新冠肺炎典型病例，在恢复期再次出现中等发热，持续 2 天，未经治疗自行恢复正常。

2. 患者临床表现为高热，伴肌肉酸痛、头痛，偶有乏力，胸部 CT 呈典型新冠肺炎改变，临床分型属普通型。

3. 该患者经中西医结合治疗后，临床恢复顺

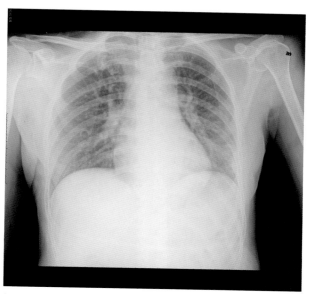

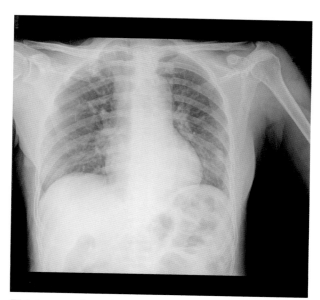

图 8-4 2020 年 1 月 30 日床旁胸部 X 线片示左肺见片状影，右肺纹理增重模糊，考虑双肺炎症

图 8-5 2020 年 2 月 1 日床旁胸部 X 线片示左肺炎症较前有好转，右肺纹理增重

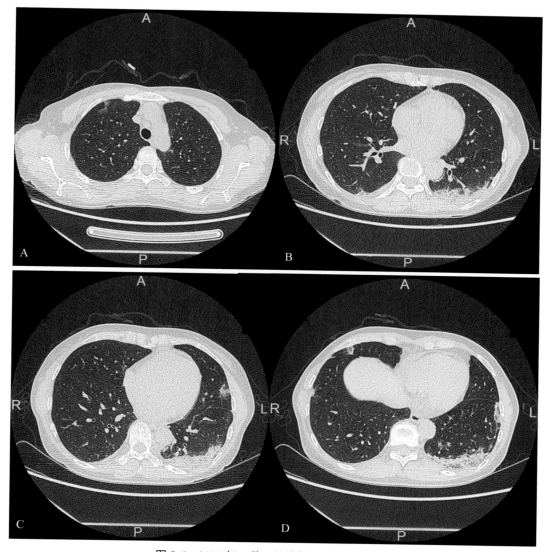

图 8-6 2020 年 2 月 2 日胸部 CT 示双肺炎症

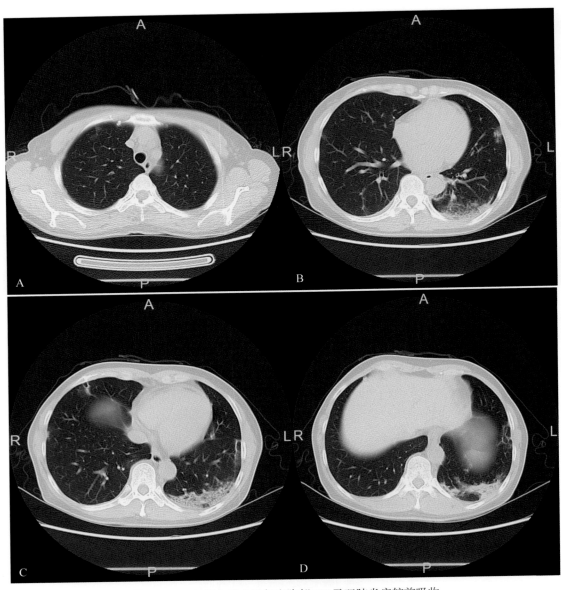

图 8-7　2020 年 2 月 5 日复查胸部 CT 示双肺炎症较前吸收

表 8-1　血常规及炎症指标								
	WBC （10⁹/L）	NE%	LY （10⁹/L）	LY%	RBC （10¹²/L）	PLT （10⁹/L）	CRP （mg/L）	PCT （ng/ml）
2020 年 1 月 24 日	3.71	48.50	1.53	41.50	4.54	157	7.00	0.034
2020 年 1 月 28 日	4.75	72.84	0.84	17.74	4.57	205	38.40	0.044
2020 年 1 月 30 日	4.19	61.64	1.08	25.84	4.29	251	17.40	0.037
2020 年 2 月 2 日	3.91	55.84	1.01	25.84	4.13	280	21.30	0.076
2020 年 2 月 5 日	4.48	46.90	1.73	38.60	3.87	287	2.55	0.037
2020 年 2 月 8 日	3.53	49.70	1.17	33.10	4.15	265	2.35	0.041
2020 年 2 月 11 日	3.17	45.90	1.25	39.70	3.89	212	1.75	

表 8-2　生化指标变化

	K (mmol/L)	Na (mmol/L)	CREA (μmol/L)	ALT (U/L)	GLU (mmol/L)	CK (U/L)	CK-MB (U/L)	ALB (g/L)
2020 年 1 月 24 日	3.7		71		4.8		0.737	
2020 年 1 月 25 日	4.3	140		14				38
2020 年 1 月 28 日	3.1	137						
2020 年 1 月 30 日	3.9	137	68	18	5.0	56	0.940	35
2020 年 2 月 2 日	4.5	137						
2020 年 2 月 5 日	4.6	138	62		4.6	44	0.760	33
2020 年 2 月 8 日	5.1	140	66	38	4.2	41	0.469	34

表 8-3　凝血组合

	PT (s)	INR	TT (s)	APTT (s)	Fb (mg/dl)	DD (mg/L)
2020 年 1 月 24 日	11.8	1.03	17.8	33.5	3.93	0.43
2020 年 2 月 5 日	11.7	1.02	17.7	24.9	3.78	1.25
2020 年 2 月 8 日	15.1	1.32	21.4	30.6	3.80	0.77

利，但病程恢复过程中出现再发热，应注意鉴别诊断，避免盲目使用药物。

4. 目前临床治疗过程中使用的抗病毒药物洛匹那韦 / 利托那韦片不良反应较多，最常见的不良反应为腹泻，轻症患者给予对症治疗即可，无需停药，重型患者需停用抗病毒药物。

5. 出院后需对患者进行随访，明确远期疗效。

病例 9　新冠肺炎导致严重焦虑

（赵鹏）

患者梅某，女，54岁，因"咽部不适4天，间断发热2天"以"新冠肺炎"于2020年1月25日收住入院。

主诉： 咽部不适4天，间断发热2天。

现病史： 患者于2020年1月21日自觉咽部不适，偶有异物感，偶有刺激性干咳，无畏寒、发热，无流涕、头痛等不适，自以为急性上呼吸道感染，自服蒲公英颗粒及头孢地尼抗感染治疗效果不佳，1月23日出现发热，体温最高至37.7℃，无畏寒、寒战，干咳较前加重，无胸闷、憋气症状，于1月24日来我院发热门诊就诊，1月25日北京市疾病预防控制中心检测新型冠状病毒核酸阳性，为求进一步诊治收住入院。患者自发病以来，精神尚可，食欲一般，睡眠正常，大小便正常，体重无明显变化。

流行病学史： 无武汉旅行史，2020年1月18日乘坐火车从湖北襄阳宜城市到北京西站，其女儿为疑似患者，有密切接触史。

既往史： 否认肝炎等传染病史，否认"高血压"等病史，否认外伤史，45年前曾行双侧扁桃体切除术，否认输血史，否认药物、食物过敏史，预防接种史不详。

个人史： 生于原籍，在原籍长大，无长期外地居住史，无疫水、疫源接触史，无放射物、毒物接触史，无有害粉尘吸入史，无烟酒嗜好。

家族史： 父母健在，家族中无其他传染病及遗传病史。

入院查体： T 36.8℃，P 86次/分，R 20次/分，BP 126/78 mmHg，步入病房，营养中等。对答切题，查体合作。面色正常，咽部充血，皮肤巩膜无黄染，肝掌阴性，未见蜘蛛痣，心、肺、腹未见异常。

入院诊断： 新冠肺炎。

诊疗经过： 2020年1月25日确诊新冠肺炎。患者湖北襄阳人，2020年1月18日乘坐从武汉发来的火车到北京西站。其女儿为疑似患者，有密切接触史。临床表现为咽部不适4天，间断发热2天。新型冠状病毒核酸检测阳性，符合国家卫生健康委员会发布的《新型冠状病毒肺炎诊疗方案（试行第七版）》确诊病例标准。

治疗上给予二级护理，严密隔离，呼吸道隔离。按照病毒性肺炎给予重组人干扰素 α2b 注射液雾化吸入、洛匹那韦/利托那韦片口服抗病毒联合中药治疗。

患者入院后精神高度紧张，无法入睡，同时无法正常进食，特别是听闻女儿、2岁外孙确诊新冠肺炎后精神近乎崩溃，眼泪直流，立即给予心理安慰，并说明绝大部分患者可以恢复，儿童虽可感染，但临床症状轻，患者情绪有所好转，入院第3天听闻女儿、外孙病情轻微后，情绪恢复正常。

患者1月25日无畏寒、发热，咽痛症状缓解。查胸部X线片未见异常（图9-1）。1月30日复查胸部X线片示双肺纹理增重，右下肺野外带密度增高，不除外炎症病变（图9-2）。继续给予抗病毒治疗，此后连续复查胸部X线片示炎症进行性吸收（图9-3至图9-5）。

2月5日及2月6日复查新型冠状病毒核酸呈阴性，符合出院标准。

血常规及炎症指标见表9-1，生化指标变化见表9-2，凝血组合见表9-3。

病例点评：

1. 该患者属于"新冠肺炎 普通型"病例，与其他病例不同之处在于患者入院后由于高度紧张，情绪近乎失控，须引起医护人员的高度重视，并给予心理疏导。

2. 患者临床仅表现为低热，刺激性干咳，咽部不适，胸部CT示右肺下叶炎症，临床分型属普通型。

3. 临床治疗采用常规治疗措施，病情恢复顺利。

4. 大规模疫情暴发时，患者人群容易出现应激性心理障碍，医护人员应及时识别，并进行针对性干预。

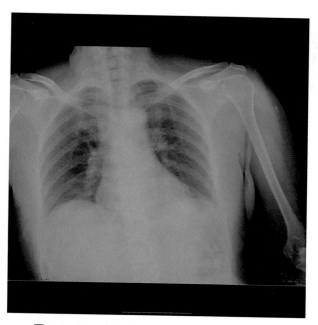

图 9-1   2020 年 1 月 25 日胸部 X 线片未见异常

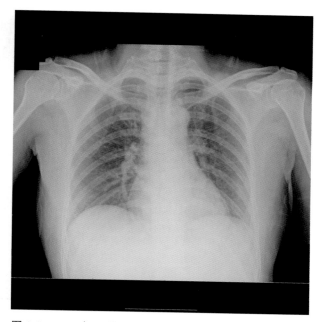

图 9-2   2020 年 1 月 30 日胸部 X 线片示双肺纹理增重，右下肺野外带密度增高，不除外炎症病变

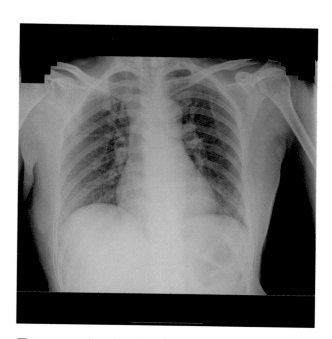

图 9-3   2020 年 2 月 1 日胸部 X 线片示双肺纹理增重，右下肺野外带密度增高，与 1 月 30 日床旁胸部 X 线片相比，病变较前变化不大，不除外炎症病变

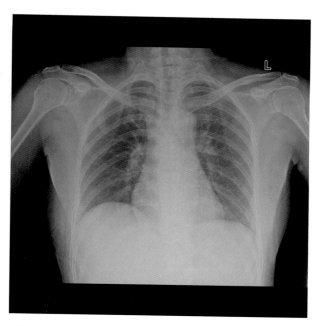

图 9-4   2020 年 2 月 3 日胸部 X 线片示双肺未见明确异常

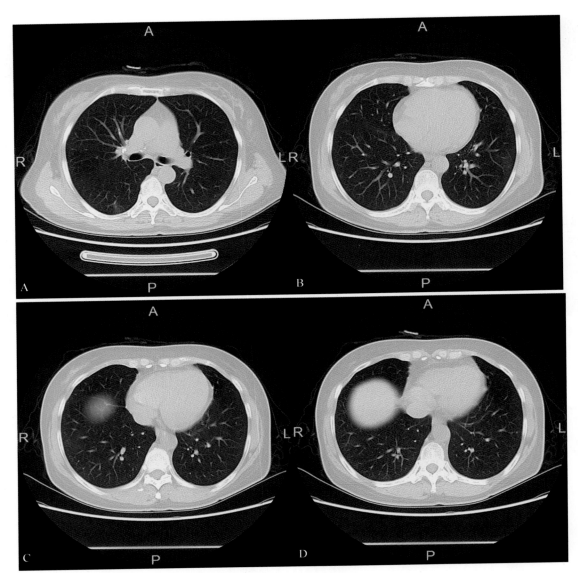

图 9-5　2020 年 2 月 6 日胸部 CT 示右肺下叶炎症，建议治疗后复查。双肺多发小结节，右肺上叶局限性不张

表 9-1　血常规及炎症指标								
	WBC （10⁹/L）	NE%	LY （10⁹/L）	LY%	RBC （10¹²/L）	PLT （10⁹/L）	CRP （mg/L）	PCT （ng/ml）
2020 年 1 月 26 日	3.84	48.2	1.61	41.9	4.79	149	1.10	0.029
2020 年 1 月 29 日	5.09	59.1	1.69	33.2	4.73	146	2.30	
2020 年 1 月 30 日	4.41	57.9	1.57	35.6	4.80	162	2.00	0.035
2020 年 2 月 3 日	4.49	50.6	1.88	41.9	4.54	167	0.50	
2020 年 2 月 6 日	4.24	59.1	1.41	33.3	4.43	191	0.22	
2020 年 2 月 9 日	5.14	61.1	1.58	30.7	4.45	143	0.28	0.035

表 9-2 生化指标变化

	K （mmol/L）	Na （mmol/L）	CREA （μmol/L）	ALT （U/L）	GLU （mmol/L）	CK （U/L）	CK-MB （U/L）	ALB （g/L）
2020 年 1 月 27 日	4.3	142	85	15	5.3	106	2.48	37
2020 年 1 月 30 日	4.0	141	82	15	4.5	102	1.71	39
2020 年 2 月 3 日	4.4	140	83	14	4.8	68	1.18	36
2020 年 2 月 6 日	4.6	138	81	14	4.7	73	1.07	36
2020 年 2 月 9 日	4.4	138	81	14	4.7	68	1.07	36

表 9-3 凝血组合

	PT（s）	INR	TT（s）	APTT（s）	Fb（mg/dl）	DD（mg/L）
2020 年 1 月 26 日	12.3	1.07	18.2	31.7	2.62	0.23
2020 年 2 月 3 日	11.7	1.02	17.8	27.5	2.63	0.31
2020 年 2 月 6 日	11.4	0.99	20.9	30.6	2.69	0.26
2020 年 2 月 9 日	12.2	1.06	17.6	29.0	2.74	0.24

病例 10　新冠肺炎患者体温正常后再发热

（赵鹏）

患者王某，男，54岁，因"发热3天"以"新冠肺炎"于2020年1月30日收住入院。

主诉：发热3天。

现病史：患者于2020年1月26日出现低热，最高体温37.3℃，伴有乏力、咳嗽，无畏寒、寒战，无胸闷、气短，1月28日就诊于北京某医院，朝阳区疾病预防控制中心咽拭子检测新型冠状病毒核酸阳性，1月29日北京市疾病预防控制中心复核新型冠状病毒核酸仍阳性。为进一步诊治于1月30日收住入院。患者自发病以来，精神尚可，食欲一般，睡眠正常，大小便正常，体重无明显变化。

流行病学史：患者长期居住武汉，2020年1月21日乘火车来京，其妻子为新冠肺炎确诊患者。

既往史：既往无肝炎、伤寒、结核、猩红热等传染病史，无心脏、脑、肺、肾等脏器慢性病史，无手术外伤史，无药物及食物过敏史。预防接种史不详。

个人史：生于原籍，在原籍长大，无长期外地居住史，疫水、疫源接触史，无放射物、毒物接触史，无有害粉尘吸入史，无饮酒史，无吸烟史，无冶游史。

家族史：父亲因心肌炎去世，母亲健在，家族中无其他传染病及遗传病史。

入院查体：T 36.9℃，P 60次/分，R 18次/分，BP 114/79 mmHg，营养中等，步入病房，自动体位，查体合作。神志清楚，精神可，面色正常，心、肺、腹未见明显异常。

入院诊断：新冠肺炎。

诊疗经过：2020年1月29日诊断新冠肺炎。患者长期居住武汉，2020年1月21日乘火车来京。其妻子为新冠肺炎确诊患者，有密切接触史。临床表现为发热3天。新型冠状病毒核酸检测阳性。符合国家卫生健康委员会发布的《新型冠状病毒肺炎诊疗方案（试行第七版）》确诊病例标准。

治疗上给予二级护理，严密隔离，呼吸道隔离。按照病毒性肺炎给予重组人干扰素α2b注射液雾化吸入、洛匹那韦/利托那韦片口服抗病毒联合中药治疗。

患者1月28日及1月29日体温正常（图10-1）。

1月30日最高体温37.9℃，胸部X线片示左下肺野密度增高影，考虑炎症病变（图10-2）。血常规、炎症指标基本正常（表10-1），但不除外感染，1月31日加用莫西沙星抗感染治疗。

2月1日患者仍有发热，体温最高38℃，无畏寒、寒战，稍有干咳，查胸部X线片示左下肺炎症，与1月30日床旁胸部X线片相比，病情较前稍进展（图10-3）。继续抗感染治疗，给予磷酸可待因口服液镇咳治疗。

2月2日患者最高体温37.9℃，考虑病毒感染相关，给予甲泼尼龙片琥珀酸钠40 mg/d抗炎治疗、静脉注射人免疫球蛋白（pH4）20 g/d治疗后，体温逐渐恢复正常。

2月3日复查胸部X线片示双肺纹理增重，与2月1日胸部X线片相比，左下肺病变较前吸收（图10-4）。

2月5日复查胸部X线片示双肺纹理增重，与2月3日床旁胸部X线片相比变化不大（图10-5）。

2月7日停用甲泼尼龙片琥珀酸钠及人免疫球蛋白（pH4）治疗。

2月8日及2月9日复查新型冠状病毒核酸均呈阴性，患者无特殊不适，符合出院标准。

血常规及炎症指标见表10-1，生化指标变化见表10-2，凝血组合见表10-3。

病例点评：

1. 该患者属于"新冠肺炎　普通型"典型病

体 温 单

姓名　　　入院日期 <u>2020-1-28</u> 病区　　　　床号　　病人ID　　　住院号

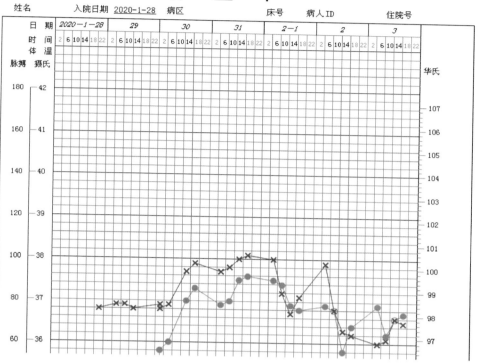

图 10-1　患者入院后的体温变化

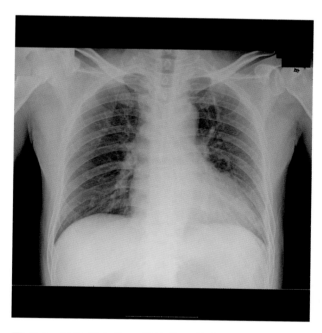

图 10-2　2020 年 1 月 30 日胸部 X 线片示左下肺野密度增高影，考虑炎症病变可能

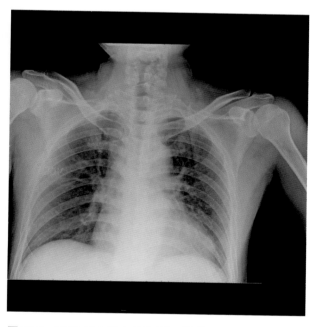

图 10-3　2020 年 2 月 1 日胸部 X 线片示左下肺炎症，与 1 月 30 日床旁胸部 X 线片相比，病变较前稍进展

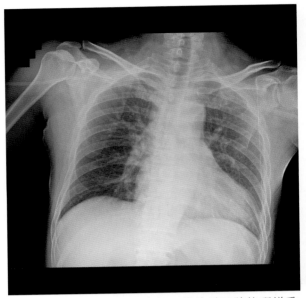

图 10-4 2020 年 2 月 3 日胸部 X 线片示双肺纹理增重，与 2 月 1 日胸部 X 线片相比，左下肺病变较前吸收

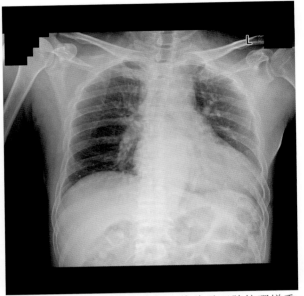

图 10-5 2020 年 2 月 5 日胸部 X 线片示双肺纹理增重，与 2 月 3 日床旁胸部 X 线片相比变化不大

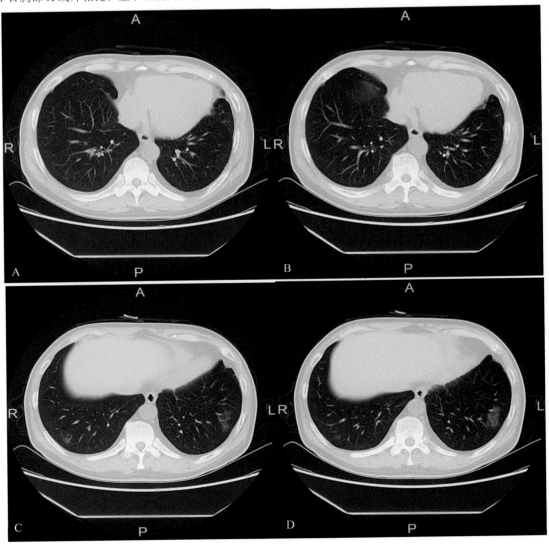

图 10-6 2020 年 2 月 6 日胸部 CT 示左下肺炎症

表 10-1 血常规及炎症指标

	WBC (10^9/L)	NE%	LY (10^9/L)	LY%	RBC (10^{12}/L)	PLT (10^9/L)	CRP (mg/L)	PCT (ng/ml)
2020 年 1 月 31 日	5.77	63.90	1.44	25.00	4.35	224	6.30	
2020 年 2 月 3 日	5.65	78.21	0.95	16.82	4.47	232	48.50	0.035
2020 年 2 月 5 日	6.62	81.40	0.69	10.40	4.11	222	4.84	
2020 年 2 月 8 日	5.74	76.30	0.76	13.20	4.25	261	1.25	0.027

表 10-2 生化指标变化

	K (mmol/L)	Na (mmol/L)	CREA (μmol/L)	ALT (U/L)	GLU (mmol/L)	CK (U/L)	CK-MB (U/L)	ALB (g/L)
2020 年 1 月 31 日	4.6	135	94	19	5.7	100		36
2020 年 2 月 3 日	4.3	139	88	17	9.0	84	0.645	36
2020 年 2 月 5 日	4.3	138	84	13	8.7	55	0.737	31
2020 年 2 月 8 日	5.1	136	95	16	7.6	27	0.363	30

表 10-3 凝血组合

	PT (s)	INR	TT (s)	APTT (s)	Fb (mg/dl)	DD (mg/L)
2020 年 1 月 31 日	11.8	1.03	17.1	28.1	3.16	0.17
2020 年 2 月 3 日	11.5	1.00	16.8	27.9	3.45	0.15
2020 年 2 月 5 日	10.4	0.90	17.6	21.0	3.12	0.38
2020 年 2 月 8 日	12.4	1.08	25.2	19.6	2.65	0.49

例，病程中曾出现体温恢复正常，但随着疾病进展，再次出现发热，病情继续加重。

2. 患者主要临床表现为低热，体温恢复正常后病情再次进展，肺部影像学提示左下肺炎症，抗菌治疗无效，考虑病毒仍是主要因素，给予小剂量激素＋丙种球蛋白治疗后病情迅速缓解。

3. 该病例的难点在于对病程中再次出现发热的原因判断，需根据临床特征并结合实验室检查明确，避免不合理用药。

病例 11　9 天内病情持续进展的普通型新冠肺炎

（赵鹏）

患者杜某，男，43 岁，因"发热 1 天"以"新冠肺炎"于 2020 年 1 月 23 日收住入院。

主诉：发热 1 天。

现病史：患者于 2020 年 1 月 21 日出现高热，伴畏寒，体温最高 39.6℃，偶有咳嗽，无咳痰，无明显呼吸困难、胸闷气促，无关节肌肉酸痛等，就诊于某医院。查血常规：WBC 5.15×10^9/L，LY% 22.7%，胸部 CT 示左肺外带磨玻璃影及左下肺斑片状渗出，海淀区疾病预防控制中心咽拭子检测新型冠状病毒核酸阳性，北京市疾病预防控制中心复核新型冠状病毒核酸仍阳性，于 2020 年 1 月 23 日收住入院。自发病以来，精神尚可，食欲正常，睡眠正常，大小便正常，体重无明显变化。

流行病学史：2019 年 8 月到武汉工作，至 2020 年 1 月 21 日返京。

既往史：既往体健，无肝炎、结核等传染病病史，无高血压、糖尿病病史。1996 年曾行阑尾切除术，无外伤史，无输血史。无食物、药物过敏史，预防接种史不详。

个人史：生于原籍，在原籍长大，无放射物、毒物接触史，无有害粉尘吸入史，偶有少量饮酒，无吸烟史。

家族史：父母健在，家族中无传染病及遗传病史。

入院查体：T 38.6℃，P 90 次 / 分，R 18 次 / 分，BP 116/83 mmHg，营养中等，自动体位，查体合作。神志清楚，精神尚可，皮肤、巩膜无黄染，未见瘀点、瘀斑。全身浅表淋巴结未触及肿大。心、肺、腹未见异常。

入院诊断：新冠肺炎 普通型。

诊疗经过：2020 年 1 月 22 日确诊新冠肺炎。

患者长期居住武汉，2020 年 1 月 21 日返回北京。临床表现为发热 1 天。胸部 CT 示左肺外带磨玻璃影及左下肺斑片状渗出。新型冠状病毒核酸检测阳性。符合国家卫生健康委员会发布的《新型冠状病毒肺炎诊疗方案（试行第七版）》确诊病例标准。患者血常规提示 WBC 正常、LY% 降低（表 11-1），考虑病毒感染。

治疗上给予二级护理，严密隔离，呼吸道隔离。按照病毒性肺炎给予重组人干扰素 α2b 注射液雾化吸入、洛匹那韦 / 利托那韦片口服抗病毒治疗。

1 月 23 日患者出现发热症状，最高体温 39.1℃（图 11-1），无畏寒、寒战，偶有咳嗽，无咳痰，无胸闷、气促及四肢肌肉酸痛等不适，大小便无异常。查血象基本正常，但炎症指标较高（表 11-1），胸部 X 线片示左肺感染性病变（图 11-2），不除外细菌感染可能，给予莫西沙星抗感染、氨溴索祛痰等治疗。

1 月 25 日患者最高体温 37.3℃，干咳症状无明显缓解，食欲、睡眠尚可，继续当前治疗。

1 月 27 日体温正常，咳嗽症状减轻，咳出少量白痰。复查胸部 X 线片示：1. 左肺感染性病

表 11-1　血常规及炎症指标

	WBC（10^9/L）	NE%	LY（10^9/L）	LY%	RBC（10^{12}/L）	PLT（10^9/L）	CRP（mg/L）	PCT（ng/ml）
2020 年 1 月 23 日	4.41	64.7	1.17	64.70	4.3	167	93.8	0.061
2020 年 1 月 28 日	6.17	62.5	1.48	62.54	3.7	264	93.8	0.023
2020 年 2 月 1 日	4.82	62.3	1.37	62.30	3.8	476	11.1	0.050
2020 年 2 月 3 日	4.98	61.1	1.38	61.10	4.0	463	7.2	0.055

体 温 单

姓名 ___ 入院日期 2020-1-23 病区 ___ 床号 ___ 病人ID ___ 住院号 ___

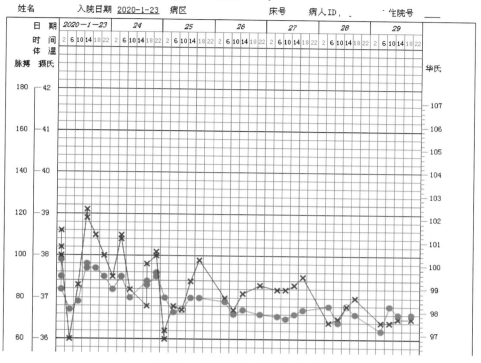

图 11-1 患者入院后的体温变化

变，与1月23日床旁胸部X线片相比，病变较前进展，建议治疗后复查；2.左侧少量胸腔积液可能（图11-3）。

1月29日复查胸部X线片示双肺炎症（图11-4）。

1月30日加用静注人免疫球蛋白（pH4）200 mg/（kg·d），3日疗法。

2月1日复查胸部X线片示双肺炎症，与1月30日胸部X线片相比，左肺病变较前稍吸收（图11-5）。复查新型冠状病毒核酸呈阴性。

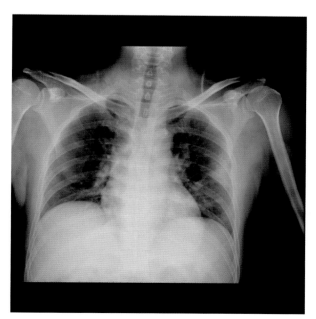

图 11-2 2020年1月23日胸部X线片示左中下肺炎斑片及索条样模糊影

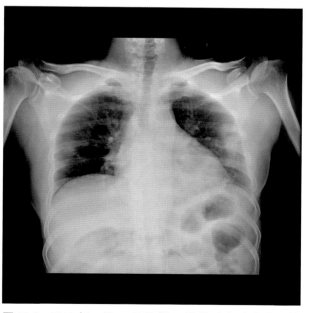

图 11-3 2020年1月27日胸部X线片示左肺炎症，较前略有进展

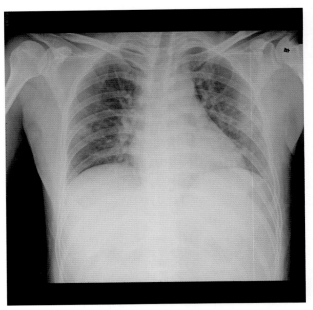

图 11-4 2020 年 1 月 30 日胸部 X 线片示左肺炎症，较前密度变淡

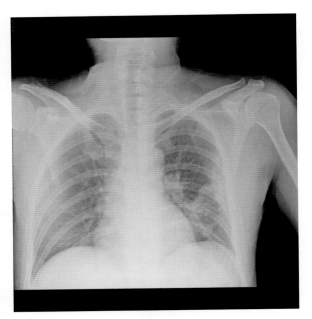

图 11-5 2020 年 2 月 1 日胸部 X 线片示左肺炎症，较前有所好转

2 月 2 日胸部 CT 示双侧胸廓对称，气管居中，气管通畅。双肺纹理清晰，左肺上叶及双肺下叶见多发斑片状高密度影，边界欠清，部分实变，其内可见支气管气相，病变大部分位于肺野外带胸膜下。双肺门不大，纵隔无移位，气管周围间隙内未见明确肿大淋巴结影。双肺炎症，结合临床，考虑符合新冠肺炎影像学表现，建议复查（图 11-6）。

2 月 2 日及 2 月 3 日复查新型冠状病毒核酸均呈阴性。符合出院标准。

血常规及炎症指标见表 11-1，生化指标见表 11-2，凝血组合见表 11-3，血气分析见表 11-4。

病例点评：

1. 该患者为输入型"新冠肺炎 普通型"病例。

2. 患者临床表现为畏寒、高热，偶有干咳，胸部 CT 示左肺外带磨玻璃影及左下肺斑片状渗出，实验室检查提示 WBC 不升高，白细胞介素 6 和 CRP 初期升高，后期恢复正常，红细胞沉降率明显增快。临床分型属普通型。

3. 胸部 X 线片对早期病变的诊断敏感性不如胸部 CT，有条件时应尽量行胸部 CT 检查。

4. 患者达到出院标准后复查胸部 CT 仍有异常，后期随访非常重要。

表 11-2 生化指标

	K（mmol/L）	Na（mmol/L）	CREA（μmol/L）	ALT（U/L）	GLU（mmol/L）	CK（U/L）	CK-MB（U/L）	ALB（g/L）
2020 年 1 月 23 日	4.2	137	99	17	5.1			43
2020 年 2 月 1 日	4.1	137	89	29	4.7	40		36
2020 年 2 月 3 日	4.1	138	94	26	4.7	50	0.409	37

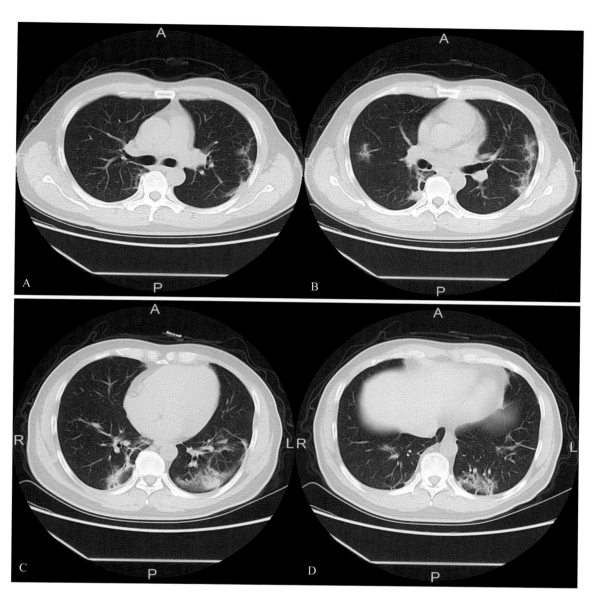

图 11-6 2020 年 2 月 2 日胸部 CT 示双肺炎症

表 11-3 凝血组合						
	PT（s）	INR	TT（s）	APTT（s）	Fb（mg/dl）	DD（mg/L）
2020 年 1 月 23 日	12.0	1.04	16.6	30.3	5.11	0.51
2020 年 2 月 1 日	12.1	1.05	17.4	26.8	4.75	1.81
2020 年 2 月 3 日	12.9	1.13	17.8	26.9	3.71	2.05

表 11-4 血气分析							
	pH	PCO_2（mmHg）	PO_2（mmHg）	BE（mmol/L）	HCO_3（mmol/L）	SO_2（%）	氧合指数（mmHg）	Lac（mmol/L）
2020 年 1 月 28 日	7.46	38	72	2.3	26.4	92	510	1.60
2020 年 1 月 30 日	7.45	38	81	1.7	25.8	96	510	1.62

病例 12　新型冠状病毒核酸检测阴性后再次转为阳性

（赵鹏）

患者景某，男，36岁，因"发热4天"于2020年1月23日以"新冠肺炎"收住入院。

主诉： 发热4天。

现病史： 患者于2020年1月19日出现发热，体温最高38.3℃，无畏寒、寒战，偶有咳嗽，无咳痰，无明显呼吸困难、胸闷气促，无关节肌肉酸痛等，1月20日体温39℃，就诊于某医院，查血常规：WBC 8.28×10^9/L。LY% 14.6%。胸部CT示双下肺炎症。给予阿奇霉素、奥司他韦等治疗后症状无明显好转，1月22日送检咽拭子至丰台区疾病预防控制中心检测新型冠状病毒核酸呈阳性，北京市疾病预防控制中心复核新型冠状病毒核酸阳性，于2020年1月23日收住入院。患者自发病以来，精神尚可，食欲正常，睡眠正常，大小便正常，体重无明显变化。

流行病学史： 长期在武汉工作生活，2020年1月20日乘火车来北京旅游。

既往史： 2017年9月因右踝外伤曾行手术治疗（具体不详），否认肝炎等传染病史，否认"高血压"等病史，否认外伤史，否认手术史，否认输血史，否认药物、食物过敏史，预防接种史不详。

个人史： 生于原籍，在原籍长大，长期武汉工作生活，无放射物、毒物接触史，无有害粉尘吸入史，无饮酒史，无吸烟史，无冶游史。

家族史： 父母健在，家族中无其他传染病及遗传病史。

入院查体： T 36.8℃，P 80次/分，R 18次/分，BP 116/90 mmHg，营养中等，自动体位，查体合作。神志清楚，精神尚可，全身浅表淋巴结未触及肿大。心、肺、腹未见异常。

入院诊断： 新冠肺炎 普通型。

诊疗经过： 2020年1月22日确诊新冠肺炎。患者长期居住武汉，2020年1月20日来北京旅游。临床表现为发热4天。2020年1月23日胸部X线片（图12-1）示右下肺斑片影，新型冠状病毒核酸检测阳性，WBC正常、LY%降低，考虑病毒感染。静息时 SpO_2 100%。符合国家卫生健康委员会发布的《新型冠状病毒肺炎诊疗方案（试行第七版）》确诊标准。

治疗上给予二级护理，严密隔离，呼吸道隔离。按照病毒性肺炎给予重组人干扰素 α2b 注射液雾化吸入及洛匹那韦/利托那韦片口服抗病毒联合中药治疗。

1月23日患者出现腹泻，考虑为洛匹那韦/利托那韦的不良反应，给予止泻、调节肠道菌群等治疗后，腹泻症状缓解。胸部X线片示右下肺斑片影（图12-1），1月24日给予莫西沙星片抗感染治疗。

1月27日患者咳嗽症状缓解，复查胸部X线片示双肺无明显异常（图12-2）。

1月30日复查胸部X线片示右下肺野稍高密度影，不除外炎症病变（图12-3）。

2月1日复查胸部X线片示双肺纹理增多、增粗、紊乱（图12-4），继续给予抗病毒治疗。

2月2日查胸部CT示双肺下叶炎症（图12-5）。

2月2日及2月3日复查新型冠状病毒核酸均为阴性，患者无特殊不适，符合出院标准。

血常规及炎症指标见表12-1，生化指标见表12-2。

病例点评：

1.该患者为青年男性，确诊普通型新冠肺炎。

2.患者临床仅表现为中等发热，无其他特殊不适，肺部影像学提示双肺炎症，临床分型属普通型。

3.临床治疗过程顺利，但应警惕洛匹那韦/利托那韦片的不良反应，最常见的不良反应是腹泻，轻度对症处理即可，重型需停药。

4.患者虽然临床表现轻微，但出院时复查胸部CT仍有轻度异常，随访非常重要。

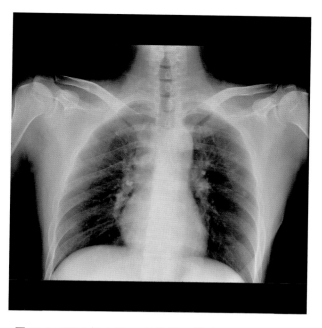

图 12-1 2020 年 1 月 23 日胸部 X 线片示右下肺斑片影

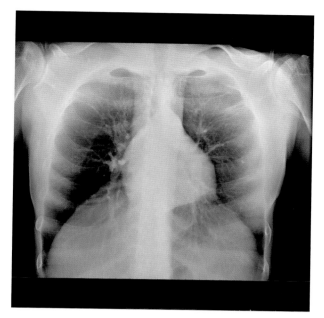

图 12-2 2020 年 1 月 27 日胸部 X 线片示双肺无明显异常

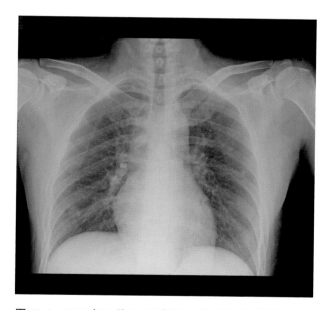

图 12-3 2020 年 1 月 30 日胸部 X 线片示右下肺野稍高密度影，不除外炎症病变

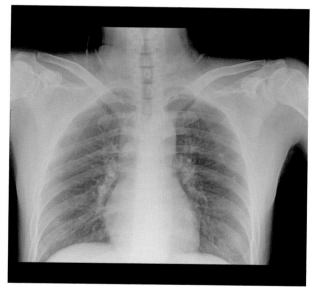

图 12-4 2020 年 2 月 1 日胸部 X 线片示双肺纹理增多、增粗、紊乱

表 12-1 血常规及炎症指标

	WBC（10⁹/L）	NE%	LY（10⁹/L）	LY%	RBC（10¹²/L）	PLT（10⁹/L）	CRP（mg/L）	PCT（ng/ml）
2020 年 1 月 23 日	4.64	61.1	1.30	28.0	5.50	113	4.9	0.058
2020 年 1 月 28 日	5.01	46.9	1.98	39.5	5.07	100	2.1	0.073

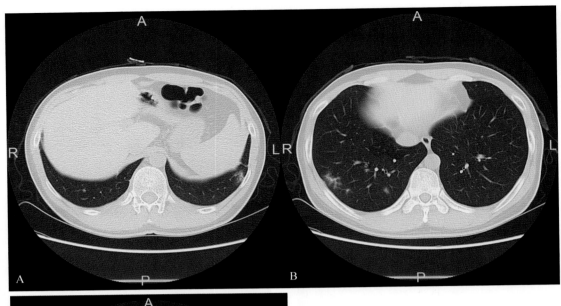

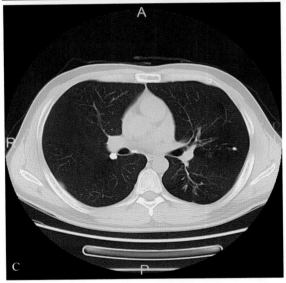

图 12-5 2020 年 2 月 2 日胸部 CT 示双侧胸廓对称，气管居中，气管通畅。双肺纹理清晰，双肺见多发条索及结节状致密影；双肺下叶见多发小斑片状高密度影，边界欠清，病变大部分位于胸膜下，部分呈磨玻璃样改变。双肺门不大，右肺门旁多发致密影，纵隔无移位，气管周围间隙内未见明确肿大淋巴结影。诊断：1. 双肺下叶炎症；2. 双肺多发陈旧性病变，右肺门多发钙化灶

表 12-2	生化指标							
	K（mmol/L）	Na（mmol/L）	CREA（μmol/L）	ALT（U/L）	GLU（mmol/L）	CK（U/L）	CK-MB（U/L）	ALB（g/L）
2020 年 1 月 23 日	4.4	139	85	32	4.9		0.629	44

新冠肺炎诊疗与病例精粹

病例 13　与同事就餐感染新型冠状病毒

（徐哲）

患者阎某，男，37岁，因"发热3天"以"新冠肺炎"于2020年1月22日收住入院。

主诉： 发热3天。

现病史： 患者于2020年1月18日出现发热，最高38.8℃，伴有咳嗽、乏力等不适，无憋气、呼吸困难，无畏寒、寒战，2020年1月19日自行口服奥司他韦治疗，仍间断发热伴咳嗽乏力等不适，遂就诊于某医院，查甲型、乙型流行性感冒病毒抗原均为阴性，2020年1月20日就诊于某医院，血常规提示WBC正常、LY轻度升高、PLT减少，CRP轻度升高，胸部CT示右下肺片状阴影改变，送鼻咽拭子至海淀区疾病预防控制中心查新型冠状病毒核酸阳性，北京市疾病预防控制中心复核新型冠状病毒核酸阳性，于2020年1月22日收住入院。患者自发病以来，精神尚可，食欲一般，睡眠一般，大小便正常，体重无明显变化。

流行病学史： 患者为医生，起病前无武汉旅行史，2020年1月14日曾与患新冠肺炎的同事一起进餐，有密切接触史。

既往史： 否认肝炎、肺结核等传染病史，否认"高血压"、冠心病等病史，否认外伤史，否认手术史，否认输血史，否认药物、食物过敏史，预防接种史按常规预防接种。

个人史： 生于原籍，在原籍长大，无长期外地居住史，无疫水、疫源接触史，无放射物、毒物接触史，无有害粉尘吸入史，无饮酒史，无吸烟史，无冶游史。

家族史： 父母均体健，家族中无其他传染病及遗传病史。

入院查体： T 36℃，P 80次/分，R 18次/分，BP 128/82 mmHg，面色大致正常，神志清，精神可，扁桃体无肿大，全身未触及淋巴结肿大，心、肺、腹未见明显异常。

入院诊断： 新冠肺炎 普通型。

诊疗经过： 2020年1月22日确诊新冠肺炎。

患者起病前无武汉旅行史，2020年1月14日曾与新冠肺炎患者密切接触。临床表现为发热3天。新型冠状病毒核酸检测阳性。符合国家卫生健康委员会发布的《新型冠状病毒肺炎诊疗方案（试行第七版）》确诊病例标准。

治疗上给予二级护理，严密隔离，呼吸道隔离。按照病毒性肺炎给予重组人干扰素 α2b注射液雾化吸入、洛匹那韦/利托那韦片口服抗病毒联合中药治疗。

1月22日患者仍发热，体温38.5℃（图13-1），无畏寒、寒战，继续抗病毒治疗。

1月23日患者体温39℃，症状同前，查胸部X线片示右下肺片状模糊（图13-2）。

1月24日患者仍发热，体温38.7℃，加用甲泼尼龙80 mg/d抗炎、莫西沙星抗感染（0.4 g/d）后，1月25日体温恢复正常。

1月27日复查胸部X线片示右下肺炎症较前吸收好转（图13-3），将甲泼尼龙剂量减至40 mg/d抗炎治疗，继续抗感染治疗。

1月30日复查胸部X线片示右中下肺野较左侧密度增高（图13-4）。

1月31日停用甲泼尼龙。

2月1日停用莫西沙星片抗感染治疗。

2月2日复查胸部X线片示右下肺淡片影，较前明显好转（图13-5）。

2月3日胸部CT示双肺炎症（图13-6）。

2月2日及2月3日复查新型冠状病毒核酸均呈阴性，符合出院标准。

血常规及炎症指标见表13-1，生化指标变化见表13-2，凝血组合见表13-3，血气分析见表13-4。

病例点评：

1. 该患者为"新冠肺炎 普通型"病例，其本身为医生，由同样是医生的同事传染所致。医

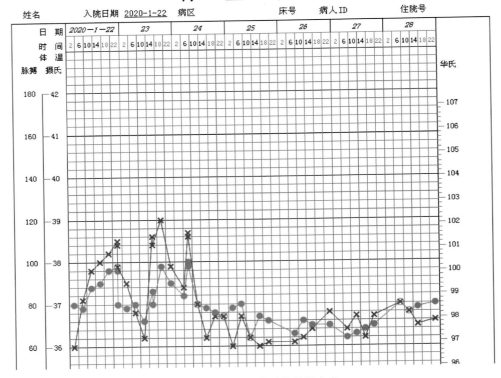

图 13-1 患者入院后的体温变化

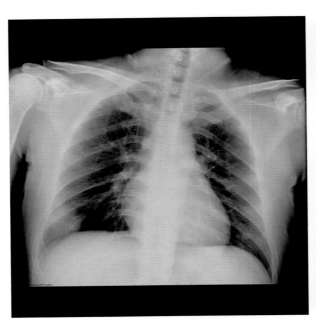

图 13-2 2020 年 1 月 23 日胸部 X 线片示右下肺片状模糊

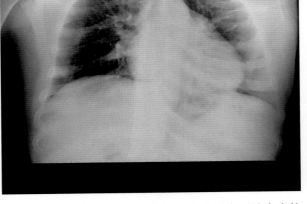

图 13-3 2020 年 1 月 27 日胸部 X 线片示右下肺炎症较前吸收好转

务人员感染是此次疫情的一个显著特点，须引起高度关注。

2. 患者临床表现为中等发热，咳嗽、乏力，肺部影像学提示双肺炎症，临床分型属普通型。

3. 临床给予诊疗规范推荐的干扰素及洛匹那韦 / 利托那韦抗病毒治疗后仍持续发热，给予甲泼尼龙和莫西沙星治疗后复查胸部 X 线片示炎症进行性吸收，病情逐渐好转。

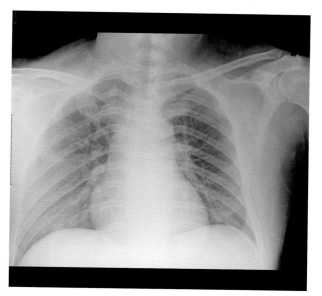

图 13-4　2020 年 1 月 30 日胸部 X 线片示右中下肺野较左侧密度增高

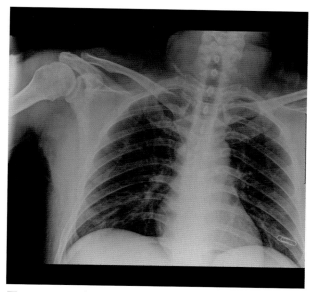

图 13-5　2020 年 2 月 2 日胸部 X 线片示右下肺淡片影，较前明显好转

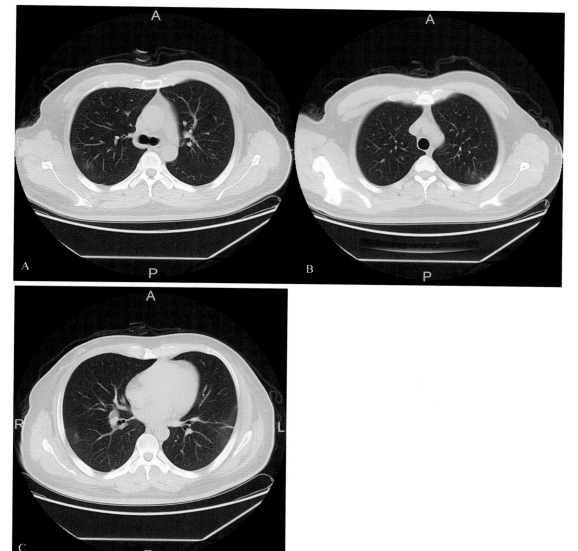

图 13-6　2020 年 2 月 3 日胸部 CT 示双肺炎症

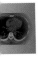

表 13-1　血常规及炎症指标

	WBC (10⁹/L)	NE%	LY (10⁹/L)	LY%	RBC (10¹²/L)	PLT (10⁹/L)	CRP (mg/L)	PCT (ng/ml)
2020 年 1 月 22 日	3.42	45.90	1.61	47.10	4.76	37	8.21	0.065
2020 年 1 月 27 日	7.65	85.00	0.88	11.50	5.03	146	4.60	< 0.020
2020 年 1 月 30 日	5.79	78.04	0.85	14.74	4.93	198	1.50	0.023
2020 年 2 月 3 日	6.11	69.34	1.44	23.60	5.40	147	1.50	0.028

表 13-2　生化指标变化

	K (mmol/L)	Na (mmol/L)	CREA (μmol/L)	ALT (U/L)	GLU (mmol/L)	CK (U/L)	CK-MB (U/L)	ALB (g/L)
2020 年 1 月 22 日	3.6	133	90	9				
2020 年 1 月 30 日	3.8	139	73	10	6.6	39	0.455	30
2020 年 2 月 3 日	4.2	139	77	17	4.8	40	0.569	30

表 13-3　凝血组合

	PT (s)	INR	TT (s)	APTT (s)	Fb (mg/dl)	DD (mg/L)
2020 年 1 月 22 日	11.9	1.04	19.0	28.0	2.13	
2020 年 2 月 3 日	11.8	1.03	17.9	21.9	2.11	0.37

表 13-4　血气分析

	pH	PCO₂ (mmHg)	PO₂ (mmHg)	BE (mmol/L)	HCO₃ (mmol/L)	SO₂ (%)	氧合指数 (mmHg)	Lac (mmol/L)
2020 年 1 月 22 日	7.41	43	148	2.3	27.1	99	510	0.94

4. 本病例给予小剂量激素干预临床效果好，但对于新冠肺炎不同的阶段是否使用激素及激素的剂量仍需进一步评估。

5. 免疫功能对疾病预后起着关键作用，病程中应严密监测淋巴细胞绝对值的变化。

病例 14　早期症状为腹泻的新冠肺炎

（徐哲）

患者游某，男，43岁，因"发热4天"以"新冠肺炎"于2020年1月26日收住入院。

主诉： 发热4天。

现病史： 患者于2020年1月22日晚间出现发热，体温39℃，伴有乏力、全身酸痛，腹泻，解黄色糊样便，每日2次，量共约150 g，无咳嗽、咳痰、畏寒、寒战、头晕，无胸闷、憋气、恶心等症状。2020年1月24日晚间至某医院就诊，甲型、乙型流行性感冒病毒抗原阴性，血常规提示WBC正常，行胸部CT检查示右肺两处斑片样磨玻璃影。1月26日海淀区疾病预防控制中心查咽拭子新型冠状病毒核酸阳性，北京市疾病预防控制中心复核新型冠状病毒核酸阳性，于2020年1月26日收住入院。自发病以来，精神一般，食欲尚可，睡眠一般，体重无明显变化。

流行病学史： 2020年1月16日至2020年1月22日至武汉旅游。

既往史： 既往无肝炎、伤寒、结核、猩红热等传染病史，2015年诊断糖尿病，未进行药物治疗。无心脏、脑、肺、肾等脏器慢性病史，无手术外伤史，对青霉素过敏，无其他药物及食物过敏史。预防接种史不详。

个人史： 生长于原籍，无长期外地居住史，无烟酒等不良嗜好。

家族史： 父亲因糖尿病去世，母亲体健，家族中无类似传染病史及其他遗传病史。

入院查体： T 36.1℃，P 85次/分，R 16次/分，BP 132/89 mmHg。营养中等，步入病房，自动体位，查体合作。神志清楚，精神可，应答切题，面色正常，全身浅表淋巴结未触及肿大。心、肺、腹未见异常。

入院诊断： 新冠肺炎 普通型。

诊疗经过： 2020年1月25日确诊新冠肺炎。

患者2020年1月16日至1月22日至武汉旅游。临床表现为发热4天。新型冠状病毒核酸检测阳性，胸部CT示右肺两处斑片状磨玻璃影。符合国家卫生健康委员会发布的《新型冠状病毒肺炎诊疗方案（试行第七版）》确诊病例标准。

治疗上给予二级护理，严密隔离，呼吸道隔离。按照病毒性肺炎给予重组人干扰素α2b注射液雾化吸入、洛匹那韦/利托那韦片口服抗病毒联合中药治疗。给予阿卡波糖降血糖治疗。

患者1月26及1月27日仍有低热（图14-1），无胸闷、憋气，无畏寒、寒战，1月26日胸部X线片示右下肺近肋膈角处斑片影（图14-2），但炎症指标基本正常（表14-1），继续抗病毒治疗，1月27日监测血糖仍提示空腹血糖较高，加用二甲双胍降血糖治疗，血糖水平较前控制，出现腹泻，给予止泻、调节肠道菌群等治疗后，腹泻症状缓解。

1月28日患者体温正常，无特殊不适。

1月30日胸部X线片示右下肺片状影，考虑炎症，较前进展（图14-3）。

2月1日及2月2日复查新型冠状病毒核酸均呈阴性。

2月2日复查胸部X线片示炎症开始好转，此后病情持续好转（图14-4至图14-6）。符合出院标准。

血常规及炎症指标见表14-1，生化指标变化见表14-2，凝血组合见表14-3。

病例点评：

1. 该患者为合并糖尿病的"新冠肺炎 普通型"病例，且糖尿病既往未曾用药治疗。

2. 腹泻是该患者的早期症状。临床表现为高热，伴有乏力、全身酸痛、腹泻，胸部CT示双肺炎症，临床分型属普通型。

3. 入院后给予抗病毒及对症支持治疗，临床症状快速缓解。

4. 有基础疾病的新冠肺炎患者是发展为重型和危重型的高危人群，应高度重视其基础疾病的控制。

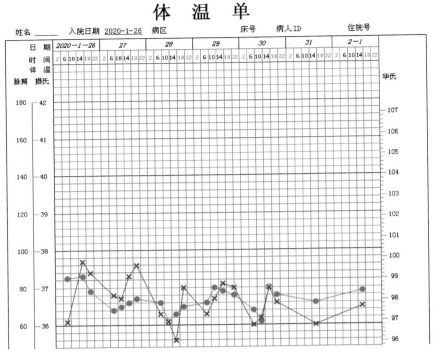

图 14-1 患者入院后的体温变化

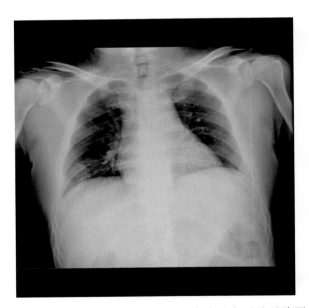

图 14-2 2020 年 1 月 26 日胸部 X 线片示右下肺近肋膈角处斑片影

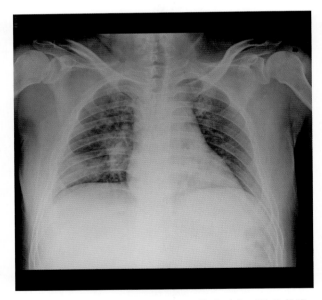

图 14-3 2020 年 1 月 30 日胸部 X 线片示右下肺片状影，考虑炎症，较前进展

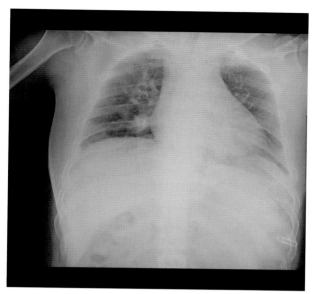

图 14-4　2020 年 2 月 2 日胸部 X 线片示双下肺炎症，右肺较前好转

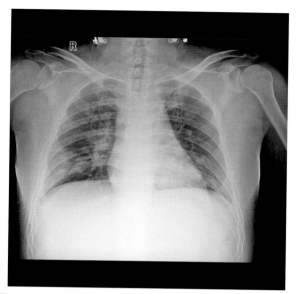

图 14-5　2020 年 2 月 4 日床旁胸部 X 线片示双下肺斑片及索条影，双肺炎症较前好转

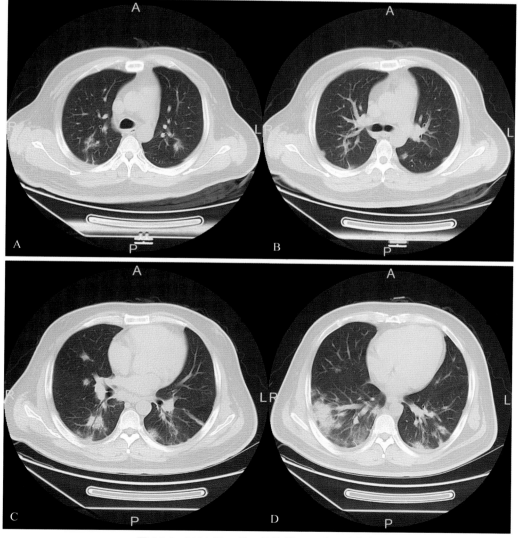

图 14-6　2020 年 2 月 2 日胸部 CT 示双肺炎症

表 14-1　血常规及炎症指标

	WBC (10⁹/L)	NE%	LY (10⁹/L)	LY%	RBC (10¹²/L)	PLT (10⁹/L)	CRP (mg/L)	PCT (ng/ml)
2020 年 1 月 26 日	5.15	65.40	1.28	24.90	5.18	119	10.4	0.044
2020 年 1 月 29 日	3.57	61.34	1.15	32.24	5.33	103	56.9	0.035
2020 年 2 月 1 日	4.29	69.00	0.95	22.10	5.04	199	60.7	0.034
2020 年 2 月 3 日	4.36	57.84	1.23	28.24	5.18	287	19.5	0.042

表 14-2　生化指标变化

	K (mmol/L)	Na (mmol/L)	CREA (μmol/L)	ALT (U/L)	GLU (mmol/L)	CK (U/L)	CK-MB (U/L)	ALB (g/L)
2020 年 1 月 27 日	4.4	139	61	27	13.2	59	0.825	36
2020 年 1 月 30 日	4.3	135	70	21	10.4	41	0.372	34
2020 年 2 月 1 日	3.8	138	62	23	10.5	26		32
2020 年 2 月 3 日	4.0	141	64	25	11.0	31	0.584	33

表 14-3　凝血组合

	PT (s)	INR	TT (s)	APTT (s)	Fb (mg/dl)	DD (mg/L)
2020 年 1 月 27 日	11.1	0.96	17.6	0.86	2.76	0.17
2020 年 1 月 30 日						0.21
2020 年 2 月 3 日						0.55

病例 15 胸部 X 线检查正常不能除外新冠肺炎

（徐哲）

患者余某，女，37 岁，因"发热、咽痛 4 天"以"新冠肺炎"于 2020 年 1 月 27 日收住入院。

主诉： 发热、咽痛 4 天。

现病史： 患者 2020 年 1 月 23 日出现低热伴咽痛，食欲不佳，无头痛、乏力、肌肉酸痛、咳嗽咳痰等不适，遂于 1 月 25 日就诊于我院发热门诊留观。1 月 25 日胸部 X 线片未见异常。血常规：WBC 5.98×10^9/L，LY% 10.50%，NE% 84.70%、PLT 177.00×10^9/L，肝功能、肾功能、心功能正常，甲型、乙型流行性感冒病毒抗原阴性，2020 年 01 月 27 日丰台区疾病预防控制中心新型冠状病毒核酸检测阳性，北京市疾病预防控制中心复核新型冠状病毒阳性，当天收住入院。

流行病学史： 患者于 2020 年 1 月 18 日至 20 日至武汉探亲，其丈夫及两个儿子均确诊为新冠肺炎。

既往史： 既往体健，否认高血压、糖尿病等病史。

个人史： 生于原籍，在原籍长大，长期居住于北京，无放射物、毒物接触史，无有害粉尘吸入史，无饮酒史，无吸烟史，无冶游史。

家族史： 父母健在，家族中无其他传染病及遗传病史。

入院查体： T 36.9℃，P 72 次 / 分，R 22 次 / 分，BP 103/63 mmHg，面色大致正常，神志清，精神可，咽部发红，扁桃体无肿大，全身淋巴结未触及肿大，心、肺、腹未见异常。

入院诊断： 新冠肺炎 普通型。

诊疗经过： 2020 年 1 月 27 日确诊新冠肺炎。

患者长期居住北京，2020 年 1 月 18 日至 20 日曾去武汉探亲，丈夫及两个儿子均确诊新冠肺炎。临床表现为发热、咽痛 4 天。2020 年 1 月 28 日胸部 X 线片示双肺纹理增粗。新型冠状病毒核酸检测阳性。符合国家卫生健康委员会发布的《新型冠状病毒肺炎诊疗方案（试行第七版）》确诊病例标准。

患者血常规提示 WBC 正常，LY% 升高，NE% 降低，考虑病毒感染。

治疗上给予二级护理，严密隔离，呼吸道隔离。按照病毒性肺炎给予重组人干扰素 α2b 注射液雾化吸入及洛匹那韦 / 利托那韦片口服抗病毒联合中药治疗。

患者 1 月 26 日仍有低热，1 月 27 日最高体温 38.8℃（图 15-1），无畏寒、寒战，咽痛症状减轻，实验室检查结果提示炎症指标均正常（表 15-1），继续当前抗病毒治疗方案。

1 月 28 日查胸部 X 线片未见异常（图 15-2）。

1 月 30 日体温恢复正常，咽痛症状缓解。

2 月 2 日胸部 CT 示双肺炎症（图 15-3）。

2 月 2 日及 2 月 3 日连续复查新型冠状病毒核酸均呈阴性，患者无特殊不适，符合出院标准。

血常规及炎症指标见表 15-1，生化指标变化见表 15-2，凝血组合见表 15-3。

病例点评：

1. 该病例为"新冠肺炎 普通型"，属家族聚集性病例之一。

2. 患者临床表现为中等发热、咽痛、食欲不佳，胸部 X 线片未见异常，但胸部 CT 示双肺炎症，临床分型属普通型。

3. 根据诊疗规范，给予干扰素及洛匹那韦 / 利托那韦片抗病毒联合中药治疗，患者病情恢复顺利。

4. 对于新冠肺炎的诊断，胸部 X 线片的敏感性明显不及胸部 CT。因此，一旦怀疑新型冠状病毒感染，有条件的医院应尽早行胸部 CT。

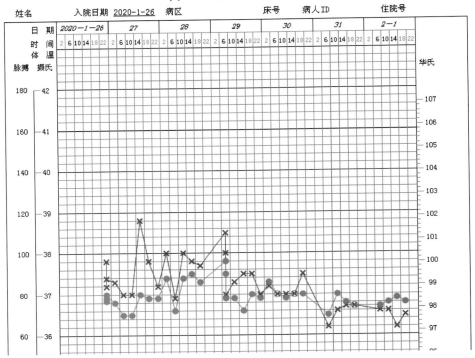

图 15-1　患者入院后的体温变化

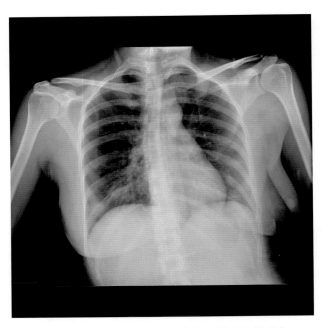

图 15-2　2020 年 1 月 28 日胸部 X 线片未见异常

表 15-1　血常规及炎症指标								
	WBC（10⁹/L）	NE%	LY（10⁹/L）	LY%	RBC（10¹²/L）	PLT（10⁹/L）	CRP（mg/L）	PCT（ng/ml）
2020 年 1 月 28 日	4.20	77.91	3.55	60.54	4.75	234	1.1	0.058
2020 年 1 月 31 日	4.85	67.60	1.27	26.20	4.59	178	30.7	0.051

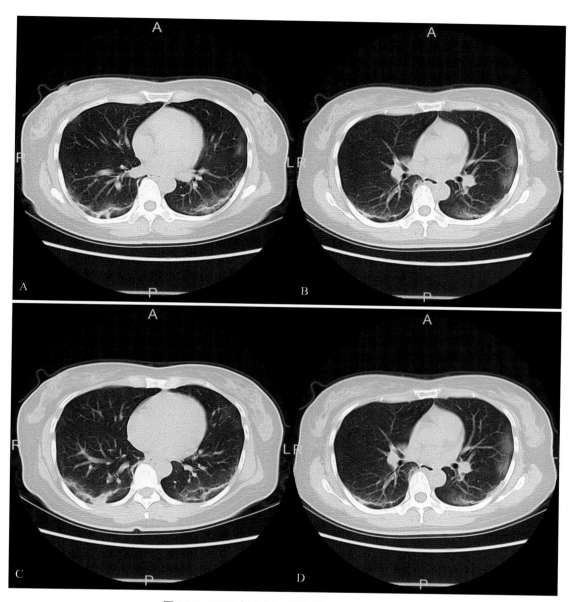

图 15-3 2020 年 2 年 2 日胸部 CT 示双肺炎症

表 15-2 生化指标变化								
	K（mmol/L）	Na（mmol/L）	CREA（μmol/L）	ALT（U/L）	GLU（mmol/L）	CK（U/L）	CK-MB（U/L）	ALB（g/L）
2020 年 1 月 29 日			73	45	6.1	66	＜ 0.300	39
2020 年 1 月 31 日	3.5	134	66	40		121	0.567	38

表 15-3 凝血组合						
	PT（s）	INR	TT（s）	APTT（s）	Fb（mg/dl）	DD（mg/L）
2020 年 1 月 28 日	12.5	1.09	9.2	37.8	3.05	0.67
2020 年 1 月 30 日	12.2	1.06	16.3	36.9	4.31	0.27

附　件

附件一

北京医学会、北京医师协会、北京市新冠肺炎医疗救治
市级专家组共同发布

新冠肺炎病例临床路径
（第二版）

为加强新冠肺炎病例救治，进一步提高治愈率、降低病亡率，避免同一疾病在不同地区、不同医院、不同治疗组或者不同医师之间出现差异较大的治疗方案，减少随意性，提高准确性、规范性，北京医学会、北京医师协会与北京市新冠肺炎医疗救治市级专家组依据国家卫健委发布的《新型冠状病毒肺炎诊疗方案（试行第七版）》，参考各地救治经验和专家意见，按照临床路径管理的有关要求，对新冠肺炎病例入院流程、重要医嘱和诊疗、护理等临床工作进行标准化梳理，制订了"新冠肺炎病例临床路径（第二版）"，供有关医疗机构参考使用。

2020 年 3 月 6 日

新冠肺炎病例临床路径（第二版）

一、新冠肺炎疑似病例标准住院流程

（一）适用对象

新冠肺炎疑似病例。

（二）诊断依据

根据《新型冠状病毒肺炎诊疗方案（试行第七版）》国卫办医函〔2020〕184号（以下简称第七版诊疗方案）。

（三）选择治疗方案的依据

第七版诊疗方案及国家卫健委其他相关文件。

（四）进入路径标准

1. 符合新冠肺炎疑似病例标准，进入路径。

2. 有流行病学史，具有新冠肺炎临床特点者，即使连续2次间隔24 h病原学及血清学检测阴性，进入路径，收入定点医院，单人单间隔离，给予相应治疗。

3. 无流行病学史，间隔24 h连续2次病原学和（或）血清学检测阴性，予以解除隔离，不进入路径。

4. 观察期间明确新冠肺炎诊断，进入确诊病例路径。

（五）住院期间的检查项目

1. 检查项目：

（1）血常规、尿常规、大便常规。

（2）常规生化检查、C反应蛋白（CRP）、降钙素原（PCT）。

（3）根据病情监测凝血功能、血气分析、心功能、B型脑钠肽（BNP）或N末端B型脑钠肽前体（NT-proBNP）、D二聚体等。

（4）病原学及血清学检查。①新型冠状病毒病原学检查：RT-PCR或NGS检测（可采集鼻咽拭子、痰和其他下呼吸道分泌物、血液、粪便等标本）。②血清学检查：新型冠状病毒特异性IgM抗体、IgG抗体检测。

推荐完善流感病毒、其他呼吸道病毒和支原体、衣原体等病原学检查。

（4）胸部影像学（首选胸部CT）、心电图。

2. 根据患者病情，进行心脏超声、支气管镜等相关检查。

（六）治疗方案与药物选择

1. 一般治疗　休息、监测生命体征，维持内环境稳定，对症支持治疗。

2. 病原治疗　高度怀疑新冠肺炎者，可试用第七版诊疗方案推荐的抗病毒药物。

3. 病情危重者转入重症监护病房治疗。

（七）解除隔离标准

新型冠状病毒核酸检测阴性（采样时间至少间隔24 h）且发病7天后新型冠状病毒特异性抗体IgM和IgG仍为阴性，可以排除疑似病例诊断并解除隔离。

（八）变异及原因分析

其他疾病仍需要继续住院治疗，导致住院时间延长，可转至其他科室继续治疗。

二、新冠肺炎确诊病例标准住院流程

（一）适用对象

新冠肺炎确诊病例。

（二）诊断依据

根据《新型冠状病毒肺炎诊疗方案（试行第七版）》国卫办医函〔2020〕184号（以下简称第七版诊疗方案）。

（三）选择治疗方案的依据

根据新冠肺炎第七版诊疗方案。

（四）标准住院日

自发病至出院 2 周以上。

（五）进入路径标准

符合新冠肺炎确诊病例标准，无论是否合并其他疾病，均进入本路径。

（六）住院期间的检查项目

1. 检查项目（推荐检查）

（1）血常规、尿常规、大便常规。

（2）生化指标（肝酶、心肌酶、肾功能、电解质等）、凝血功能、动脉血气分析等检测，根据病情监测心功能、BNP 或 NT-proBNP、D 二聚体、炎症因子 CRP、细胞因子 IL-6 等。

（3）病原学检查及血清学检测。

（4）胸部影像学、心电图。

2. 根据患者病情，进行心脏超声、支气管镜等相关检查。

3. 合并其他基础疾病者，进行相应的检查。

4. 考虑合并感染者，进行病原学、PCT、G 试验、GM 试验等。

（七）治疗方案与药物选择

1. 抗病毒治疗　目前无批准的抗新型冠状病毒药物。可参照第七版诊疗方案试用干扰素、洛匹那韦/利托那韦、利巴韦林、磷酸氯喹、阿比多尔。使用过程中注意药物的不良反应、禁忌证以及与其他药物的相互作用等问题。最多使用 2 种抗病毒药物，出现不可耐受的毒副作用时应停止使用相关药物。

2. 抗菌治疗　具备细菌感染风险或表现时，给予抗菌药物治疗，注意合理选择抗菌药物和疗程。

3. 呼吸支持　低氧血症和呼吸衰竭患者应接受氧疗，包括鼻导管、面罩吸氧。当标准氧疗后仍呼吸窘迫和（或）低氧血症无法缓解，可考虑经鼻高流量氧疗（HFNC）和无创通气（NIV）。注意密切监测脉搏血氧饱和度（SpO_2）和血气分析，保持 SpO_2 在 93% 以上（存在心脑血管疾病患者和孕妇，保持 SpO_2 在 95% 以上），并无明

显 CO_2 潴留。若短时间（1～2 h）内病情无改善、需要较高吸氧浓度（FiO_2 60%）或出现显著 CO_2 潴留时，应当及时考虑气管插管和有创机械通气。

4. 体外膜肺氧合（ECMO）　经过规范的有创呼吸支持，仍然不能有效维持呼吸功能的重度急性呼吸窘迫综合征（ARDS）、严重 CO_2 潴留或气胸患者，经过考虑及早开始 ECMO 治疗。

5. 康复者血浆治疗　适用于普通型病情进展较快、重型和危重型，且存在新型冠状病毒活动性感染的患者。参考《新冠肺炎康复者恢复期血浆临床治疗方案》（试行第二版）。

6. 糖皮质激素使用　对于氧合指数进展迅速、机体炎症反应过度激活状态的患者酌情短期内（3～5 日）使用糖皮质激素，剂量不超过相当于甲泼尼龙 1～2 mg/（kg·d）的剂量。不建议大剂量或长疗程应用糖皮质激素。

7. 血液净化治疗　出现急性肾损害、严重肝损害或高炎症反应的重危患者，可以考虑相应血液净化治疗。

8. 参照第七版诊疗方案可给予中医药治疗。

（八）出院标准

1. 出院标准

（1）体温恢复正常 3 天以上；

（2）呼吸道症状明显好转；

（3）肺部影像学显示急性渗出性病变基本吸收；

（4）连续 2 次呼吸道标本（痰、鼻咽拭子等）核酸检测阴性（采样时间至少间隔 24 h）。

满足以上条件者可出院。如有其他基础疾病，可转院、转科或在本科继续治疗。

定点医院要做好与患者居住地基层医疗机构间的工作交接，由辖区或居住地居委会和基层医疗卫生机构负责患者出院后管理。

（九）变异及原因分析

符合新冠肺炎出院标准，但仍需要住院治疗其他疾病者，可办理出院手续后进入相应疾病诊疗路径。

三、新冠肺炎疑似病例临床路径表单

适用对象：新冠肺炎疑似病例

患者姓名：_____ 性别：_____ 年龄：_____ 门诊号：_____ 住院号：_____

住院日期：___年__月__日 出院日期：___年__月__日 标准住院日：2 周

时间	住院第 1 天	住院期间
主要诊疗工作	□ 明确流行病学史 □ 询问病史及体格检查 □ 进行病情初步评估 □ 上级医师查房 □ 完善入院检查，完成病历书写	□ 上级医师查房 □ 评估辅助检查的结果 □ 密切观察患者呼吸、氧合情况 □ 病情评估，根据患者病情变化选择相应呼吸支持方式，病情恶化时及时行有创机械通气 □ 观察药物不良反应 □ 住院医师书写病程记录
重点医嘱	**长期医嘱：** □ 新冠肺炎护理常规 □ 病危、病重 □ 一级护理、二级护理 □ 严密隔离 □ 饮食 □ 心电、呼吸、血压、血氧饱和度监测 □ 呼吸支持治疗（吸氧、经鼻高流量氧疗或无创通气） □ 针对病原的治疗 □ 其他疾病治疗 **临时医嘱：** □ 血常规、尿常规、大便常规 □ 常规生化检查、CRP、PCT □ 根据病情监测凝血功能、血气分析、心功能、BNP 或 NT-proBNP、D 二聚体等 □ 病原学检查、血清学检查 □ 胸部 CT、心电图、B 超 □ 对症治疗（退热、止咳）	**长期医嘱：** □ 新冠肺炎护理常规 □ 病危、病重 □ 一级护理、二级护理 □ 严密隔离 □ 饮食 □ 心电、呼吸、血压、血氧饱和度监测 □ 呼吸支持治疗（吸氧、经鼻高流量氧疗或无创通气） □ 针对病原的治疗 □ 其他疾病治疗 **临时医嘱：** □ 复查血常规、血气分析、肝肾功能、电解质 □ 异常指标复查 □ 病原学检查、血清学检查 □ 根据病情复查胸部 X 线片或 CT □ 新型冠状病毒核酸阳性，进入确诊病例路径 □ 新型冠状病毒血清特异性抗体 IgM 和 IgG 抗体阳性；血清新型冠状病毒特异性抗体 IgG 由阴性转为阳性或恢复期较急性期升高 4 倍及以上，进入确诊病例路径
主要护理工作	□ 介绍病房环境、设施和设备 □ 建立信息沟通系统（微信群等） □ 建议每天开窗通风 1～2 次，每次 20～30 min，患者注意保暖 □ 入院护理评估，制订护理计划 □ 随时观察患者情况，规范建立静脉通路 □ 根据医嘱建立静脉输液通路，用药指导，保证各种治疗的准确性、及时性 □ 进行健康教育 □ 协助患者完成各种辅助检查，包括患者标本的正确采集	□ 密切监测生命体征，加强症状护理（退热、止咳、吸氧、雾化等） □ 指导患者进行有效的咳痰 □ 观察治疗效果及药物反应 □ 疾病相关健康教育 □ 心理干预 □ 高危患者，按要求完成各种防范措施 □ 对于老年患者，加强基础护理和生活护理 □ 完成病房内每天的消毒工作
病情变异记录	□ 无　□ 有，原因： 1. 2.	□ 无　□ 有，原因： 1. 2.
护士签名		
医师签名		

时间	出院前 1 天	出院日
主要诊疗工作	□ 上级医师查房 □ 评估治疗效果 □ 确定出院后治疗方案 □ 完成上级医师查房记录	□ 完成出院小结 □ 向患者交待出院后注意事项 □ 预约复诊日期
重点医嘱	**长期医嘱：** □ 新冠肺炎护理常规 □ 二 / 三级护理（根据病情） □ 吸氧（必要时） □ 其他疾病治疗 **临时医嘱：** □ 复查血常规、胸部 X 线片（必要时） □ 病原学检查（新冠肺炎病原学检查，间隔 1 日以上） □ 新型冠状病毒核酸阳性，血清学特异性抗体 IgM 阳性或 IgG 较前升高 4 倍及以上，进入确诊病例路径 □ 根据需要，复查有关检查	**出院医嘱：** □ 出院带药 □ 若治疗其他疾病，进入相应路径
主要护理工作	□ 观察患者一般情况 □ 观察疗效、各种药物作用和不良反应 □ 恢复期生活和心理护理 □ 出院准备指导	□ 帮助患者办理出院手续 □ 出院指导 □ 居家护理指导 □ 病房终末消毒
病情变异记录	□ 无　□ 有，原因： 1. 2.	□ 无　□ 有，原因： 1. 2.
护士签名		
医师签名		

四、新冠肺炎（轻型、普通型、重型）临床路径表单

适用对象：**新冠肺炎确诊病例**

患者姓名：_____　性别：_____　年龄：_____　门诊号：_____　住院号：_____

住院日期：____年__月__日　出院日期：____年__月__日　标准住院日：自发病至出院 2 周以上

时间	住院第 1 天	住院期间
主要诊疗工作	□ 询问病史及体格检查 □ 进行病情初步评估 □ 上级医师查房 □ 完善入院检查，完成病历书写	□ 上级医师查房 □ 评估辅助检查的结果 □ 密切观察患者呼吸、氧合情况 □ 病情评估，根据患者病情变化选择相应呼吸支持方式，病情恶化时及时行有创机械通气 □ 观察药物不良反应 □ 住院医师书写病程记录
重点医嘱	**长期医嘱：** □ 新冠肺炎护理常规 □ 病危、病重 □ 一级护理、二级护理 □ 严密隔离 □ 饮食 □ 心电、呼吸、血压、血氧饱和度监测	**长期医嘱：** □ 新冠肺炎护理常规 □ 病危、病重 □ 一级护理、二级护理 □ 严密隔离 □ 饮食 □ 心电、呼吸、血压、血氧饱和度监测

	☐ 呼吸支持治疗（鼻导管、面罩吸氧，经鼻高流量氧疗或无创通气） ☐ 抗病毒药物：药物选择见前 ☐ 抗生素 ☐ 激素 ☐ 雾化吸入 ☐ 基础疾病治疗 **临时医嘱：** ☐ 血常规、尿常规、大便常规 ☐ 生化指标（肝酶、心肌酶、肾功能、电解质等）、凝血功能、血气分析等，根据病情监测心功能、BNP 或 NT-proBNP、D 二聚体、炎症因子 CRP 等、细胞因子 IL-6 等 ☐ 病原学检查、血清特异性抗体检测 ☐ 胸部 X 线片或 CT、心电图、B 超 ☐ 对症治疗（退热、止咳）	☐ 呼吸支持治疗（鼻导管、面罩吸氧，经鼻高流量氧疗或无创通气） ☐ 抗病毒药物 ☐ 抗生素 ☐ 激素 ☐ 雾化吸入 ☐ 基础疾病治疗 **临时医嘱：** ☐ 复查血常规、血气分析、肝肾功能、电解质 ☐ 异常指标复查 ☐ 病原学检查、血清特异性抗体检测 ☐ 根据病情复查胸部 X 线片或 CT
主要护理 工作	☐ 介绍病房环境、设施 ☐ 建立信息沟通系统（微信群等） ☐ 建议每天开窗通风 1～2 次，每次 20～30 min，患者注意保暖 ☐ 入院护理评估，护理计划 ☐ 随时观察患者情况，规范建立静脉通路 ☐ 完成化验样本采集，用药指导。保证各种治疗的准确性、及时性 ☐ 进行健康教育 ☐ 协助患者完成各种辅助检查	☐ 密切监测生命体征 ☐ 保持呼吸道通畅 ☐ 观察治疗效果及药物反应 ☐ 疾病相关健康教育 ☐ 心理干预 ☐ 高危患者，按要求完成各种防范措施 ☐ 对于老年患者，加强基础护理和生活护理 ☐ 完成每天的消毒工作
病情变异 记录	☐ 无　☐ 有，原因： 1. 2.	☐ 无　☐ 有，原因： 1. 2.
护士签名		
医师签名		

时间	出院前 1～3 天	出院日
主要诊疗 工作	☐ 上级医师查房 ☐ 评估治疗效果 ☐ 确定出院后治疗方案 ☐ 完成上级医师查房记录	☐ 完成出院小结 ☐ 向患者交待出院后注意事项 ☐ 预约复诊日期
重点医嘱	**长期医嘱：** ☐ 新冠肺炎护理常规 ☐ 二 / 三级护理（根据病情） ☐ 吸氧（必要时） ☐ 根据病情调整抗病毒药物 **临时医嘱：** ☐ 复查血常规、胸部 CT ☐ 病原学检查（新冠肺炎病原学检查，间隔 1 日以上） ☐ 根据需要，复查有关检查	**出院医嘱：** ☐ 出院带药 ☐ 门诊随诊

附
件

主要护理工作	☐ 观察患者一般情况 ☐ 观察疗效、各种药物作用和不良反应 ☐ 恢复期生活和心理护理 ☐ 出院准备指导 ☐ 清点出院带走物品，准备新的衣裤	☐ 帮助患者办理出院手续 ☐ 出院指导 ☐ 协助消毒出院带走的物品 ☐ 更换新的衣服后离院 ☐ 居家护理 ☐ 病房终末消毒
病情变异记录	☐ 无　☐ 有，原因： 1. 2.	☐ 无　☐ 有，原因： 1. 2.
护士签名		
医师签名		

五、新冠肺炎（危重型）临床路径表单

适用对象：新冠肺炎确诊病例（危重型）

患者姓名：_____　性别：_____　年龄：_____　门诊号：_____　住院号：_____

住院日期：___年__月__日　出院日期：___年__月__日　标准住院日：自发病至出院 4 周以上

时间	住院第 1 天	住院期间
主要诊疗工作	☐ 紧急评估血氧饱和度、血压和意识 ☐ 紧急进行呼吸、循环和气道管理 ☐ 评估是否需要气管插管和是否困难气道 ☐ 询问病史及体格检查 ☐ 进行系统化器官功能评价（Apache Ⅱ、SOFA 评分） ☐ 上级医师查房 ☐ 明确流行病学史 ☐ 完善入院检查，完成病历书写	☐ 上级医师查房 ☐ 每日系统评估器官功能 ☐ 重点动态监测呼吸、循环、氧合和意识 ☐ 动态评估呼吸衰竭状况，选择呼吸支持方式，病情恶化时及时行有创机械通气 ☐ 动态评估液体平衡和营养支持 ☐ 预防深静脉血栓、应激性溃疡 ☐ 预防患者发生医院感染 ☐ 观察药物不良反应 ☐ 住院医师书写病程记录
重点医嘱	即刻医嘱（口头医嘱）： ☐ 心电、血氧、血压监测 ☐ 呼吸支持治疗（鼻导管吸氧、面罩吸氧、经鼻高流量氧疗、无创通气、有创机械通气） ☐ 建立静脉通路 ☐ 床边血气分析、电解质、血糖测定 ☐ 循环支持治疗（扩容、血管活性药物） ☐ 气道管理（评估紧急气管插管的必要性） 临时医嘱： ☐ 血常规、尿常规、大便常规 ☐ 生化指标（肝酶、心肌酶、肾功能、电解质等）、凝血功能、血气分析等，根据病情监测心功能、BNP 或 NT-proBNP、D 二聚体、炎症因子 CRP 等、细胞因子 IL-6 等 ☐ 病原学检查（病原核酸检测和血清学特异性抗体检测） ☐ 胸部 X 线片、心电图、超声心动图、腹部超声检查 ☐ 胸部 CT（具备安全转运条件时） ☐ 抗生素治疗（当怀疑存在细菌感染时） ☐ 对症治疗（退热、止咳）	长期医嘱： ☐ 新冠肺炎护理常规 ☐ 病危 ☐ 特级护理 ☐ 严密隔离 ☐ 饮食 ☐ 心电、呼吸、血压、血氧饱和度监测 ☐ 呼吸支持治疗（吸氧、经鼻高流量氧疗或无创通气、有创呼吸机） ☐ 抗病毒药物（权衡利弊） ☐ 抗生素（当考虑合并细菌感染时） ☐ 糖皮质激素（权衡利弊） ☐ 雾化吸入 ☐ 基础疾病治疗 临时医嘱： ☐ 动态监测血常规、血气分析、肝肾功能、电解质、凝血状况 ☐ 病原学检查（病原核酸检测和血清学特异性抗体检测） ☐ 根据病情复查胸部 X 线片或 CT

	长期医嘱： □ 新冠肺炎护理常规 □ 病危 □ 特级护理 □ 严密隔离 □ 饮食 □ 心电、呼吸、血压、血氧饱和度、血流动力学监测 □ 呼吸支持治疗（吸氧、经鼻高流量氧疗或无创通气、有创机械通气） □ 抗病毒药物（权衡利弊） □ 抗生素（当考虑合并细菌感染时） □ 恢复期血浆 □ 糖皮质激素（权衡利弊） □ 雾化吸入（化痰药物） □ 基础疾病治疗	□ 基础疾病治疗
主要护理 工作	□ 患者入室前，根据患者情况备好抢救物品，包括喉镜、气管插管、呼吸机、输液泵、负压吸引器、除颤仪等设备，调试完好 □ 评估患者情况，准备足量的加强防护的正压防护头盔 □ 评估患者情况，抢救车内备齐足量的镇痛镇静剂、肌松剂、升压药、心肺复苏等相关药品 □ 做好入院护理评估，根据患者情况制订护理计划，做好患者的交接 □ 随时观察患者情况，根据患者情况，建立经外周静脉中心静脉置管 □ 用药指导，保证各项治疗的精确性和及时性 □ 完成患者各种标本的采集 □ 帮助患者完成各种辅助检查 □ 根据患者病情合理配置人力资源 □ 做好医院感染防控，防止发生院内继发感染 □ 备好足量的防护用品	□ 密切监测生命体征，详细记录 □ 加强管路护理 □ 加强气道管理 □ 注意皮肤护理 □ 准确记录出入量 □ 密切监测患者生命体征和生理指标，按要求完成床旁交接班 □ 密切监测设备运行状况 □ 观察治疗效果及药物反应 □ 强化预防呼吸机相关肺炎（VAP）的措施 □ 帮助患者完成各种辅助检查 □ 根据患者病情合理配置人力资源 □ 做好医院感染防控，防止发生院内继发感染，按要求更换防护用品，完成手卫生 □ 备好足量的防护用品 □ 按要求完成病室内的所有消毒工作
病情变异 记录	□ 无　□ 有，原因： 1. 2.	□ 无　□ 有，原因： 1. 2.
护士签名		
医师签名		

附录：新冠肺炎诊断标准和临床分型

根据《新型冠状病毒肺炎诊疗方案（试行第七版）》国卫办医函〔2020〕184号。

一、疑似病例

结合下述流行病学史和临床表现综合分析。

1. 流行病学史

（1）发病前14天内有武汉市及周边地区，或其他有病例报告社区的旅行史或居住史；

（2）发病前14天内与新型冠状病毒感染者（核酸检测阳性者）有接触史；

（3）发病前14天内曾接触过来自武汉市及周边地区，或来自有病例报告社区的发热或有呼吸道症状的患者；

（4）聚集性发病（2周内在小范围如家庭、办公室、学校班级等场所，出现2例及以上发热

和 / 或呼吸道症状的病例）。

2. 临床表现

（1）发热和（或）呼吸道症状；

（2）具有上述新冠肺炎影像学特征；

（3）发病早期白细胞总数正常或降低，淋巴细胞计数正常或减少。

3. 疑似病例有流行病学史中的任何1条，且符合临床表现中任意2条；或者无明确流行病学史，符合临床表现中的3条。

二、确诊病例

疑似病例同时具备以下病原学或血清学证据之一者：

（1）实时荧光 RT-PCR 检测新型冠状病毒核酸阳性；

（2）病毒基因测序，与已知的新型冠状病毒高度同源；

（3）血清新型冠状病毒特异性 IgM 抗体和 IgG 抗体阳性；血清新型冠状病毒特异性 IgG 抗体由阴性转为阳性，或恢复期较急性期升高4倍及以上。

三、临床分型

（一）轻型

临床症状轻微，影像学未见肺炎表现。

（二）普通型

具有发热、呼吸道等症状，影像学可见肺炎表现。

（三）重型

1. 成人符合下列任何一条：

（1）出现气促，呼吸频率（RR）≥ 30次 / 分；

（2）静息状态下，指氧饱和度 ≤ 93%；

（3）动脉血氧分压（PaO_2）/ 吸氧浓度（FiO_2）≤ 300 mmHg（1 mmHg ＝ 0.133 kPa）。

高海拔地区（海拔超过 1000 m）应根据以下公式对 PaO_2/FiO_2 进行校正：$PaO_2/FiO_2 \times$ ［大气压（mmHg）/ 760］。

肺部影像学显示 24 ～ 48 h 内病灶明显进展 ＞ 50% 者按重型管理。

2. 儿童符合下列任何一条：

（1）出现气促（＜ 2月龄，RR ≥ 60次 / 分；2 ～ 12 月龄，RR ≥ 50次 / 分；1 ～ 5 岁，RR ≥ 40次 / 分；＞ 5 岁，RR ≥ 30次 / 分），除外发热和哭闹的影响；

（2）静息状态下，指氧饱和度 ＜ 92%；

（3）辅助呼吸（呻吟、鼻翼扇动、三凹征），发绀，间歇性呼吸暂停；

（4）出现嗜睡、惊厥；

（5）拒食或喂养困难，有脱水征。

（四）危重型

符合以下情况之一者：

（1）出现呼吸衰竭，且需要机械通气；

（2）出现休克；

（3）合并其他器官衰竭，需 ICU 监护治疗。

附件二 北京地坛医院新冠肺炎医院感染预防与控制技术指南（试行）

为进一步指导新型冠状病毒感染医院感染的预防与控制工作，减少和避免新型冠状病毒感染在院内的交叉感染，规范医务人员的防护行为，根据新型冠状病毒感染流行病学的特点和疫情进展情况，特制订本技术指南。

一、基本要求

1. 加强对医务人员新型冠状病毒感染防治知识的培训，提高早发现、早诊断、早报告、早隔离、早治疗的能力。

2. 感染病急诊部、隔离留观室、隔离区病房的环境布局须符合隔离要求。

3. 制订相应的工作制度，建立并落实岗位责任制。

4. 加强消毒隔离和防护工作，采取切实可行的措施，确保消毒隔离和个人防护等措施落实到位，保证工作效果。

5. 所有工作人员应佩戴口罩，控制人员流动，减少外出和人员聚集，主张工作人员食堂买饭后回去用餐或错峰去食堂。

二、隔离技术

（一）隔离的原则

1. 对新型冠状病毒感染疑似患者和确诊患者应当及时采取隔离措施，新型冠状病毒感染疑似患者和确诊患者应当分开安置：疑似患者进行单间隔离；确诊患者可以同时置于多人房间，床间距＞1 m。患者的活动应尽量限制在隔离病房内，原则上不设陪护。与患者相关的诊疗活动尽量在病区内进行。

2. 根据新型冠状病毒感染的传播途径，在实施标准预防的基础上，采取飞沫隔离与接触隔离措施。具体措施包括：

（1）应将患者安置在具备有效通风条件的隔离病房内。

（2）隔离病房的门必须随时保持关闭。

（3）隔离病房应设有专用的卫生间、洗手池。

（4）用于疑似患者的听诊器、温度计、血压计等医疗器具实行专人专用。非专人专用的医疗器具在用于其他患者前，应当进行彻底清洁和消毒。

（5）隔离病房配备消毒剂。

（6）隔离病房应当设立明确的标识。

（7）不得将污染区物品不经有效消毒带入半污染区或清洁区。

3. 对患者应当进行培训和指导。具体内容包括：

（1）病情允许时，患者应当佩戴外科口罩。

（2）在咳嗽或者打喷嚏时用卫生纸遮掩口鼻，然后将卫生纸丢入医疗废物容器。

（3）在接触呼吸道分泌物后应当使用清洁剂洗手或者使用消毒剂消毒双手。

4. 隔离病区 具体要求包括：

（1）将整个病区分为清洁区、潜在污染区和污染区。清洁区包括医务人员的淋浴、更衣室，潜在污染区包括医务人员的值班室、卫生间、办公室、治疗室、护士站、内走廊等，污染区包括病室、污染端。

（2）在清洁区和潜在污染区、潜在污染区和污染区之间应当分别设立缓冲间，并有实际的隔离屏障（如隔离门）。

（3）分别设立医务人员和患者的专用通道。

（4）个人防护用品置于不同区域，医务人员在不同区域穿戴和脱摘相应的防护用品。

（5）整个病区应当通风良好，保证空气流向是从清洁区→潜在污染区→污染区，不能逆流。

（二）不同部门的隔离措施

1.感染病急诊　预检分诊，及时引导相关患者到感染病急诊处就诊。感染病急诊采取如下措施：

（1）独立设区，出入口与普通门急诊分开，标识明显。

（2）候诊区应当通风，其空间应能够满足患者候诊需要。

（3）有备用诊室。

（4）设隔离卫生间。

（5）设独立挂号、就诊、药房等部门。

（6）发热和急性呼吸道症状患者应当佩戴外科口罩，在咳嗽或打喷嚏时用卫生纸遮掩口鼻，然后将卫生纸丢入医疗废物容器。

（7）医务人员近距离接触（距离＜1 m）发热和有急性呼吸道症状的患者，应采用"标准预防＋飞沫传播预防"的措施；患者应当佩戴外科口罩。

2.隔离区病房

（1）独立设区，标识明显，流程合理，禁止探视。

（2）疑似及确诊患者原则上须分开病区安置，疑似患者必须单间隔离，确诊患者可住多人间，房间内设有卫生间。

（3）患者病情允许时，戴医用外科口罩，并限制在病房内活动。如患者因病情需要外出检查时，患者须佩戴医用外科口罩，由医务人员按照规定路线前往并返回，沿途进行消毒。

（4）病房设置穿、脱防护用品的专门区域，可设专人监督、协助穿脱防护用品过程。

（5）设立专用电梯，使用后及时消毒。

三、防护技术

（一）医务人员防护原则

医务人员新型冠状病毒感染的防护依据标准预防原则，并根据导致感染的危险性程度采取分级防护，防护措施应当适宜。医院内所有诊疗区域应当采取标准预防。

对疑似病例或临床诊断病例污染的环境进行消毒时，应穿医用防护服、戴医用防护口罩、防护眼镜或防护面屏、一次性乳胶或丁腈手套、一次性防水靴套及鞋套、一次性工作帽。

每次接触污染物后立即洗手和消毒。手消毒用0.3%～0.5%聚维酮碘（碘伏）消毒液或快速手消毒剂揉搓1～3 min。

（二）常用防护用品

1.医务人员使用的防护用品应当符合国家有关标准。

2.常用防护用品包括：医用外科口罩、医用防护口罩、防护眼镜或面罩、一次性手套、防水隔离衣、医用防护服、靴套、鞋套等。

3.应当按照《医院隔离技术规范》及《新型冠状病毒肺炎防控方案（第四版）》要求，正确使用防护用品。

（三）医务人员的防护

医务人员应当根据诊疗操作中感染风险的不同，采取不同的防护措施，并符合以下要求。

1.标准预防　适用于普通门（急）诊、普通病房的医务人员。

（1）严格遵守标准预防的原则。

（2）工作时应穿工作服，戴医用外科口罩。

（3）严格执行手卫生。

2.加强防护　适用于发热门（急）诊的医务人员。

（1）严格遵守标准预防的原则。

（2）严格遵守消毒、隔离的各项规章制度。

（3）工作时应穿工作服、隔离衣，戴工作帽和医用防护口罩，必要时戴乳胶手套。

（4）严格执行手卫生。

（5）结束工作时进行个人卫生处置，并注意呼吸道与黏膜的防护。

3.额外防护　适用于进入新型冠状病毒感染疑似和确诊患者留观室、新型冠状病毒感染隔离病房的医务人员，接触患者血液、体液、分泌物、排泄物以及患者使用过的物品等的医务人员，以及转运患者的医务人员和司机。

（1）严格遵守标准预防的原则。

（2）严格遵守消毒、隔离的各项规章制度。

（3）进入留观室和隔离病区（房）的医务人

员工作时必须戴医用防护口罩，穿隔离衣、防护服、鞋套，戴工作帽、手套。严格按照清洁区、潜在污染区和污染区的划分，正确穿戴和脱摘防护用品。

（4）严格执行手卫生。

（5）结束工作时进行个人卫生处置，并注意呼吸道与黏膜的防护。

4. 严密防护　医务人员为确诊患者实施吸痰、气管插管和气管切开等操作时，应当在二级防护的基础上，加戴防护面罩或全面型呼吸防护器。注意事项：

（1）医用防护口罩可以持续应用 4 ～ 6 h，遇污染或潮湿，应及时更换。

（2）在隔离区内使用过 5 次快速手消毒剂后应在病房外更换外层手套。

（3）医务人员接触多个同类传染病患者时，隔离衣可连续应用。

（4）隔离衣被患者血液、体液、污物污染时，应及时更换。

（5）戴医用防护口罩应进行面部密合性试验。

（6）隔离区工作的医务人员应每日监测体温 2 次，体温超过 37.5℃ 及时就诊。

（四）医务人员的健康管理

1. 医务人员在接诊、救治和护理新型冠状病毒感染疑似病例或确诊病例时，应做好个人防护。

2. 在感染病急诊和隔离病房工作的医务人员要每日接受体温监测和症状排查。

3. 医务人员出现发热或呼吸道症状时，要及时报告医院感染管理部门并接受排查，被诊断为新型冠状病毒感染疑似病例或确诊病例的医务人员，应立即接受隔离治疗。

4. 合理安排医务人员的工作，避免过度劳累，并及时对其健康情况进行监测。

四、消毒技术

新型冠状病毒属于 β 属冠状病毒，基因特征与 SARSr-CoV 和 MERSr-CoV 有明显区别。病毒对紫外线和热敏感，56℃ 30 min、乙醚、75% 乙醇、含氯消毒剂、过氧乙酸和氯仿等脂溶剂均可有效灭活病毒。

（一）消毒方法的选择、要求及范围

1. 针对消毒对象和消毒现场的不同，选择合适的消毒方法，应选用含氯类、过氧化物类等高效消毒剂，按照作用浓度和作用时间进行消毒，以确保消毒效果。

2. 环境清洁消毒的基本要求

（1）随时消毒：有传染源存在时对其排出的病原体可能污染的环境和物品及时进行消毒。在日常清洁消毒的基础之上，适当增加病区和诊室通风及空气消毒频次。

（2）终末消毒：推荐采用有效浓度的高水平消毒剂（含氯消毒剂、过氧化物消毒剂等）进行全面喷雾—作用 30 min—常规擦拭清洁消毒—再喷雾—作用 30 min—通风。能耐受高水平消毒剂的医疗设备可采用擦拭及喷雾法消毒。污染的医用织物可先高压灭菌，再按常规洗涤程序清洗。

按照《医疗机构消毒技术规范》，做好医疗器械、污染物品、物体表面、地面等的清洁消毒。在诊疗过程中产生的医疗废物，应根据《医疗废物处理条例》和《医疗卫生机构医疗废物管理办法》的有关规定处置和管理。

3. 消毒范围

（1）预检分诊：医疗机构的预检分诊点或分诊台应根据本机构预检分诊的人流量和患者特点对分诊台和所有物品进行随时清洁消毒，人流量相对较少的机构至少 2 次 / 每日，人流量大的机构，特别是暴露于疑似 / 确诊患者或有流行病学史的人员后，应酌情增加清洁消毒频次。

（2）感染病急诊：感染病急诊随时清洁消毒也应根据本机构的诊量和患者特点，随时清洁不少于 2 次 / 每日，暴露于确诊患者或有流行病学史的人员后应及时进行终末消毒。

（3）转运车：转运疑似 / 确诊患者后及时进行终末消毒。

（4）放射科：患者检查后，由感染疾病科医生或护士指导，在检查床及周围表面使用 1000 mg/L 二氧化氯喷雾消毒，作用 30 min，技术员对控制台进行常规物体表面消毒。全体人员离开后，放射科技术员打开紫外线灯对检查室进行消毒，消毒时间 > 30 min。消毒后，开放大门 10 min 后方可进行后续检查。

（二）常见污染对象的消毒方法

1. 室内空气　房屋经密闭后，使用 500～1000 mg/L 二氧化氯（赛绿素）（5～10 g 药粉兑到 1000 ml 水中，注意一定是药粉放到已量好的水中），按 20 ml/m³ 用量喷雾，密闭 1 h 后开窗通风。或使用 15% 过氧乙酸溶液以 7 ml/m³ 的用量（1 g/m³），放置瓷或玻璃器皿中加热蒸发，熏蒸 2 h，然后开窗通风。或以 2% 过氧乙酸溶液（8 ml/m³）气溶胶喷雾消毒，作用 60 min。

2. 地面、墙壁、门窗　有效氯含量为 1000～2000 mg/L 的含氯消毒剂或 0.2%～0.5% 过氧乙酸溶液喷洒消毒。泥土墙吸液量为 150～300 ml/m²，水泥墙、木板墙、石灰墙为 100 ml/m²，地面喷药量为 200～300 ml/m²。以上消毒处理的作用时间应不少于 60 min。

3. 衣服、被褥等纺织品　建议按医疗废物集中焚烧处理。无肉眼可见污染物时，若须重复使用，先高压灭菌再按常规洗涤程序清洗。其他可参照北京地坛医院新冠肺炎患者（含疑似病例）出入院衣物消毒措施处理。

4. 患者排泄物和呕吐物　可直接倒入马桶，经污水处理系统消毒处理，再对容器进行消毒。

5. 餐（饮）具　首选煮沸消毒 15 min，也可用有效氯 250～500 mg/L 含氯消毒剂溶液浸泡 15 min 后，再用清水洗净。

6. 尸体　用浸满有效氯 3000～5000 mg/L（6%）消毒液的棉球将口、鼻、耳、肛门、阴道等开放处堵塞；并以浸有该消毒液的被单包裹尸体后装入不透水的塑料袋内，密封就近焚烧。或用 0.5% 过氧乙酸溶液浸湿的布单严密包裹，口、鼻、耳、肛门、阴道要用浸过 0.5% 过氧乙酸的棉球堵塞后尽快火化。

7. 手　按照《医务人员手卫生规范》（WS/T313-2009）执行。

8. 垃圾　患者产生的生活垃圾，均应按特殊医疗垃圾处理。

9. 样品运送箱　严格按照生物安全有关要求对样品进行包装和运送。需要时，运送箱的表面可用有效氯为 500～1000 mg/L 的含氯消毒剂溶液擦拭或喷洒至表面湿润消毒，消毒作用 15 min。

10. 注意事项

（1）针对不同消毒对象，应按照上述使用浓度、作用时间和消毒方法进行消毒，以确保消毒效果。

（2）消毒剂具有一定的毒性刺激性，配制和使用时应注意个人防护；同时消毒剂具有一定的腐蚀性，注意消毒后用清水擦拭，防止对消毒物品造成损坏。

（3）所使用消毒剂应为经备案的合格产品，应在有效期内。

必要时，可以按照《消毒技术规范》规定的方法开展消毒效果评价。按照《消毒技术规范》要求填写消毒工作记录。

五、医疗废物的管理

在诊疗新型冠状病毒感染患者过程中产生的医疗废物，应根据《医疗废物处理条例》和《医疗卫生机构医疗废物管理办法》的有关规定进行处置和管理。

（北京地坛医院医院感染管理处）